中医师承学堂

五运六气解读《伤寒论》

田合禄 著

中国中医药出版社
·北 京·

图书在版编目（CIP）数据

五运六气解读《伤寒论》/ 田合禄著. —北京：中国中医药出版社，
2014.10（2017.6 重印）

（中医师承学堂）

ISBN 978-7-5132-2009-5

Ⅰ.①五⋯　Ⅱ.①田⋯　Ⅲ.①《伤寒论》—研究　Ⅳ.①R222.29

中国版本图书馆 CIP 数据核字（2014）第 203823 号

中 国 中 医 药 出 版 社 出 版

北京市朝阳区北三环东路 28 号易亨大厦 16 层

邮政编码　100013

传真　010 64405750

廊坊市三友印务装订有限公司印刷

各地新华书店经销

*

开本 710×1000　1/16　印张 21.75　字数 344 千字

2014 年 10 月第 1 版　2017 年 5 月第 3 次印刷

书　号　ISBN 978-7-5132-2009-5

*

定价　48.00 元

网址　www.cptcm.com

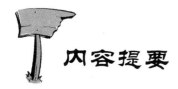

内容提要

　　田合禄先生多年致力于五运六气研究，并用五运六气解读《伤寒论》，开拓了学习《伤寒论》的新思路，主张心主太阳、肺主阳明、三焦主少阳、脾主太阴，四经共主一年四时阴阳，从而揭开了"病发于阳""病发于阴"的千古谜团，获得了可喜新成果，创建了田氏"中医太极三部六经体系"。

　　同时，田合禄先生正本清源，还提出了"六经病欲解时"是张仲景创作《伤寒论》之大纲的新观点，迎刃解除了以往百思不解的疑难问题，拨乱反正而见《伤寒论》真面目。

　　本书适合广大中医药爱好者、中医药院校学生、临床医师及《伤寒论》研究者阅读参考使用。

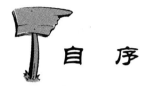

自　序

　　《素问·阴阳应象大论》指出中医"治病必求于本"，《素问·生气通天论》指出"生之本"通于天，那么这个通天之"本"是什么呢？《素问·生气通天论》给出的明确答案是"本于阴阳"，而且《素问·上古天真论》谈到养生"得道"的第一个标准也是"法于阴阳"。那么"阴阳"又是什么呢？帛书《易传》说"阴阳之合配日月"（通行本《易传》作"阴阳之义配日月[①]"），日为阳，月为阴，并说此"一阴一阳之谓道"。"得道"就是得阴阳。那么阴阳之象是什么呢？《系辞传》说"法象莫大乎天地，变通莫大乎四时，悬象著明莫大乎日月"，阴阳来源于太阳，没有太阳，就没有阴阳了，阴阳是现象，太阳才是本质，人们只看到现象，看不到本质，所以他们得出了错误的结论。

　　太阳的视运动产生了四季，四季有阴阳之分，所以《素问·四气调神大论》说："夫四时阴阳者，万物之根本也。所以圣人春夏养阳，秋冬养阴，以从其根，故与万物沉浮于生长之门。逆其根则伐其本，坏其真矣。故阴阳四时者，万物之终始也，生死之本也。逆之则灾害生，从之则苛疾不起，是谓得道。"

　　既然阴阳本于日月，阴阳之象显于四时，那么四时阴阳变化有没有直观的模型呢？有，即家喻户晓妇孺皆知的太极图。

　　太极图显示着阴阳量的变化是什么？三阴三阳也。《素问·天元纪大论》说："阴阳之气，各有多少，故曰三阴三阳也。"

　　太极图不仅显示着四时阴阳量的变化，还显示着阴阳质的变化，《素问·天元纪大论》说"物生谓之化，物极谓之变"，即阴极转阳，阳极转阴。

---

　　① 邓球柏，《帛书周易校释》（增订本）第405页，湖南出版社，1996年。

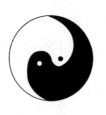

太极图

那么阴阳的运动形式是什么呢？是五运六气运动。《素问·天元纪大论》说："欲知天地之阴阳者，应天之气，动而不息，故五岁而右迁；应地之气，静而守位，故六期而环会。动静相召，上下相临，阴阳相错，而变由生也。""然天地者，万物之上下也。左右者，阴阳之道路也。水火者，阴阳之征兆也。金木者，生长之终始也。气有多少，形有盛衰，上下相召，而损益彰矣。"

那么四时阴阳与人体的关系是什么呢？脏气法于四时，天人合一，人与天地相参。《素问·脏气法时论》说："合人形以法四时五行而治。"《素问·宝命全形论》说"人以天地之气生，四时之法成"，"夫人生于地，悬命于天；天地合气，命之曰人"，"人生有形，不离阴阳"，"法天则地，随应而动，和之者若响，随之者若影"。

而《伤寒论》就是以阴阳大法为纲领论治疾病的，不抓阴阳这个大纲，不抓五运六气，何以读懂《伤寒论》！张志聪说："注解本论，必明仲祖撰论之原，方为有本。其序有撰用《素问》《九卷》《八十一难》《阴阳大论》《胎胪药录》之说……《阴阳大论》者，《素问》中大论七篇，皆论五运六气、司天在泉、阴阳上下、寒热胜复之理。"又说："仲祖采方治病，亦本神农经义，夫人与天地相参，与日月相应。故撰用《阴阳大论》，谓人之阳气，应天气之在外，五脏五行，应五运之在中，升降出入，环转无端，若为风寒所伤，始见外内浅深之病。故学者当于大论中之五运六气求之，伤寒大义，思过半矣。"五运六气理论，总论所有外感病之大纲，不是人们所说的只论疫病，疫病只是外感病中的一部分而已。

《伤寒论》论外感病抓阴阳大纲，就是抓四时阴阳，以四时定阴阳，以四时定脏腑，以四时定病情，以四时定治疗，我称之为"四定"，四定突出一个"时"字，抓住了四时，就抓住了一切，系统性、逻辑性、严谨性极强。当把阴阳放到四时现象之中就会感觉到它不抽象了，反而会感觉

五运六气解读《伤寒论》

到《伤寒论》有具体生命现象了，因为四时存在着万物的生、长、化、收、藏，以及生、长、壮、老、已。《内经》云"善言天者，必有验于人"，"善言古者，必有验于今"。读《伤寒论》要以"六经病欲解时"为纲，读不懂"六经病欲解时"，就读不懂《伤寒论》。"六经病欲解时"是张仲景撰写《伤寒论》的大纲，要读不明白这个大纲，就不可能读懂《伤寒论》，就是在歪曲《伤寒论》。明白了《伤寒论》"六经病欲解时"，才能知道《伤寒论》是本源于《内经》《阴阳大论》的，是地地道道的经典之作，是理、法、方、药齐备的经典，不只是"经方"之书，更不能不要"六经"之名，不要"六经"之名，就是把《伤寒论》的"真髓"抽掉了，抛弃了《伤寒论》的大纲，得到的只是《伤寒论》的皮毛而已！

读了本书之后就会明白，《伤寒论》是本理论和临床巨著，其理论体系就藏在"六经病欲解时"中，所谓日本"经方医学"只是步入伤寒大殿台阶的第一台阶习作。邓铁涛教授就曾说："张仲景医学渊源于'医经家'与'经方家'。《伤寒论》以经方家之著作《平脉辨证》《汤液经法》等为蓝本，但以医经之理论为指导加以整理提高而成。"

现行的高校教材及各家注解都是用脏腑表里经络思维模式注释《伤寒论》，它是以人为本的思维方法，脱离了四时外感病的基本规律，没有把人这个主体融汇到大自然客体之中。我每思至此，感慨万千，即激发自己潜心研究《伤寒论》之决心，并躬行实践《伤寒论》达到废寝忘食的程度，期望能有所得。功夫不负有心人，终于感悟到四时外感病全部概括在五运六气范围内，并运用五运六气脏气法时思维模式解读《伤寒论》，把人这个主体融汇到大自然之中，它是天人合一的思维方法，大有"柳暗花明又一村"之感，真是别有洞天。

《素问·气交变大论》说："夫道者，上知天文，下知地理，中知人事，可以长久……位天者，天文也。位地者，地理也。通于人气之变化者，人事也。"于此可知，五运六气理论是用天—地—人三才思维模式诊治疾病的。天文包括天气（气象、气候）、天时；地理包括方域地理、地势；人事包括人体、人病、社会等。其系统性、逻辑性都很强。

张仲景创作《伤寒论》的理论体系是五运六气理论；"六经病欲解时"是仲景创作《伤寒论》之大纲。张仲景按五运六气四时阴阳及脏气法时思想，以春夏配厥阴肝系和太阳心系为阳主表，秋冬配阳明肺系和少阴肾系为阴主里。并以"病发于阳"的夏秋太阳阳明合并病的心肺系统主背表，及以"病发于阴"的冬春太阴少阳系统主腹里。

阳仪表部为阳的正常生理主生升，不生升则为病理，有两种可能：一是阳气不及的不升，脉必左沉细微，属于阳旦——桂枝汤类证；二是感受寒凉之气被郁，为麻黄汤类证。并有太阳少阳合并病。

阴仪里部为阴的正常生理主降，不降则为病理，有两种可能：一是阳明肺金的宣发、肃降功能失调而不降，导致"脾约"和"胃家实"等；二是误治导致的痞证等。

表里阴阳合部太极病，多为建中汤、四逆汤、理中汤等证。

张仲景又以夏秋"病发于阳"的太阳阳明为表部在天，冬春"病发于阴"的太阴少阳为里部在地，从而形成太阳阳明合病、并病，由于误治导致结胸、脏结及痞证等。

《伤寒论》"病发于阳"和"病发于阴"的治病方法，我称之为《伤寒论》治病二统法。这二统法本于人体先后天生理之三本——心、肺、脾，而不是肾。

张仲景抓四时阴阳，常用陶弘景《辅行诀五脏用药法要》所载《汤液经法》中的二旦、六神汤，张仲景用二旦汤（桂枝汤类方、柴胡汤类方）最多。张仲景在《伤寒论》中为什么对六神汤只保留青龙和白虎二名？因为青龙和白虎为春季、秋季二神，主左右升降之气，调升降才是最重要的。

仔细的读者会发现在我一系列的著作中，有些重复及前后不一，但这却反映出我在不同阶段的学术发展进程，由于学术思想的不断提高，与时俱进，知今是而昨非，所以我自己在不停地否定自己，不断地研究探索、修正、前进，超越自己，在那否定、修正之中，对读者可能就有启悟，读者从中可以看出我的学术思想的动态发展全过程，显示出任何成功都不是一蹴而就的，其中有失败有曲折，然而只要勇于攀登，就能站在最高峰，就能看见成功的灿烂明天。

滑县　田合禄
写于龙城桃园书屋
2014 年 5 月 8 日

目录

1

3

目录

5

一、《伤寒论》创作的理论体系是五运六气理论

李克绍教授在《伤寒解惑论》曾说："我们承认，历代注家们对于《伤寒论》的注解，或从理论上予以发挥，或从临床实践中予以论证，贡献是不少的。然而也要看到，注家们的解释也并不都是尽善尽美。精辟独到之处是有的；牵强附会、闭门造车的也不算少。我们如果不加分析，就会跟着他们的某些错误论点钻进去；或者明知不对，但慑于'名家'的权威，不敢提出异议；或者因为这已是多数人的看法，不易扭转，便随波逐流，人云亦云。这种对学术不负责任的态度，是要不得的。我们的要求是：分析旧注要有科学的态度，批判旧注要有敢破敢立的精神。有分析才会有批判，敢破才敢立。"此说很好，给了笔者勇气和力量。特别是对于五运六气理论，不少权威名家不是不支持，就是泼冷水，或用大棒打压，说那是迷信，是机械论，总之，他们不会的，也不许别人学，更不用说用五运六气解读《伤寒论》了，更是雷区。今天，笔者鼓起勇气，走进了雷区，却得到了一片新天地。

《伤寒论》是中医的经典巨著，是中医的必修之课，现在中医高等院校编写的《伤寒论》教材，成了教授学习《伤寒论》的唯一课本，基本上没有人去看《伤寒论》原文了，但这个教材不是真实的《伤寒论》，笔者认为，要踏着张仲景的足迹，学习真实的《伤寒论》，这就是现在要讲的东西。

自《伤寒论》问世以后，即备受医界的重视，因其具有高度临床实用价值，被后世医界尊为经典，尊张仲景为医圣。近两千年以来，历代研究《伤寒论》的著作多达 800 多种，现存的也有 600 多种，可谓蔚然壮观。但是人们研究的学术观点多歧，提出多达几十种不同学说，而且那些阐述多是方证的临床应用，缺少《伤寒论》创作的统一理论体系，使临床医生感到扑朔迷离，又令人不安和彷徨，何以继承和发展？张仲景一人创作的

《伤寒论》，不可能有那么多分歧，只能有一种学术观点，一种理论作为指导，为此，有必要找出大家认可的张仲景创作《伤寒论》的理论体系。

关于《伤寒论》是一部什么样性质的书，主要有以下几种观点：

第一，论治多种外感热性病的专书。

第二，既论外感热性病，也论杂病。

第三，任应秋《伤寒论证治类诠》说是一本"疾病总论"。

第四，专门论述风寒外感的狭义伤寒。

第五，柴瑞震《伤寒论心悟》说是一部"温病证治专著"。柴氏认为，"风寒外感之伤寒是言其始，温热病变则言其终。故中风、伤寒是《伤寒论》一书的引子，温热病变的辨证论治才是《伤寒论》一书的重点讨论内容①"。

笔者认为，《伤寒论》是一切外感病论治专著，只不过有详略而已。

（一）《伤寒论》三阴三阳与六经

要想确定《伤寒论》的性质，首先要明白《伤寒论》三阴三阳的实质。

《伤寒论》三阴三阳的实质究竟是什么？古今之说大概可概括为以下几种主要观点：

第一，经络说，以《热论》为主，如太阳病的"头项强痛"、少阳病的"胸胁痛"、太阴病的"腹痛"、少阴病的"咽痛"等，就属经络为病。

第二，脏腑说，此说认为六经发病离不开脏腑。除了太阳病主皮毛外，如阳明病的"胃家实"、少阳病的胆火内郁、太阴病的脾阳虚衰、少阴病的心肾两虚、厥阴病的肝脏失调等。《伤寒论》这个治外感病的书却缺主皮毛的肺系。

第三，气化说，此说源于五运六气，代表著作有张志聪的《伤寒论集注》、张锡驹的《伤寒论直解》、黄元御的《伤寒悬解》、陈念祖的《伤寒论浅注》等。

第四，地面说，以柯韵伯《伤寒来苏集》为代表，将人体划分为六个区域，由表入里，由浅入深，由皮毛而肌肉，深部由胸而腹，由腑而脏。

---

① 柴瑞震，《伤寒论心悟》，中国中医药出版社，2011年。

第五，阶段说，以祝味菊《伤寒质疑》为代表，把六经证候按正邪抗争之盛衰划分为五个阶段。

另外还有六部说、病理层次说、六病说、六界说、三焦说、时空说、系统说、六态说等，据王庆国等人说有 41 家之多[①]，百家争鸣，莫衷一是。

要想明白三阴三阳的实质，必须首先明白阴阳的来源。

笔者认为，阴阳本源于日地相对运动，没有太阳运动，就没有阴阳，离开了太阳运动，就无从谈阴阳，它是实实在在存在的现象，不是空谈的哲学概念，阴阳是自然科学。阴阳是生命之本，如《素问·生气通天论》说："生之本，本于阴阳。"就是太阳为生命之本，故云万物生长靠太阳。

太阳运动，有周日视运动和周年视运动之分。无论是周日视运动，还是周年视运动，都有其时空性，故有三阴三阳时空说。

周日视运动有一日昼夜阴阳及一日分为四时阴阳说。对于太阳的周日视运动，《内经》是这样描述的，《灵枢·营卫生会》说"日中而阳陇为重阳，夜半而阴陇为重阴"，《素问·生气通天论》说："阳气者，若天与日，失其所则折寿而不彰，故天运当以日光明，是故阳因而上卫外者也。"又说："阳气者，一日而主外，平旦人气生，日中而阳气隆，日西而阳气已虚。"《灵枢·顺气一日分为四时》说："一日分为四时，朝则为春，日中为夏，日入为秋，夜半为冬。"《素问·金匮真言论》说："阴中有阴，阳中有阳。平旦至日中，天之阳，阳中之阳也；日中至黄昏，天之阳，阳中之阴也；合夜至鸡鸣，天之阴，阴中之阴也；鸡鸣至平旦，天之阴，阴中之阳也。故人亦应之"。

周年视运动有一年四时阴阳之分。《素问·四气调神大论》说："夫四时阴阳者，万物之根本也，所以圣人春夏养阳，秋冬养阴，以从其根，故与万物沉浮于生长之门，逆其根则伐其本，坏其真矣。故阴阳四时者，万物之终始也，死生之本也。"

知道了三阴三阳有时空性，所以六经都有欲解时，十二经有子午流注，就不是什么稀罕事了。所以在《伤寒论》中除"六经病欲解时"之外，还有第 61 条"昼日烦躁不得眠，夜而安静"，第 145 条"昼日明了，

一、《伤寒论》创作的理论体系是五运六气理论

3

暮则谵语如见鬼状"，第30条"夜半阳气还"，"夜半手足当温"，"阳旦"，第332条"期之旦日夜半愈"，以及"日暮微烦"，"日晡所潮热"等。

向太阳一面为阳，背太阳一面为阴，春夏万物生长为阳，秋冬万物成熟凋零为阴，所以阴阳是看得见的，不是虚无缥缈的。老子称此为"负阴抱阳"，负者背也，即背向太阳一面；抱者怀抱，即面向太阳一面。据此，古人发明了立杆测日影的科学实践活动，并由此项科学测验获得了太极图，把这些生活中的感性认识提升到理性认识，进一步发展为哲学概念。

后来孔子向老子学道，阴阳学说得到进一步发展，谓：

是故易有太极，是生两仪，两仪生四象，四象生八卦。八卦定吉凶，吉凶生大业。是故法象莫大乎天地，变通莫大乎四时，悬象著明莫大乎日月。

故《说文》和《周易参同契》都说"日月为易"。

在明白阴阳的基础上，再来讲《伤寒论》三阴三阳的实质就容易多了。

首先，三阴三阳是以阴阳为基础的，表示阴阳气之多少，如《素问·至真要大论》说："愿闻阴阳之三何谓？岐伯曰：气有多少异用也。"《素问·天元纪大论》说："阴阳气各有多少，故曰三阴三阳也。"《素问·天元纪大论》说："厥阴之上，风气主之；少阴之上，热气主之；太阴之上，湿气主之；少阳之上，相火主之；阳明之上，燥气主之；太阳之上，寒气主之。""寒暑燥湿风火，天之阴阳也，三阴三阳上奉之。木火土金水，地之阴阳也，生长化收藏下应之。"就是说，三阴三阳代表了一年四时不同之气，并有万物应之，故《素问》有《阴阳应象大论》一节，其中有自然之象，有人体之象。这个象就是万物，就是四时六气，就是人体脏腑、经络，故《素问·阴阳应象大论》有五脏配四时阴阳说。《灵枢·五乱》也说："经脉十二者，别为五行，分为四时……经脉十二者，以应十二月。十二月者，分为四时。四时者，春秋冬夏，其气各异。"就是五运六气中的三阴三阳之病，有主气的三阴三阳，有客气的三阴三阳，还说明人体体质生理中经脉气血的多少，如《素问·血气形志》说："夫人之常数，太阳常多血少气，少阳常少血多气，阳明常多气多血，少阴常少血多气，厥阴常多血少气，太阴常多气少血，此天之常数也。"而《素问·六元正纪大论》说：太阳司天之政……寒临太虚，阳气不令……寒湿之气，持于气交，民病寒湿，发肌肉萎，足痿不收，濡泻血溢。

于此则三阴三阳又代表了不同的疾病类型。《素问·热论》则用三阴三阳概括外感寒邪发病（不是六气发病）各个阶段所表现的不同证候和阴阳属性的不同来确立病位、划分病程阶段、说明其传变规律。故有三阴三阳层次说、阶段说、地面说、六界说、六态说、六病说、系统说等。

从以上所述可知，《伤寒论》中的三阴三阳，不可直称谓经络（柯韵伯在《伤寒论翼》中说："仲景六经，是'经界'之经，而非'经络'之经。"这种解释很好），不可直称谓脏腑，不可直称谓六气等，但三阴三阳又离不开经络、脏腑、四时六气等，讲的是天人合一理论，故张仲景把"六病"统于三阴三阳，俗称三阴三阳为"六经"，虽然《伤寒论》的"六经"不是经络之经，但也没有必要改名，知其意可也，章太炎在《章太炎医论》（原名《猝病新论》）中说："仲景本未直用'经'字，不烦改义①。"可是现在的中医高等院校编写的《伤寒论》教材，统统按脏腑经络学说解释，把太阳与膀胱、阳明与胃、少阳与胆、太阴与脾、少阴与心肾、厥阴与肝等结合起来，完全抛弃了六气，失去了《伤寒论》天人合一理论的基础。

三阴三阳是天人合一的代表：

阴阳

四时六气

生理气血多少

脏腑、经络

疾病

《伤寒论》以抓阴阳为大法，阴阳是中医的核心理论，故《素问·上古天真论》谈到得道的第一个标准就是"法于阴阳"。然而正是中医这个核心理论——阴阳，却成了攻击中医者的靶子，因此把中医称作玄学医学。这只能说明那些攻击者的无知，不能说明中医是伪科学及玄学医学。传世本《易传》说"阴阳之义配日月"，帛书《易传》说"阴阳之合配日月"，可知阴阳是日月的代表，太阳与月亮难道是伪科学吗？太阳与月亮难道是玄学吗？显然不是，阴阳是地地道道的自然科学。研究阴阳的消长变化规律，就是研究日月的运动规律。因为"法象莫大乎天地，变通莫大乎四时，悬象著明莫大乎日月"，阴阳来源于太阳，没有太阳，就没有阴

① 章太炎，《章太炎医论》第2页，人民卫生出版社，2006年。

阳了，阴阳是现象，太阳才是本质，那些人只看现象，不看本质，所以他们得出了错误的结论。天体运动包括了象、数、理、义的全部内容。

《伤寒论》本《内经》之旨以阴阳为大纲，就是"法于阴阳，和于术数"（《素问·上古天真论》）。法，就是效法。"法于阴阳"，就是《素问·四气调神大论》说的四时阴阳，属于"脏气法时"的五运六气理论。和，顺也。术，就是算术、技术，即计算方法。数，就是规律。"和于术数"，就是顺于运算五运六气理论中天体运动的各种周期变化规律。数的规律，在十天干和十二地支之中，十天干配合十二地支组成了一个六十甲子的大周期，人们称谓五运六气历。

否认了阴阳，就是否认国学，就是否认儒学，就是否认传统文化。班固在《汉书·艺文志》中说："儒家者流，盖出司徒之官，助人君顺阴阳教化者也。游文于六经之中，留意于仁义之际，祖述尧、舜，宪章文武，宗师仲尼，以重其言，于道为最高。孔子曰：'如有所誉，其有所试。'唐、虞之隆，殷、周之盛，仲尼之业，已试之效者也[1]。"原来儒家主要是讲"阴阳教化"学说的，只是"留意于仁义之际"而已。否认了阴阳，不就是否认了儒学吗？道家更是讲阴阳的了，不也否定了吗？这不是就否定了国学吗？班固又说："阴阳家者流，盖出于羲和之官，敬顺昊天，历象日月星辰，敬授民时，此其所长也。及拘者为之，则牵于禁忌，泥于小数，舍人事而任鬼神[2]。""数术者，皆明堂、羲和、史卜之职也[3]。"盖阴阳家"出于羲和之官"，那么羲、和是个什么样的官呢？《尚书·尧典》说：

乃命羲和，钦若昊天，历象日月星辰，敬授人时。

分命羲仲，宅嵎夷，曰旸谷，寅宾出日，平秩东作，日中星鸟，以殷仲春，厥民析，鸟兽孳尾。

申命羲叔，宅南交，平秩南讹，敬致，曰永星火，以正仲夏，厥民因，鸟兽希革。

分命和仲，宅西，曰昧谷，寅饯纳日，平秩西成，宵中星虚，以殷仲秋，厥民夷，鸟兽毛毯。

---

① 班固，《汉书》第117页，中州古籍出版社，1996年。
② 班固，《汉书》第118页，中州古籍出版社，1996年。
③ 班固，《汉书》第121页，中州古籍出版社，1996年。

申命和叔，宅朔方，曰幽都，平在朔易，日短星昴，以正仲冬，厥民
隩，鸟兽氄毛。

帝曰：咨，汝羲暨和。期三百有六旬有六日，以闰月定四时成岁。允
厘百工，庶绩咸熙。

原来羲、和是研究天文历法的官，考察"日月星辰，敬授人时"的
官，总之是研究天体运动的天文历法官，那还是科学呀，不是伪科学吧？

《伤寒论》的六经排列顺序，源于《素问·六元正纪大论》的六经司
天顺序，因为《伤寒论》的六经每篇提纲证，都是六经本气为病，而《素
问·热论》六经次序虽然与《伤寒论》相同，但其六经次序只是寒邪一气
传变过程，不包含六气，故注家以《素问·热论》为《伤寒论》之本源，
只能得出《伤寒论》为伤于"寒邪"一气之书。

综上所述可知，《伤寒论》六经的实质是对时空（时间和地域）的界
定，目的是为了把握"时立气布"的情况，在什么时候什么地点，发生什
么类型的疾病。"时立气布"是本，"证型"是标，抓标忘本不可取。

（二）不能以"热病"概括一切外感病

《伤寒论》第7条说："病有发热恶寒者，发于阳也。无热恶寒者，发
于阴也。"请看，"病发于阴"的"无热恶寒"外感病，就不能说它是"热
病"，所以不能用"外感热病"来统一伤寒和温病。

（三）《伤寒论》序言说张仲景族人多死于外感

张仲景在《伤寒论》序言中说：

卒然遭邪风之气，婴非常之疾，患及祸至……余宗族素多，向余二
百，建安纪年以来，犹未十稔，其死亡者，三分有二，伤寒十居其七。

突然遭邪风之气而病，从其族人死亡率高达"三分有二"看，而且
"伤寒十居其七"，即70%死于"伤寒"，应当是属于外感急性传染病，即
中医说的疫病，而不是一般的外感病。这个"伤寒"应当属于《难经》说
的广义伤寒，不是狭义伤寒。只有30%死于战乱或杂病。所以张仲景重点
论述外感病。

（四）理论和临床的结合

张仲景在《伤寒论》序言中明确指出他创作《伤寒论》的主要参考书是"《素问》《九卷》《八十一难》《阴阳大论》《胎胪药录》，并平脉辨证"及"博采众方"而"为《伤寒杂病论》合十六卷"，可见张仲景写书的严谨态度。其中既有"医经"类的书籍，也有"本草"类《药录》，就是没有"经方"类书籍，只说是"博采众方"。可是晋代皇甫谧《针灸甲乙经》序言却说："伊尹以亚圣之才，撰用《神农本草》，以为《汤液》。……仲景论广汤液为数十卷，用之多验。"晋代陶弘景《辅行诀五脏用药法要》又说："商有圣相伊尹，撰《汤液经法》……"又说："汉晋以还，诸名医辈，张机、卫汜〔汛〕、华元化、吴普、皇甫玄晏、支法师、葛稚川、范将军等，皆当代名贤，咸师式此《汤液经法》，愍救疾苦，造福含灵。"因此有人认为，《伤寒论》就是《汤液经法》，《伤寒论》是经方派书，不是医经派书。可是按张仲景写书的严谨态度，怎么能遗漏主要参考书《汤液经法》和《神农本草经》呢？只有一种可能，《汤液经法》和《神农本草经》不是张仲景创作《伤寒论》的主要参考书，或者是属于次要的参考书，不够格在序言中写出来。《神农本草经》不见于《汉书·艺文志》，张仲景生活在东汉末年，或许未曾见过《神农本草经》之书。《伤寒论》中的方剂是"博采众方"得来的，《汤液经法》不是重点。

《伤寒论》采用了《汤液经法》中的哪些方剂呢？《辅行诀五脏用药法要》说："外感天行，经方之治，有二旦、六神大小等汤。昔南阳张机，依此诸方，撰为《伤寒论》一部，疗治明悉，后学咸尊奉之。"皇甫谧和陶弘景的这种说法，只是他们看了《伤寒论》中有二旦、六神汤等方剂之后，自己的认识，并非张仲景己意。这可从陶弘景在《辅行诀五脏用药法要》说"张机撰《伤寒论》避道家之称，故其方皆非正名，但以药名之"得知，那只是陶弘景的个人认识。即便是《伤寒论》中采用了《汤液经法》中的一些方剂，也不能把《伤寒论》说成是《汤液经法》，那是个人的偏见。就像现在有人认为《伤寒论》只是讨论寒邪为病，而有人认为《伤寒论》是部温病专著一样，那只是个人强加到张仲景头上的认识，不是《伤寒论》的本义。

（五）《伤寒例》论外感病属于五运六气理论

《辅行诀五脏用药法要》说二旦、六神汤是治疗"外感天行病"的专方，那么什么是"外感天行病"呢？就是外感天中流行之气而发病，天气随四时八节阴阳变化而变化，四时阴阳变化有太过和不及，而四时八节阴阳的变化又决定于日月星辰运动对地球的影响，故四时阴阳太过和不及的变化，都是日月星辰天体运动的结果。所以外感天气而得病，古人称之为"天行病"，现代通常叫做外感病。

关于外感病，《伤寒例》作了总论，并把外感病分为两类：一类是四时主气即四时正气为病，一类是非四时主气即时行客气为病，时行客气为病即是疫病，并把疫病分为"寒疫"和"冬温"两种。《伤寒例》说：

《阴阳大论》云：春气温和，夏气暑热，秋气清凉，冬气冰冽。此则四时正气之序也。

冬时严寒，万类深藏，君子固密，则不伤于寒。触冒之者，乃名伤寒耳。其伤于四时之气，皆能为病。以伤寒为毒者，以其最成杀厉之气也。中而即病者，名曰伤寒。不即病者，寒毒藏于肌肤，至春变为温病，至夏变为暑病。暑病者，热极重于温也。是以辛苦之人，春夏多温热病，皆由冬时触寒所致，非时行之气也。

凡时行者，春时应暖，而反大寒；夏时应热，而反大凉；秋时应凉，而反大热；冬时应寒，而反大温。此非其时而有其气，是以一岁之中，长幼之病多相似者，此则时行之气也。

夫欲候知四时正气为病，及时行疫气之法，皆当按斗历占之。

四时八节，二十四气，七十二候决病法：

立春正月节斗指艮　　雨水正月中指寅

惊蛰二月节指甲　　　春分二月中指卯

清明三月节指乙　　　谷雨三月中指辰

立夏四月节指巽　　　小满四月中指巳

芒种五月节指丙　　　夏至五月中指午

小暑六月节指丁　　　大暑六月中指未

立秋七月节指坤　　　处暑七月中指申

白露八月节指庚　　　秋分八月中指酉

寒露九月节指辛　霜降九月中指戌

立冬十月节指乾　小雪十月中指亥

大雪十一月节指壬　冬至十一月中指子

小寒十二月节指癸　大寒十二月中指丑

二十四气，节有十二，中气有十二，五日为一候，气亦同，合有七十二候，决病生死，此须洞解之也。

九月霜降节后，宜渐寒，向冬大寒，至正月雨水节后，宜解也。所以谓之雨水者，以冰雪解而为雨水故也。至惊蛰二月节后，气渐和暖，向夏大热，至秋便凉。

从霜降以后，至春分以前，凡有触冒霜露，体中寒即病者，谓之伤寒也。九月十月，寒气尚微，为病则轻。十一月十二月，寒冽已严，为病则重。正月二月，寒渐将解，为病亦轻。此以冬时不调，适有伤寒之人，即为病也。

其冬有非节之暖者，名曰冬温。冬温之毒，与伤寒大异，冬温复有先后，更相重沓，亦有轻重，为治不同，证如后章。

从立春节后，其中无暴大寒，又不冰雪，而有人壮热为病者，此属春时阳气，发于冬时伏寒，变为温病。

从春分以后，至秋分节前，天有暴寒者，皆为时行寒疫也。三月四月，或有暴寒，其时阳气尚弱，为寒所折，病热犹轻。五月六月，阳气已盛，为寒所折，病热则重。七月八月，阳气已衰，为寒所折，病热亦微。其病与温及暑病相似，但治有殊耳。

十五日得一气，于四时之中，一时有六气，四六名为二十四气也。然气候亦有应至而不至，或有未应至而至者，或有至而太过者，皆成病气也。

但天地动静，阴阳鼓击者，各正一气耳。是以彼春之暖，为夏之暑；彼秋之忿，为冬之怒。

是故冬至之后，一阳爻升，一阴爻降也。夏至之后，一阳气下，一阴气上也。斯则冬夏二至，阴阳合也；春秋二分，阴阳离也。阴阳交易，人变病焉。此君子春夏养阳，秋冬养阴，顺天地之刚柔也。

小人触冒，必婴暴疹。须知毒烈之气，留在何经，而发何病，详而取之。

是以春伤于风，夏必飧泄；夏伤于暑，秋必病疟；秋伤于湿，冬必咳嗽；冬伤于寒，春必病温。此必然之道，可不审明之。

伤寒之病，逐日浅深，以施方治。

……凡伤于寒，则为病热，热虽甚，不死。若两感于寒而病者，必死。

……若更感异气，变为他病者，当依旧坏病证而治之。若脉阴阳俱盛，重感于寒者，变成温疟。

阳脉浮滑，阴脉濡弱者，更遇于风，变为风温。

阳脉洪数，阴脉实大者，更遇温热，变为温毒。温毒为病最重也。

阳脉濡弱，阴脉弦紧者，更遇温气，变为温疫。

以此冬伤于寒，发为温病，脉之变证，方治如说。

斗历指北斗星指向四时阴阳的历法。北斗星又称北斗、北极星、魁星等，属大熊星座。是指在北天有排列成斗（杓）形的七颗亮星，即天枢、天璇、天玑、天权、玉衡、开阳和摇光。

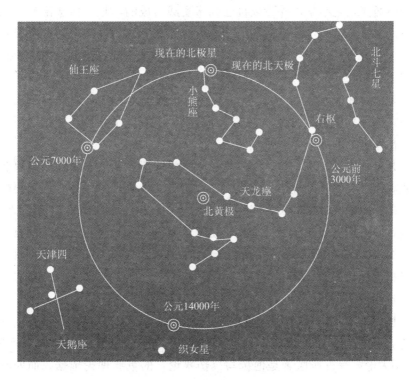

图 1-1　北极和黄极示意图

《鹖冠子》：“斗柄东指，天下皆春。斗柄南指，天下皆夏。斗柄西指，天下皆秋。斗柄北指，天下皆冬。”

从《伤寒例》之文可以看出，斗历是以四时阴阳和二十四节气为主的。但二十四节气是根据地球绕太阳运动一周天的轨道划分的，每过 15°为一节气，周天 360°分为 24 份为二十四节气。斗历用的是周天太阳历（360 日），而不是回归年太阳历（365.25 日）。周天太阳历（360 日），就是六十甲子五运六气历，所以张仲景在《金匮要略·脏腑经络先后病脉证》中说“冬至之后，甲子夜半少阳起，少阳之时，阳始生，天得温和。以未得甲子，天因温和，此为未至而至也；以得甲子，而天未温和，为至而不至也；以得甲子，而天大寒不解，此为至而不去也；以得甲子，而天温如盛夏五六月时，此为至而太过也。”于此可知张仲景在创作《伤寒杂病论》时用到了五运六气理论。

可能有人会拿《伤寒例》为王叔和所作来反对，其实《伤寒例》是张仲景会通诸家之精华，并参以自己临床实践写成的，是《伤寒论》外感病的总论，是解读《伤寒论》的纲领，不能怀疑一切，打倒一切。由于删除《伤寒例》《辨脉法》《平脉法》等，致使《伤寒论》变成了只有方和药，没有了理和法。

至此可知，《伤寒论》是一部外感专著没有问题吧，应该得到大家的共识，这个共识是真实的，应该得到尊重。有了这个共识作基础，再来阐述《伤寒论》的理论体系就好办了。

凡是外感风、寒、暑、湿、燥、火六淫脱离不了气象变化，气象变化又脱离不了天体运动规律，即天文，说明天文气象理论是外感病重要的理论基础。而中医学中的天文气象理论，全在《内经》五运六气理论之中，因此，只有用五运六气理论阐述《伤寒论》，才能把《伤寒论》说明说透，所以第一个解释《伤寒论》的成无己就用五运六气理论作为说理工具，成无己把《图解运气图》放置到《注解伤寒论》的卷首不是很说明这一点吗？选图说明见图 1-2：

桂林古本《伤寒杂病论》载有《六气主客第三》一篇，专讲五运六气理论，可能是张仲景原有文意。张仲景在《伤寒论》序文中说《素问》《阴阳大论》等古典医著是他撰写《伤寒论》的重要理论依据，而四时阴阳和脏气法时却是五运六气理论的核心理论。《伤寒例》还明确记载有“四时、八节、二十四气、七十二候决病法”，更是五运六气理论的重要组

太阳上下加临补泻病证之图 少阳上下加临补泻病证之图

阳明上下加临补泻病证之图 太阴上下加临补泻病证之图

少阴上下加临补泻病证之图 厥阴上下加临补泻病证之图

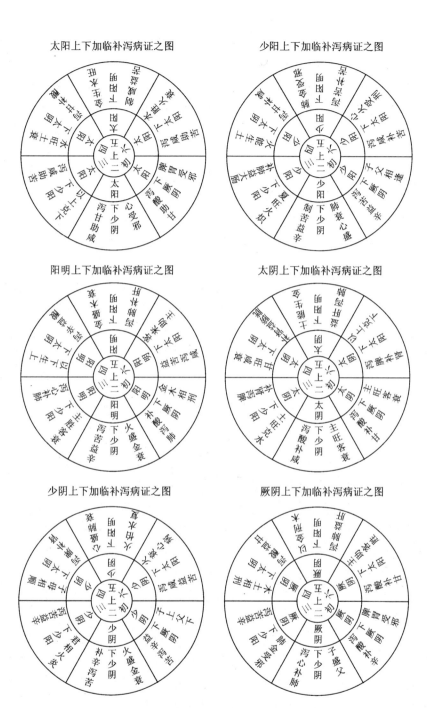

图 1-2 图解运气图

成部分。陶弘景《辅行诀五脏用药法要》也佐证《伤寒论》应用了五运六气理论。《伤寒论》的三阴三阳，就是五运六气的三阴三阳，《伤寒论》的三阴三阳次序，就是《素问·六元正纪大论》中司天的三阴三阳次序。

天气根于天体运动而有太过、不及，既有四时主气（正气）为病，又有四时客气（时行之气）为病，这不就是五运六气理论吗？何况张仲景自己在《金匮要略》中明确讨论过"有未至而至，有至而不至，有至而不去，有至而太过"及"冬至之后，甲子夜半少阳起"等五运六气问题，所以《伤寒论》是用五运六气理论写成的，不应有怀疑。因为有四时主气和四时客气的加临，所以外感天行病不是单纯的风、寒、暑、湿、燥、火六淫为病，多为"合邪"为病，如《伤寒论》所言"太阳阳明合病、并病""太阳少阳合病、并病"及"少阳阳明病"等。因为"疫病"是"时行之气"发病，必定是合邪为病。对于这种"合邪"，吴又可《温疫论》称作"非风、非寒、非暑、非湿"，而称作"杂气""戾气""疠气""疫气"。《温疫论》原序说"温疫之为病，非风、非寒、非暑、非湿，乃天地间别有一种异气所感"，《温疫论·原病》称这种"异气"为"疠气"。还有专篇论"杂气"。

在成无己用五运六气解读《伤寒论》的影响下，继之者历代不乏其人，如金元时期的刘河间、张子和等对《伤寒论》六经与六气的关系就多有论述，至明代张介宾对五运六气有深入研究，大大发挥了脏腑经络与六气标本中气的关系，给清代医家用五运六气研究《伤寒论》奠定了理论基础。所以到了清代，张志聪、张令韶就用运气标本中气理论全面解释《伤寒论》，继之者有陈修园、黄元御、唐宗海、陆九芝、郑钦安等，逐渐形成了六经气化学说。但他们多以运气标本中气为说，如陈修园《伤寒论浅注》说："六气本、标、中气不明，不可以读《伤寒论》。"这样的注解不全面不深入。

外感风、寒、暑、湿、燥、火六淫属于天，而病发于人体，所以还必须知道人体生命科学，做到"天人合一"，才能读懂《伤寒论》。张志聪《伤寒论集注》说："三阴三阳谓之六气，天有此六气，人亦有此六气。无病则六气运行，上合于天，外感风寒，则以邪伤正，始则气与气相感，继则从气而入于经。世医不明经气，言太阳便曰膀胱，言阳明便曰胃，言少阳便曰胆，迹其有形，亡乎无形，从其小者，失其大者，奚可哉！"张志聪强调的就是"天人合一"理论，也是今日研究《伤寒论》者之所缺。现行《伤寒论》教材，只讲方证，谓本证、兼证、变证等，不仅脱离了自然界天文气象理论，亦脱离人体生命科学，脱离了本源学子们怎么能学好《伤寒论》呢？对于用五运六气理论研究《伤寒论》，过去的研究不够全面和深入，还没有引起学者们的足够重视，甚至还有不少影响很大的伤寒大家斥之为糟粕和玄学而加以否定，致使不少初学者受其影响而目之为荒诞之论，遂使此说不能发扬光大而使人遗憾。

五运六气理论源于天文气象理论，天文气象是自然科学，五运六气也是自然科学，把自然科学说成是糟粕和迷信，其根据何在呢？其实有些所谓的伤寒大家完全不懂或是一知半解五运六气理论，为了掩盖这方面的空虚，他们就挥舞大棒以攻为守，而言五运六气理论是糟粕和玄学为自己壮胆，这是人们常用的伎俩，不必在意。在今日倡明中国传统文化科学发展的大好形势下，要让五运六气理论散发出应有的灿烂阳光。

那么张仲景在《伤寒论》里有没有应用五运六气理论呢？我们的回答是肯定的，有。又是如何具体应用五运六气理论的呢？张仲景用三阴三阳连接外感六气和人体疾病，如：

第2条：太阳病，发热，汗出，恶风，脉缓者，名为中风。

第3条：太阳病，或已发热，或未发热，必恶寒，体痛，呕逆，脉阴阳俱紧者，名为伤寒。

第6条：太阳病，发热而渴，不恶寒者为温病。

在这里张仲景用"太阳"连接外界的风、寒、火及人体的发热、恶风、恶寒、体痛、呕逆、渴、脉缓、脉紧等症状，只有五运六气理论才有这些内容，于此可知，《伤寒论》创作的理论体系是五运六气理论，舍此无他。

风、寒←太阳→发热、恶寒、恶热、体痛

张仲景在《伤寒论·自序》说："卒然遭邪风之气，婴非常之疾。"外感自然界的"邪风之气"，人体才能得病，这内外的连接枢纽就是三阴三阳，既不是风寒暑湿燥火六淫（只片面指外邪），也不是脏腑经络或什么别的（只片面指人体），只能是三阴三阳体系。

这与五运六气的论述一样，如《素问·至真要大论》说厥阴司天年，气候表现为"风淫所胜"，则人体发病为"胃脘当心而痛，上支两胁，膈咽不通，饮食不下，舌本强，食则呕……"同样当厥阴在泉年，气候表现"风淫所胜"，则人体发病为"洒洒振寒，善伸数欠，心痛支满，两胁里急，饮食不下，鬲咽不通，食则呕，腹胀善噫，得后与气，则快然如衰，身体皆重"。

那么是不是能用五运六气理论解释《伤寒论》所有的条文呢？非也。《伤寒论》大部分条文是讲误治后的变证，对于误治后的变证，必须按误治变证传变规律治疗，即仲景在第16条给出的"太阳病三日，已发汗，若吐、若下、若温针，仍不解者，此为坏病……观其脉证，知犯何逆，随证治之"。

张仲景在《伤寒论》中用了《汤液经法》以四时阴阳治外感天行病的二旦、六神汤，这证明《伤寒论》对"时立气布"的重视，一手抓自然界生物场的变化，一手抓人体病证，把天人合一思想融合于三阴三阳体系之中，并据此创建了三阴三阳六经病欲解时体系，作为外感病临床指导大纲。

现在的《伤寒论》高校教材统统以膀胱经、胃经等十二经脉学说注解《伤寒论》，可是《灵枢·五乱》说"经脉十二者"，当"别为五行，分为四时"，"四时者，春秋冬夏，其气各异"，《内经》在这里就明确指出，十二经脉必须与四时相结合，特别是外感病，这就是《素问·脏气法时论》中的思想，就是天人合一的五运六气理论。

至此可知，五运六气与《伤寒论》相结合的切入点是：

第一，同是研究外感病的。

第二，《伤寒论》中的六经次序与《素问·天元纪大论》司天的六经次序相同。

第三，同是抓"时"，抓四时阴阳最重要。这个"时"就在《伤寒论》"六经病欲解时"之中，所以笔者认为，"六经病欲解时"是张仲景创作《伤寒论》的大纲。

或许有人会提出运气理论不但汉代未揭及，就是两晋南北朝，也从未见诸记载，五运六气是唐代王冰的作品。关于这个问题，方药中、许家松两位先生在《黄帝内经素问运气七篇讲解》一书中已经做了详细考证，认为七篇运气大论不是"伪书"，是《内经》之作，与《内经》密切相关，是《内经》中一个不可分割的重要组成部分。

（六）外感最多杂气

风、寒、暑、湿、燥、火六气乃四时之正气，即春风温、夏火热、长夏暑湿、秋燥、冬寒也。此四时正气为病，乃单纯六气为病，谓之六淫，但此种单纯六淫为病很少，临床中最多"天行"非时之气的复合"杂气"为病，如春行夏令是风合火热为邪，春行秋令是风合燥为邪，春行冬令是风合寒为邪，其他季节亦仿此。实际上不只是两种气合而为邪，还有在泉之气和大运之气及间气，乃多种之气合而为邪，故吴又可在《温疫论》中说此"非风、非寒、非暑、非湿"，乃是"杂气"，杂气与六淫属性不同，但"杂气"仍属于四时不正"非时之气"，"疫气者，亦杂气中之一，但有甚于他气，故为病颇重，因名之疠气"，或云"戾气"。

所以外感病最多"杂气"为病，"杂气"为病虽然不一定都形成瘟疫病，但瘟疫病却属于"杂气"病的一种。吴又可所创立的瘟疫病都由不同的杂气所引起的学说根源于五运六气理论，最接近现代所说的微生物致病学说，不可因温热毒邪或细菌、病毒之名而废"杂气"说，"细菌""病毒"不等于"杂气"。因为"杂气"讲的是生命环境（生命境），而细菌、病毒讲的是微生物，各种微生物要生存于各自特定的生命环境之中。微生物致病，只能侵入与它生存有相同环境的人体，才能发病，没有与它相同生存环境的人体不会发病，所以在同一地区有人得病，有人不得病。西医治病只知道杀灭微生物，不知道改变环境，所以效果差。中医治病是通过改变人体微生物生存环境达到治病目的，微生物的生存环境变了，则微生物自灭而病愈。

（七）疫病

凡天行非时之气都可以造成疫病，即流行性传染病。《素问遗篇·本病论》说："四时不节，即生大疫。"这里明确指出疫病与四时异常气候变化有密切关系。即《伤寒例》所说"春时应暖，而反大寒；夏时应热，而反大凉；秋时应凉，而反大热；冬时应寒，而反大温。此非其时而有其气，是以一岁之中，长幼之病多相似者，此则时行之气也。"可知疫病属于外感病范畴，因其流行或传染性强，死亡率高，所以是外感病的危重病。《伤寒论》是临床研究疫病第一书，如《伤寒例》说：

其冬有非节之暖者，名曰冬温。……从春分以后，至秋分节前，天有暴寒者，皆为时行寒疫也。……阳脉濡弱，阴脉弦紧者，更遇温气，变为温疫。

《辨脉法》说：

寸口脉阴阳俱紧者，法当清邪中于上焦，浊邪中于下焦。

清邪中上，名曰洁也；浊邪中下，名曰浑也。

阴中于邪，必内栗也。表气微虚，里气不守，故使邪中于阴也。

阳中于邪，必发热头痛，项强颈挛，腰痛胫酸，所谓阳中雾露之气。

故曰清邪中上，浊邪中下。阴气为栗，足膝逆冷，便溺妄出。表气微虚，里气微急，三焦相溷，内外不通。

上焦怫郁，脏气相熏，口烂食断也。

中焦不治，胃气上冲，脾气不转，胃中为浊，营卫不通，血凝不流。若卫气前通者，小便亦黄，与热相搏，因热作使，游于经络，出入脏腑，热气所过，则为痈脓。若阴气前通者，阳气厥微，阴无所使，客气入内，嚏而出之，声嗢咽塞。寒厥相逐，为热所拥，血凝自下，状如豚肝。阴阳俱厥，脾气孤弱，五液注下，下焦不阖，清便下重，令便数难，脐筑湫痛，命将难全。

喻嘉言注说这是《伤寒论》在论述疫病，王孟英《温热经纬》将其归入"仲景疫病篇"，并附有山阴陈坤载安注，谓：

此一节言受疫之源。疫者，即寒、暑、燥、湿、风夹杂而成，清浊不分，三焦相溷。其曰中上、中下者，是就邪之清浊而言；曰阴中、阳中者，亦即邪之中上、中下而言。扼要全在中焦得治为主。中焦者，脾胃是也。脾胃之气有权，若卫气前通者，邪可从经而汗解。若营气前通者，邪可从腑而下解。倘脾胃之气不足，邪必内陷伤脏，五液注下，便难脐痛，命将难全矣。为痈脓，下豚肝，指其重者而言，未必定当如是也。所以疫证最怕邪伏募原，内壅不溃，为难治。

喻嘉言根据张仲景《辨脉法》之论，提出疫病治法说："邪既入，急以逐秽为第一义：上焦如雾，升而逐之，兼以解毒；中焦如沤，疏而逐之，兼以解毒；下焦如渎，决而逐之，兼以解毒。营卫既通，乘势追拔，勿使潜滋。"即以吴又可治疫概以攻邪逐邪之法为准则。喻氏说清邪中上，从鼻而入于阳，浊邪中下，从口而入于阴，"然从鼻从口所入之邪，必先注中焦"，然后"以次分布上下"三焦而为病①。即论温疫直中膜原之病，《伤寒论》阳明病和少阴病急下三证即属于此类疫病。

这可以得到陶弘景《辅行诀五脏用药法要》的佐证，《辅行诀五脏用药法要》记载二旦、六神等汤都是治疗"外感天行之病"即疫病的方剂，而且这二旦、六神等汤多记载于《伤寒论》之中，可见《伤寒论》是治疗疫病第一书是没有疑问的。

一、《伤寒论》创作的理论体系是五运六气理论

---

① 喻嘉言，《喻嘉言医学三书·尚论篇》第25～26页，江西人民出版社，1984年。

二、六经病欲解时：仲景创作
《伤寒论》之大纲

　　任何著作的创作都要有一个大纲，为什么说"六经病欲解时"是张仲景创作《伤寒论》的大纲呢？这首先得明确《伤寒论》是论治外感病的专著，外感病的最大特点是什么呢？是"时位"，论治外感病必须先定"时位"，外感病"时位"性很强，这个"时位"就是《内经》"脏气法时"和五运六气时位的思想，而"六经病欲解时"就是讲"时位"的，所以说"六经病欲解时"是张仲景创作《伤寒论》的大纲。

　　张仲景把五运六气理论具体应用到《伤寒论》中的理论模式是"六经病欲解时"，"六经病欲解时"是张仲景创作《伤寒论》之大纲，是《伤寒论》一书的骨架，好比一座大楼的钢筋水泥框架结构，其框架结构决定了大楼及其房间的形态，笔者将在后文中逐步加以阐述。

　　第一，抓住"时"，首先就抓住了四时阴阳，经言"生之本"，"本于阴阳"，生命是"法于阴阳"的，所以张仲景首先就抓阴阳。

　　第二，抓住了四时阴阳，就抓住了一年之六气，如《素问·六节脏象论》说："时立气布……谨候其时，气可与期。"

　　第三，"脏气法时"和五运六气理论，抓住了四时阴阳，就理顺了五脏系统的生理病理。

　　第四，每一个人都有一个出生时间，抓住了四时阴阳，就确定了一个人的生物场，即本命出生时的自然体质。因为每一个时空都是一个能量场，一个气场，一个生命环境（有人称作"生命境"），这是宇宙的构成法则，谁都逃脱不了。胎儿在母腹之中，必定是母亲体质的一部分，受母亲体质的影响。一旦出生成为婴儿，从婴儿吸进第一口大气的时候，他自己的生命节律便开始启动，受到"天食人以五气"和"地食人以五味"的滋养，即《内经》所云"天地为之父母"，"天地合气，命之曰人"，从此便和宇宙自然建立了密切关系，成为"天人合一体"。

第五，"天人合一体"的架构是太阳、阳明、少阳、太阴、少阴、厥阴六经，外通天之六气，如"太阳之上，寒气主之"等，内通五脏六腑体系，如心主太阳、肺主阳明等，这就是五运六气的理论体系。

第六，六经病欲解时指出，夏心主太阳，太阴脾主冬寒，太阳主表，太阴主里。以太阳、阳明、少阳、太阴分主四时。

第七，创建春夏阳仪和秋冬阴仪体系，以主导伤寒、温病。

第八，创建夏秋心肺"病发于阳"和冬春脾三焦"病发于阴"体系，以主导表部病和里部病的发展传变。

中国有句哲学名言谓"大道至简"，张仲景用一个"时"字概括整个《伤寒论》内容，可谓简之又简了。物理学家兼哲学家怀特曾说："最深的美学及科学法则，往往是单纯的、井然有序的、优雅的、有结构的。"张仲景创建的《伤寒论》体系就是井然有序、层次分明，单纯而优雅。笔者将在下面逐步展开讨论。

（一）《伤寒论》以阴阳"时"为纲，六经为目

张仲景在《伤寒论》中明确写出六经病欲解时，就是突出以"时"为纲，任何疾病的发生发展都离不开"时"。

009 条：太阳病，欲解时，从巳至未上。

193 条：阳明病，欲解时，从申至戌上。

272 条：少阳病，欲解时，从寅至辰上。

275 条：太阴病，欲解时，从亥至丑上。

291 条：少阴病，欲解时，从子至寅上。

328 条：厥阴病，欲解时，从丑至卯上。

根据这些叙述可以绘制图 2-1。

1. 解时

时是時的简体字，時的古文作"旹"，"旹"字从日、从Ψ。Ψ同之，往也。日就是太阳，非常明确。所以"时"是表述太阳运动的，讲日地关系。太阳视运动有日周期和年周期之分。太阳的视运动不但有时间概念，也有空间位置方向概念，所以这个"时"是时空的时，不是时间

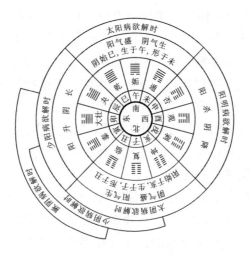

图 2-1　六经病欲解时

的时。

六经病欲解时（图 2-1）的十二个时，是标志太阳视运动的时间和空间的，不能单纯看成是一日十二时，要把它置于一年十二月中来研究，才有更大的价值。

《周髀算经》说：

冬至昼极短，日出辰而入申……夏至昼极长，日出寅而入戌……日出左而入右，南北行。故冬至从坎，阳在子，日出巽而入坤……夏至从离，阴在午，日出艮而入乾[①]。

冬至日出辰巽而入申坤，说明辰申巽坤连线在南回归线。夏至日出寅艮而入戌乾，说明寅戌艮乾连线在北回归线。是天之阴——冬至点对应地之阳——南回归线，天之阳——夏至点对应地之阴——北回归线。

从太阳周年视运动图来看，子为北方，子时为夜半，午为南方，午时为日中，卯为东方，卯时为春分平旦，酉为西方，酉时为秋分日入，子午为经，卯酉为纬，标志着太阳运动的夜半、日出、日中、日入四个中心时间、方位。由于太阳在南北回归线之间作往返运动，所以太阳在夏至和冬至或夜半、日中的时间、方位是不变的，而日出、日入的时间、方位则随着季节的改变而改移。冬至，太阳出辰而入申，夜长昼短，按一日百刻计

① 赵爽，《周髀算经》，上海古籍出版社，1990 年。

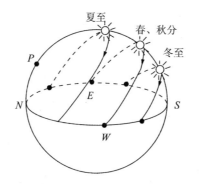

图 2-2 太阳升降视运动图

（苏宜《天文学新概论》第58页，华中理工大学出版社，2000年）

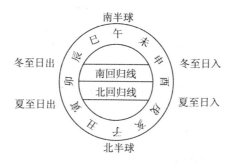

图 2-3 南北回归线太阳周年视运动图

算，夜长 59 刻，昼长 41 刻，阴气占九个时辰，阳气占三个时辰。夏至，太阳出寅而入戌，昼长夜短，昼长 59 刻，夜长 41 刻，阳气占九个时辰，阴气占三个时辰。只有在春分秋分时，太阳都是出卯入酉，昼夜长短平分各为 50 刻。可见夜长昼短时，太阳辰时出辰方、申时入申方，夜短昼长时，太阳寅时出寅方、戌时入戌方，都不是出卯入酉。所以从全年来说，日出的时间和方位是在寅卯辰三时上变化的，日入的时间和方位是在申酉戌三时上变化的。

由于少阳主寅卯辰三时，所以少阳阳气有盛衰变化，同理阳明主申酉戌三时也有盛衰变化，二者影响着阴阳的升降进退，从而影响着人体的抗邪能力。太阳出于寅时，少阳阳气盛则抗邪能力强，太阳出于辰时，不但少阳阳气弱而抗邪能力低，且容易感受外邪。

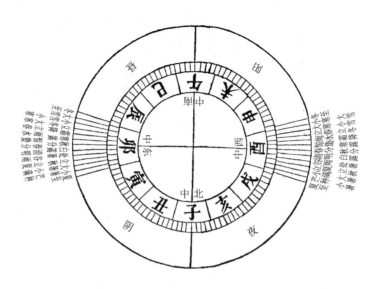

图2-4 二十四气昼夜长短百刻图（《类经图翼》卷一运气上）

对于太阳的周日视运动《内经》是这样描述的，《灵枢·营卫生会》说"日中而阳陇为重阳，夜半而阴陇为重阴"，《素问·生气通天论》说："阳气者，若天与日，失其所则折寿而不彰，故天运当以日光明。是故阳因而上，卫外者也。"又说："阳气者，一日而主外，平旦人气生，日中而阳气隆，日西而阳气已虚。"《灵枢·顺气一日分为四时》说："一日分为四时，朝则为春，日中为夏，日入为秋，夜半为冬。"这可从六经欲解时图看出来，太阳病欲解于巳午未日中——中午之时，太阴病欲解于亥子丑夜半——午夜之时，也表现出"太阴主内，太阳主外"的意思。《素问·皮部论》说："阳主外，阴主内。"对于太阳周年视运动，《素问·四气调神大论》说："夫四时阴阳者，万物之根本也，所以圣人春夏养阳，秋冬养阴，以从其根，故与万物沉浮于生长之门，逆其根则伐其本，坏其真矣。故阴阳四时者，万物之终始也，死生之本也。"

太阳周日视运动为卯酉分昼夜阴阳，周年视运动为子午二至分阴阳。所有物候都以此而定，如牵牛花就是在子午之间开花，而有的植物是在卯酉之间开花。可用图2-5表示。

这就是说，冬至太阳从辰出来而入于申，夏至太阳从寅出来而入于戌，春分秋分太阳从卯出来而入于酉。在一年中太阳每日是从寅卯辰处出

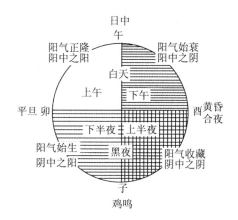

图 2-5　太阳运动分阴阳图

来，而入于申酉戌处，在巳午未为日中阳气最盛时，在亥子丑为夜半阴气最盛时。寅卯辰日出时为少阳欲解时，所谓平旦阳气生也。申酉戌日入时为阳明欲解时，得秋凉之气也。巳午未日隆时为太阳欲解时，得夏热之气也。亥子丑夜半为太阴欲解时，得冬寒之气也。

　　古人把太阳运动的开始定在冬至点。

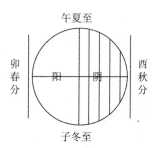

图 2-6　子午分阴阳

　　日月在天上的运动如何计算其历程呢？古人发现了二十八宿，王充说："二十八宿，为日月舍。"所以二十八宿应该是黄道二十八宿，不是赤道二十八宿。因为太阳周年视运动是逆时针右行的，所以二十八宿的排列方向也是逆时针方向排列。这在《灵枢·卫气行》里有记载，谓："天周二十八宿，而一面七星，四七二十八星。房昴为纬，虚张为经。是故房至毕为阳，昴至心为阴。阳主昼，阴主夜。"昼夜属于地球自转，所以这是对赤道说的。赤道与黄道运动方向相反。

太阳运行到冬至点是寒极阳气潜藏的时候，只有到了45日后的立春点阳气才能上升出地面。太阳运行到夏至点是热极阴气潜藏的时候，只有到了45日后的立秋点阴气才能降临大地。这就是所谓的天地之气相差三个节气。只从太阳视运动来说，立春点在奎壁之间戊分，立秋点在角轸之间己分，故《素问·五运行大论》说："所谓戊己分者，奎壁角轸，则天地之门户也，夫候之所始，道之所生，不可不通也。"这是太阳周年逆时针右旋运动戊己分，或云"天气右行"，太阳由立春点经春分点、夏至点到立秋点，春夏为阳，阳为天。太阳由立秋点经秋分点、冬至点到立春点，秋冬为阴，阴为地。说得简单一点，天门就是夏至日入点，这个点永远都不会变，变者只是二十八宿而已。图示见图2-7。

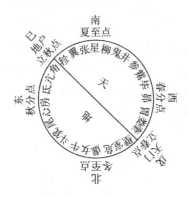

图2-7 天道太阳运行图

这个图立春点定于奎壁二宿之间，来源于《素问·五运行大论》五运六气天纲图（即五气经天图）和《灵枢·卫气行》记载的二十八宿定位。并与《尚书·尧典》记载相同。

根据国家天文台赵永恒研究员的推算，此天象成于公元前2500年左右，即距今4500年左右。

但从南北回归线太阳周年视运动图来看，太阳运动的立春点即是夏至日日入点，夏至日日入点在戌位，而太阳运动的立冬点，却是夏至日日出点的寅位，寅位属于地道的立春节，正是"冬至四十五日，阳气微上"之时。天道与地道的阴阳寒热相反。

为什么说天门、地户是"候之所始"呢？因为天门、地户是阴阳升降

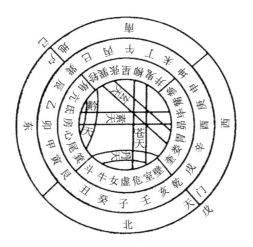

图 2-8　日月星视运动天纲图

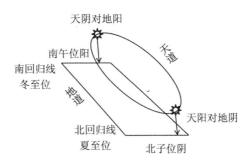

图 2-9　天道地道阴阳相反示意图

的时候，决定"候之所始"是黄道的功能，不是赤道。这个候，包含岁候、气候、物候、病候等多种含义。首要的是《素问·六节脏象论》说的气候，谓："五日谓之候，三候谓之气，六气谓之时，四时谓之岁，而各从其主治焉。五运相袭，而皆治之，终期之日，周而复始；时立气布，如环无端，候亦同法。故曰：不知年之所加，气之盛衰，虚实之所起，不可以为工矣。"古人以五日为一个最小气候变化节律，三候为一个节气，两个节气六候为一个月，三个月六个节气十八候为一时——即一季，四时即四季七十二候为一年。与此同时会彰显生物的生长变化——物候及病候。这一些"候"都源于日月星天体运动，所以说此天纲图为"候之所始"。其中包含了生命生长发育过程规律。

为什么说天门、地户是"道之所生"呢？因为天门、地户是阴阳的形成时候，决定"道之所生"也是黄道的功能，不是赤道。道，自然规律。道是什么？《系辞传》说："一阴一阳之谓道。"又说："阴阳之义配日月。"日为阳，月为阴，日月的运行规律就是道。《老子》说"道法自然"，人道法于天道，你只有明白了自然规律，才能明道、入道。所以《素问·气交变大论》说："夫道者，上知天文，下知地理，中知人事，可以长久，此之谓也。"《素问·著至教论》也说："子知医之道乎：……而道，上知天文，下知地理，中知人事，可以长久，以教众庶，亦不疑始，医道论篇，可传后世，可以为宝。"强调医道的基本原则是"上知天文，下知地理，中知人事"，即要求明白天地之气对人体生命的影响。那么，什么是天文、地理、人事呢？《素问·气交变大论》接着回答说："本气位也。位天者，天文也。位地者，地理也。通于人气之变化者，人事也。故太过者先天，不及者后天，所谓治化，而人应之也。"属天文的是环道，循环运动，就是司天和在泉的客气运动，所谓"天以六六为节"也。属地理的是地方，循五方运动，就是东南西北中的主气运动，所谓"地以九九制会"（五正方位加四维）也。人在天地气交之中。本气，指风寒暑湿燥火六气。位，就是六节和九宫之位。"六六之节"有多层次的含义，如一月中有六候六个气位；一年中有初之气、二之气、三之气、四之气、五之气、终之气六个气位，分为司天在泉及四间气；60年中有厥阴、少阴、太阴、少阳、阳明、太阳六个司天的周期气位等。所以《素问·四气调神大论》说："故阴阳四时者，万物之终始也，死生之本也，逆之则灾害生，从之则苛疾不起，是谓得道。"如何才能得到这个"道"？即要求掌握四时之气，"气"是沟通天人之间的中介物质，所以《灵枢·逆顺》说："气之逆顺者，所以应天地、阴阳、四时、五行也。"四时之气分为风、热、火、湿、燥、寒六气，这六气既是人体生命不可缺少的物质，也是导致人体生病死亡的物质，所谓水能浮舟、也能覆舟，成也萧何、败也萧何是也。

从以上的分析可知，阴阳概念来源于日月运动，而月亮不会发光，所以阴阳概念真正来源于太阳运动。

人法于天道，就是法于阴阳。人应于治化，就是用气数。所以《素问·上古天真论》说："上古之人，其知道者：法于阴阳（一阴一阳之谓道，阴阳之义配日月），和于术数（气数者，所以纪化生之用也）。"因此，阴阳术数系统并不神秘，它以日月星象为依据，以天文历法之数为推算逻辑系统，是一门地地道道的自然科学，不是封建迷信。

"道"和"候"都源于日月星运动规律，那么怎么掌握日月星运动规律呢？《内经》提出了"天度"和"气数"的命题。如《素问·六节脏象论》说：

夫六六之节、九九制会者，所以正天之度、气之数也。天度者，所以制日月之行也；气数者，所以纪化生之用也。天为阳，地为阴，日为阳，月为阴，行有分纪，周有道理，日行一度，月行十三度而有奇焉，故大小月三百六十五日而成岁，积气余而盈闰矣。立端于始，表正于中，推余于终，而天度毕矣。

帝曰：余已闻天度矣，愿闻气数何以合之？岐伯曰：天以六六为节，地以九九制会。

气数是干什么的呢？是"纪化生之用"的。气数以"九九制会"，即用洛书九宫数来划分。这属于人道。

天度用的是一年为 365 日的历法，气数用的是一年为 360 日的六十甲子历法。这 60 甲子历法就是五运六气的历法，即用十天干和十二地支表示的历法。十天干表示"其生五"的五运，十二地支表示"其气三"的三阴三阳。

这"六六之节""九九制会"在《素问·天元纪大论》中则简化为"天以六为节，地以五为制"，谓：

天以六为节，地以五为制。周天气者，六期为一备；终地纪者，五岁为一周。……五六相合，而七百二十气为一纪，凡三十岁；千四百四十气，凡六十岁而为一周，不及太过，斯皆见矣。

在这里就明确指出五运六气，用的是六十甲子历。

天道之天配人体横膈膜之上背胸，天道之地配人体横膈膜之下腹骶。其天地可用图 2-10、2-11、2-12 表示。

若按地道说，地道顺时针左旋运动，冬至 45 日后是立春，一年春季之首，夏至 45 日后是立秋，此为地道顺时针左旋戊己分，或云"地气左行"。由立春经立夏到立秋为上半年，春夏为阳，配肝心系统，称之为阳仪。由立秋经立冬到立春为下半年，秋冬为阴，配肺肾系统，称之为阴仪。

其阴阳可用图 2-12 表示。

张景岳在《类经图翼·气数统论》解释说："一岁之气始于子，四季之春始于寅者何也？盖以建子之月，阳气虽始于黄钟，然犹潜伏地下，未

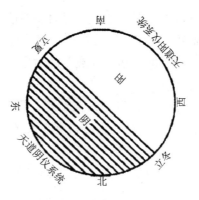

图2-10 天道太阳逆时针运行两仪示意图

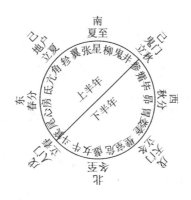

图2-11 地道顺时针运行示意图

见发生之功，及其历丑转寅，三阳始备，于是和风至而万物生……故阳虽始于子，而春必起于寅。"

如果设冬至为日地运动始点，地道赤道顺时针方向左旋转（太阳周日视运动方向同此），叫做"地气"，日道黄道逆时针方向右旋转（这是太阳周年视运动方向），叫做"天气"，则会有图2-13的春秋对调——"金木互易"现象出现。所以《素问·五运行大论》说："上者右行，下者左行。"也就是说，太阳周年视运动，即黄道逆时针方向旋转，叫做"上者右行"或"天气右行"。地球赤道二十八宿视运动，即赤道顺时针方向旋转，叫做"下者左行"或"地气左行"。

从天道来说，冬三月在亥子丑三时。从地道来说，冬三月亦在亥子丑三时。从《伤寒论》六经欲解时可以看出，是太阴脾土主亥子丑三时，说

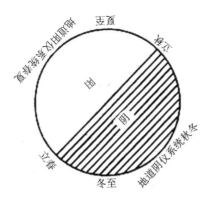

图 2-12 地道两仪运行图

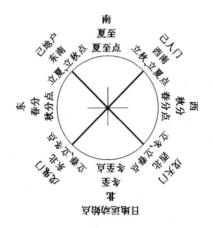

图 2-13 天道地道运行合一图

明万物归藏于土，不是肾水。肾水也必须归于脾土，故张仲景特别重视的是脾土，而不是肾水。

《素问·至真要大论》又说："寒、暑、温、凉，盛衰之用，其在四维，故阳之动，始于温，盛于暑；阴之动，始于清，盛于寒；春、夏、秋、冬各差其分……差有数乎？……凡三十度也。"就是说，太阳运动到南回归线冬至点是寒极的时候，但寒气在大地上有个积蓄的过程，所以地上寒极是在大寒节，从冬至到大寒是 30 天，故云天地相差"三十度"。这就是"六合"产生的道理，可用图 2-14 表示。

《素问·脉要精微论》是讲天道，冬至是天道最寒冷的节气，冬至后

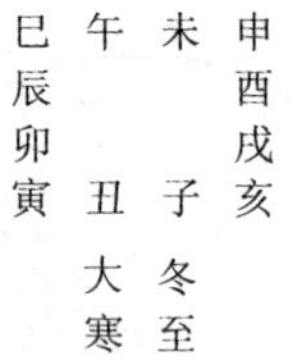

```
巳  午  未  申
辰          酉
卯          戌
寅  丑  子  亥
      大  冬
      寒  至
```

图 2-14　六合示意图

45 日是立春，阳气微上出于地。《类经图翼·气数统论》说："阳虽始于子，而春必起于寅。"见图 2-15。

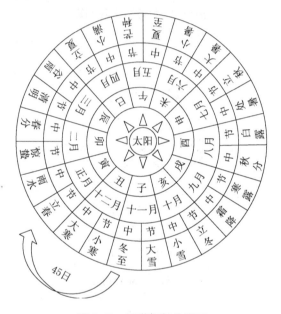

图 2-15　天道阳气终始图

这从冬至到立春的 45 日时间不正是少阴病欲解子丑寅三时吗！

天地之气相差 30 日，则地道最寒冷的节气是大寒。依据天道之理，则地道在大寒后 45 日惊蛰节阳气微上，阴气微下，即二月二龙抬头开始响雷的时候。《素问·六微旨大论》称此谓"显明之右，君火之位"，是"地理（即地道）之应六节气位"（称天道六六之节，地道为六步），"君火之位"即少阴之位。张景岳注："显明，日出之所，卯正之中，天地平分之处也。"即春分节，不妥，应为惊蛰龙抬头之后，万物生出地面的时候，龙抬头即阳气从地面向上升的时候。地道即主气位置，其顺序是：少阴→少阳→太阴→阳明→太阳→厥阴，与天道客气次序厥阴→少阴→太阴→少阳→阳明→太阳不同。这个"君火之位"，《说卦传》以震卦为龙来表示，龙为天子，故用少阴君火之热来表示，云始于少阴。见图2-16。

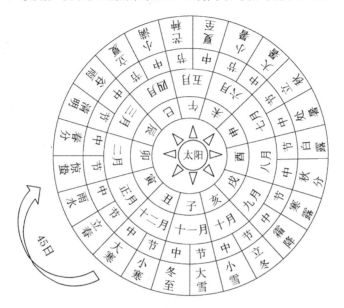

图2-16　地道阳气终始图

这从大寒到惊蛰的45日不正是厥阴病欲解丑寅卯三时吗！

在《周易·说卦传》则用八卦表示，谓：

帝出乎震，齐乎巽，相见乎离，致役乎坤，说言乎兑，战乎乾，劳乎坎，成言乎艮。

万物出乎震，震，东方也。

齐乎巽，巽，东南方也。齐也者，言万物之洁齐也。

离也者，明也，万物皆相见也，南方之卦也。圣人南面而听天下，向明而治，盖取诸此也。

坤也者，地也，万物皆致养焉，故曰：说言乎兑。

战乎乾，乾，西北之卦也，言阴阳相薄也。

坎者，水也，正北方之卦也，劳卦也，万物之所归也，故曰：劳乎坎。

艮，东北之卦也，万物之所终，而所成始也，故曰：成言乎艮。

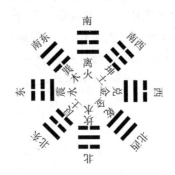

图2-17　后天八卦图

这一段文字就是描写的后天八卦方位图，也叫文王八卦方位图。此图含有两个最重要的问题：

其一是描述生物生命发展的生、长、壮、老过程的规律。万物皆于春天开始活动、生长，夏天壮大，秋天成熟而收，冬天贮藏起来。一年周天三百六十日有奇（圆周360度，不是回归年），八卦用事各主四十五日，这些顺时针运转的后天八卦图像与古人观察到太阳的运转方向一致。万物生长靠太阳，所以生物生命发展的规律也与太阳阳光强弱的规律相一致。

其二是说明四时五方与五行的密切关系。儒家认为宇宙间的万物皆可归类于五行。金、木、水、火、土五行是构成万物和人体的基本元素。

张仲景"欲解时"一语道破天机，即道出他写《伤寒论》一书所用"天人合一"之大法，"天人合一"大法全在五运六气理论之中。人是一个有生命的"生物体"，但这个"生物体"，必须在一定的生存环境中才能"活"，离开这个生存环境就会"死"，从大讲这个生存环境就是天地自然界，正如《内经》说"天地合气，命之曰人"，强调人这个"生命体"的主宰者是天地这个自然环境，这个大自然环境，既是"生命体"存"活"的环境，也是"生命体"发病的环境，所以张仲景首先以"时"刻画出了这个生存环境。

2. 时立气布

时，有一年春、夏、秋、冬四时之分，有一日早、午、暮、子夜四时之分，强调"时"就是为了了解四时"气"的不同，故《素问·六节脏象论》说："时立气布……谨候其时，气可与期。"《素问·五常政大论》说："夫经络以通，血气以从，复其不足，与众齐同，养之和之，静以待时，谨守其气，无使倾移，其形乃彰，生气以长，命曰圣王。故大要曰：无代化，无违时，必养必和，待其来复。"知"时"得"气"，明白无误，但气有阴阳气和六气之分。因为"百病之生也，皆生于风寒暑湿燥火，以之化之变也"（《素问·至真要大论》），"四时阴阳者，万物之根本也……死生之本也"（《素问·四时调神大论》），疾病病机的变化全在"时"，把握住"时"，就掌握了风寒暑湿燥火六气及四时阴阳，故云"谨候其时，气可与期"，如此才能"谨候气宜"，才能"勿失病机"，所以"审察病机，勿失气宜"（《素问·至真要大论》），而候气，就必须"谨候其时"。"时立气布"才是《伤寒论》的大纲。"病机"源于"时""气"。

阴阳起源于日地关系，有太阳就有阴阳，没有太阳就没有阴阳。三阴三阳有三个要素：温度、湿度和量变，故云三阳、二阳、一阳、三阴、二阴、一阴。

中医说的气，不同于西医说的气，西医说的气是指氧气，中医的气有内外之分，就外气说，有四时正气和非时之气之分。中医的六气有四要素：时间、空间、温度、湿度，完全不同于西医单纯的氧气。

张仲景非常强调"时"，如《伤寒论》第30条说"夜半阳气还"，《伤寒论·辨脉法》说：

五月之时，阳气在表，胃中虚冷，以阳气内微，不能胜冷，故欲著复衣；十一月之时，阳气在里，胃中烦热，以阴气内弱，不能胜热，故欲裸其身。

问曰：凡病欲知何时得？何时愈？答曰：假令夜半得病者，明日日中愈；日中得病者，夜半愈。何以言之？日中得病，夜半愈者，以阳得阴则解也。夜半得病，明日日中愈者，以阴得阳则解也。

3. 六经病欲解时分两层次

从六经病欲解时图可以清楚地看出，可分为两层来解六经：

第一，四时阴阳分，即少阳、太阳、阳明、太阴四经为一层。张仲景根据太阳运动所创制的六经病欲解时，以少阳、太阳、阳明、太阴分主四时，是以夏至日太阳运动规律为基准的，夏至日太阳日出寅而入戌，白天最长，分主于少阳、太阳、阳明三阳经。

张仲景把寅、卯、辰春三月配少阳，巳、午、未夏三月配太阳，申、酉、戌秋三月配阳明，亥、子、丑冬三月配太阴，春夏为上半年，秋冬为下半年。由此可知，欲解时是讲天时的，六经是人体之六经，张仲景在这里明确地告诉我们，《伤寒论》是天人合一之作，那些伤寒注家为什么视而不见呢？

用少阳、太阳、阳明、太阴四经分主之，既代表一日之四时，又代表一年之四时，张仲景以阴阳"时"为纲，就是以"四时阴阳"为大纲。其中有主阳的春温、夏热，有主阴的秋凉、冬寒。故《伤寒例》首引张仲景撰用《阴阳大论》中的四时正气为病与非时之气为病两大类，并严格要求"按时"以"斗历占之"。占非占卜，乃察视、验证也。《方言》卷十："占，视也。"《广雅·释诂四》："占，验也。"四时正气为病以冬时伤寒为主，又分为感而即发和过时而发两类。非时之气为病则分为寒疫与冬温两类。井然有序，条理清楚，这就是《伤寒论》的论述大纲，知道否？张仲景并据此在《伤寒论》中写有治疗四时病的方证：青龙汤证、白虎汤证、玄武汤——真武汤证和朱雀汤——黄连阿胶汤证，以及阳旦汤——桂枝汤证和阴旦汤——柴胡汤证等。这在陶弘景《辅行诀五脏用药法要》称作"大小六神汤"，专治"外感天行之病①"。

众所周知，寅卯辰三时辰都是太阳一年中的日出点，都属于"平旦"日出阳升之时，故升阳扶阳助阳都离不开少阳。《素问·天元纪大论》说："少阳之上，相火主之。"知道此少阳是指三焦相火，故扶阳就是补三焦相火。《伤寒论》和《辅行诀五脏用药法要》都主张用"阳旦汤"，据《辅行诀五脏用药法要》所载，阳旦汤有大小之分，小阳旦汤即桂枝汤，大阳旦汤即黄芪建中汤加人参，《辅行诀五脏用药法要》说："阳旦者，升阳之方，以黄芪为主②"。由此可知，桂枝汤和小建中汤、黄芪建中汤等当属于少阳方。这是扶正的方剂，驱邪的方剂是小青龙汤和大青龙汤，青龙是东方神兽而主升。

而申酉戌三时辰都是太阳一年中的日落点，都属于日落阴降之时，故降阴助阴都离不开阳明。《素问·天元纪大论》说："阳明之上，燥气主之。"知道此阳明是指肺金系统，不是指胃，故降阴就是肃降肺金。《伤寒

① 衣之镖等，《辅行诀五脏用药法要校注讲疏》第 211 页，学苑出版社，2009 年。
② 衣之镖等，《辅行诀五脏用药法要校注讲疏》第 235 页，学苑出版社，2009 年。

论》有白虎汤和竹叶石膏汤，《辅行诀五脏用药法要》称此为大小白虎汤。白虎是西方神兽而主降。按照五运六气理论把二旦、六神汤图示见图2-18。

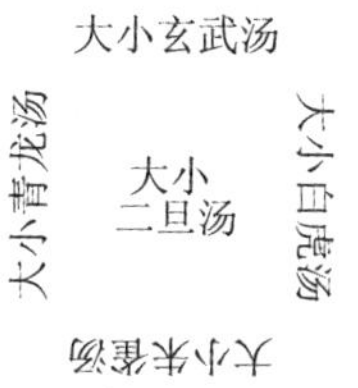

大小玄武汤

大小青龙汤　　大小二旦汤　　大小白虎汤

大小朱雀汤

图2-18　二旦、四神汤合时示意图

《素问·四气调神论》说："四时阴阳者，万物之根本也。所以圣人春夏养阳，秋冬养阴，以从其根，故与万物沉浮于生长之门。逆其根，则伐其本，坏其真矣。故阴阳四时者，万物之终始也，生死之本也，逆之则灾害生，从之则苛疾不起，是谓得道。……从阴阳则生，逆之则死；从之则治，逆之则乱。"故张仲景特别重视四时阴阳。

张仲景在《伤寒论》中首重四时阴阳的思想，不仅从"六经病欲解时"和"病发于阳""病发于阴"中反映出来，也从《伤寒例》中反映出来。从前文所引《伤寒例》之文可以看出，《伤寒例》开篇即引用《阴阳大论》之文，论述四时正气为病和非四时正气的"时行之气"为病，并说"气候亦有应至仍不至，或有未应至而至者，或有至而太过者，皆成病气也"，这讲的统统是五运六气理论。并在斗历"决病法"中明确指出，正月节年首在"立春"，当然这是指的历元年说的，过此则正月朔日在立春节前后徘徊。

张仲景为什么重视四时阴阳呢？《素问·四气调神大论》说："夫四时阴阳者，万物之根本也。……万物沉浮于生长之门，逆其根，则伐其本，坏其真矣。故阴阳四时者，万物之终始也，生死之本也，逆之则灾害生，从之则苛疾不起，是谓得道。"《素问·阴阳应象大论》说："阴阳者，天地之道也，万物之纲纪，变化之父母，生杀之本始，神明之府也。治病必求于本。……天地者，万物之上下也；阴阳者，血气之男女也；左右者，阴阳之道路也；水火者，阴阳之征兆也；阴阳者，万物之能始也。故曰：阴在内，阳之守也，阳在外，阴之使也。"《素问·天元纪大论》也说："夫五运阴阳者，天地之道也，万物之纲纪，变化之父母，生杀之本始，神明之府也，可不通乎。……然天地者，万物之上下也。左右者，阴阳之道路也。水火者，阴阳之征兆也。金木者，生成之终始也。气有多少，形有盛衰，上下相召，而损益彰矣。"这就是四时阴阳的重要性，万物的生存都离不开四时阴阳。在自然界，金木指春秋，春生秋杀，故云生成之终始。在人体，金木指肝肺，主气机之升降出入。在自然界，水火指冬夏，夏炎热而万物长，冬严寒而万物闭藏。在人体，水火指太阳心和太阴脾，《伤寒论》说太阴脾主亥子丑冬三月，土为万物所归藏处。太阳心火不受邪，由相火代之受邪。水土一家，水永远附于地，故云太阴脾土主冬三月。

第二，少阴、厥阴为阳气来复一层。少阴子时冬至节天道一阳来复，厥阴丑时大寒节地道一阳来复，主阴阳气之顺接及脉之至与不至。这样六经病欲解时空图就具备了天地人三才之道，充分体现出了《伤寒论》的天人合一宗旨。张仲景对此有明确论述，《金匮要略·脏腑经络先后病脉证》说"冬至之后甲子夜半少阳起"、《伤寒论》说"夜半阳气还"、厥阴为阴阳顺接时等。如何表现地道厥阴阳气来复呢？地道为阴，就用月亮来表示，《素问·阴阳类论》形象地比喻说"一阴至绝作朔晦"，一阴即厥阴，月光尽为晦，月光初现为朔，以此表示地道阴阳顺接之时。如何表示天道少阴阳气来复呢？天道为阳，就用太阳来表示，太阳冬至节夜最长最寒冷的时候到达最南端的南回归线，然后回头北上而白昼渐长，以此表示天道阴阳顺接之时。

太阴脾统主亥子丑三时，而少阴主子丑寅天道阳气来复三时，在亥时天道还没有到达南回归线，即天道还没有到达最寒冷的时候，到达子时才到达天道最寒冷的时候，这时如果少阴阳气不来复则最寒冷，形成全身性衰竭，往往发生太阴少阴合病的四逆汤证，故《素问·金匮真言论》说："冬气者，病在四肢。"这是太阴水湿下流于少阴肾的结果，不是单纯的少阴病。在子丑阳气来复之时，则太阴脏寒开始消退，水湿下流于肾的现象得到缓解，土不克水，肾寒水得救，所以肾欲解于子丑寅三时。肾寒得到缓解，寒水得到解冻，而生厥阴肝木，故云厥阴欲解于丑寅卯三时。少阴子时冬至节天道一阳来复地不解冻，到了厥阴丑时大寒节地道一阳来复地才逐渐开始解冻，所以解决太阴脾土脏寒的关键是少阳来复。

如果在子时得不到阳气来复，造成太阴少阴合病阴寒最盛状态，至丑时大寒节地道阳气不还，就会发生厥阴阴阳不相顺接的情况，所以伤寒危重病存在于少阴病和厥阴病。但对于温热病来说，得天阴盛之助将会缓解病情或自愈。

厥阴和少阳是表里关系，厥阴从中气少阳而化。厥阴为阴中之阳，少阳为阳中之少阳。《素问·阴阳离合论》形象地比喻说："天覆地载，万物方生，未出地者，命曰阴处，名曰阴中之阴，则出地者，命曰阴中之阳。"《素问·金匮真言论》说："阴中之阳，肝也。"所以未出地以前为厥阴，出地以后为少阳，故厥阴主丑寅卯三时，少阳主寅卯辰三时。

从六经病欲解时图看，此图为夏至日日出寅和日入戌之图，所以少阳、太阳、阳明三阳占九个时区，太阴占三个时区，《周髀算经》称此谓"阳九阴三"。冬至日与此相反，冬至日日出辰而日入申，谓"阴九阳三"。图示见图 2-19、2-20。

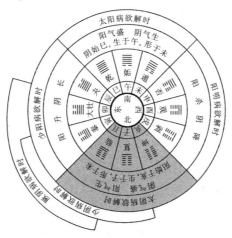

图 2-19 夏至日阳九阴三图

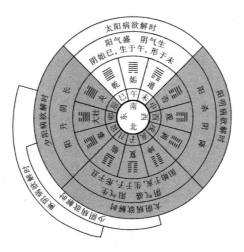

图 2-20 冬至日阴九阳三图

从六经病欲解时图可以看出，太阳在一年中日出占三个时位、日入占三个时位，冬至日阳占三个时位，夏至日阴占三个时位，这就是张仲景六经病欲解时划分的依据。

4. 生阳死阴

六经病欲解时告诉我们，天道一阳来复于冬至阴气最盛的子时，地道一阳来复于大寒最冷的丑时，阳复则生，阴盛阳尽不复则死，所以后半夜为魔鬼时刻，易学上称为"鬼门"关。众所周知，一天中，人最危险的时刻要数黎明。据研究表明，人在黎明时分，血压、体温变低，血液流动缓慢，血液较浓稠，肌肉松弛，容易发生缺血性脑中风。调查显示，凌晨死亡的人数占全天死亡人数的 60%。一年中最危险的月份要数丑月 12 月。调查表明，该月份死亡人数居全年各月之首，占死亡总数的 10.4%。现代研究还证明，传染病患者死亡率最高的时间约在早晨 5 点半左右（卯时）。这说明从子时到卯时是最危险的时刻，即死亡魔鬼时刻。而子时到卯时正是少阴和厥阴的欲解时刻，这个时刻阳回则少阴病、厥阴病就向愈，阳不回则死，所以《伤寒论》说：

（1）少阴阳回欲愈

287 条：少阴病，脉紧，至七八日，自下利，脉暴微，手足反温，脉紧反去者，为欲解也。虽烦，下利必自愈。

288 条：少阴病，下利，若利自止，恶寒而踡卧，手足温者，可治。

289 条：少阴病，恶寒而踡，时自烦，欲去衣被者，可治。

290 条：少阴中风，脉阳微阴浮者，为欲愈。

291 条：少阴病，欲解时，从子至寅上。

292 条：少阴病，吐利，手足不逆冷，反发热者，不死。脉不至者，灸少阴七壮。

（2）少阴阳亡不治

295 条：少阴病，恶寒，身踡而利，手足逆冷者，不治。

296 条：少阴病，吐利、躁烦、四逆者，死。

297 条：少阴病，下利止而头眩，时时自冒者，死。

298 条：少阴病，四逆，恶寒而身踡，脉不至，不烦而躁者，死。

299 条：少阴病，六七日息高者，死。

300 条：少阴病，脉微细沉，但欲卧，汗出不烦，自欲吐，至五六日自利，复烦躁不得卧寐者，死。

（3）厥阴阳回欲愈

327条：厥阴中风，脉微浮为欲愈，不浮为未愈。

328条：厥阴病，欲解时，从丑至卯上。

329条：厥阴病，渴欲饮水者，少少与之愈。

360条：下利，有微热而渴，脉弱者，今自愈。

361条：下利，脉数，有微热汗出，今自愈。设复紧，为未解。

363条：下利，寸脉反浮数，尺中自涩者，必清脓血。

365条：下利，脉沉弦者，下重也；脉大者，为未止；脉微弱数者，为欲自止，虽发热不死。

367条：下利，脉数而渴者，今自愈。设不差，必清脓血，以有热故也。

（4）厥阴阳亡不治

343条：伤寒六七日，脉微，手足厥冷，烦躁，灸厥阴，厥不还者，死。

344条：伤寒发热，下利厥逆，躁不得卧者，死。

345条：伤寒发热，下利至甚，厥不止者，死。

346条：伤寒六七日不利，便发热而利，其人汗出不止者，死。有阴无阳故也。

362条：下利，手足厥冷，无脉者，灸之不温，若脉不还，反微喘者，死。少阴负趺阳者，为顺也。

368条：下利后脉绝，手足厥冷，晬时脉还，手足温者生，脉不还者死。

369条：伤寒下利，日十余行，脉反实者，死。

有人用"年生物钟"从52例慢性肺心病死亡病例分析说"11月至次年3月死亡44例，占84.6％"（《慢性肺心病死亡时间与生物钟的关系探讨——附52例分析》）。而11月（子）到次年3月（辰）正是少阴病和厥阴病欲解时，以及太阳病和阳明病加剧时，也就是心肺病加剧时。

《伤寒论》中论述死证19条（"不治"及第132条除外）中，太阳病2条（第133、167条），阳明病3条（第210、211、212条），少阴病6条（第296～300、315条），厥阴病8条（第333、343～346、362、368、369条）。太阳病2条均在太阳病下篇，第133条属于结胸"烦躁"死，第167

条属于脏结"无阳"死。阳明病3条，第210条云"下利"死属太阴，第211条属"亡阳、脉短"死，第212条属于"脉涩"死。少阴病6条，均因下利、亡阳死，厥阴病8条，也是属于下利、亡阳死。而"下利"属于太阴病，"亡阳"属于少阳相火衰亡，而太阴和少阳合成人身之黄庭太极，所以死证全在太极。太阴下利与否，全因少阳相火之盛衰，所以死证之因俱决定于少阳相火。然少阳相火代心君行令，归根到底是心死，所以死证多"烦躁""谵语"。而且太阳心病欲解时在巳午未，则其加剧时当在亥子丑，特别是丑时大寒最寒冷的时候，不正是在少阴病、厥阴病吗？

5. 生命四元素在子丑寅三时

在《伤寒论》六经病欲解时图中，太阴主冬三月亥子丑三时，左连少阳相火。少阴主子丑寅三时，厥阴主丑寅卯三时，所以在子丑寅三时中含有水、火、土、风生命四元素，详见图2-21。

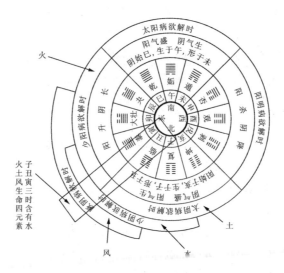

图2-21　四大示意图

这佛家水、火、土（地）、风（或为气）生命四元素所在的地方，《老子》说"三（水、火、土）生万物"。佛教认为这四大是构成世界万物和人体的最基本元素，故也称人体为四大。佛教不但认为水、火、地、风四大是人体生理活动的必要条件，也是人体发病的病理因素。如《童蒙止观·治病》中说：

四大增损病相：

若地大增者，则肿结沉重，身体枯瘠，如是等百一患生；

若水大增者，则痰阴胀满，食饮不消，腹痛下痢等百一患生；

若火大增者，即煎寒壮热，支节皆痛，口气大小便利不通等百一患生；

若风大增者，则身体虚悬，战掉疼痛，肺闷胀急，呕逆气急，如是等百一患生。

故经云：一大不调，百一病起，四大不调，四百四病一时俱动。

孙思邈在《备急千金要方·诊候》中也叙述了四大的发病证候。

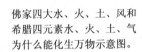

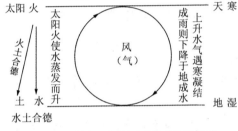

佛家四大水、火、土、风和希腊四元素水、火、土、气为什么能化生万物示意图

太阳 火

太阳火使水蒸发而升

火土合德

土 水

水土合德

风（气）

天寒

上升水气遇寒凝结成雨则下降于地成水

地湿

由此图可以明白太阳与寒气的关系也可以解读六经欲解时图中为什么太阳在上而太阴在下

水土合德而不相离，火土合德而使水蒸化气，就有了希腊水、火、土、气四元素。蒸气上升于天为云，云遇天空寒凉之气凝结成雨则下降于地，这种气的竖向升降或横向移动的运动便形成了风，就有了佛家水、火、土、风四大。其中最基本的是水、火、土三元素，也就是我们常用的三原色。故说三生万物。

图 2-22　四大与自然关系示意图

（二）六经病欲解时，就是六经病向愈的时间

按照《素问·脏气法时论》五脏"自得其位而起"的思想，则肝病"起于春"，心病"起于夏"，肺病"起于秋"，肾病"起于冬"。以此可知，《伤寒论》的"欲解时"就是那"自得其位而起"时，所以厥阴、少阳"欲解时"在春当配肝胆，阳明"欲解时"在秋当配肺与大肠，太阳"欲解时"在夏当配心与小肠，少阴"欲解时"在冬当配肾与膀胱。只有太阴特殊，因为脾主水湿，为"阴中之至阴"而"脏寒"，所谓"至阴"就是极寒之时，故配于冬，这是张仲景的创举，依据《内经》三阴太阴为"至阴"寒极主内而定。二阴少阴肾中有来复之一阳，非寒极者，故让位于太

阴脾。由此可知，《伤寒论》"欲解时"是法于《脏气法时论》的，属于五运六气理论。

欲解时中的六经都是自身之气不足，所以当到达本位时得到天气之助而向愈。而"太阳之上，寒气主之"，一是讲太阳太过，到了夏天阳热太过，就要用寒水制之，故夏天雨水就多了；二是太阳不及阳虚感寒，得阳助可以祛寒。同理，到了冬天阴寒太过，就得用火热制之，故云"少阴之上，热气主之"。《素问·六微旨大论》说："亢则害，承乃制，制则生化，外列盛衰，害则败乱，生化大病。"这就是阴阳、五行的"亢害、承制"自谐理论，普遍存在于自然界中的这种生化和制约现象，从而保证了自然界事物之间的和谐关系，使自然界万物处于和谐稳定状态。而四时派生于太阳视运动，故《素问·生气通天论》说"天运当以日光明"。《素问·移精变气论》说"治不本四时，不知日月"就是"下工"低级医生，岂能治好疾病！

《素问·脏气法时论》说：

病在肝，愈于夏；夏不愈，甚于秋；秋不死，持于冬；起于春。禁当风。

肝病者，愈在丙丁；丙丁不愈，加于庚辛；庚辛不死，持于壬癸；起于甲乙。

肝病者，平旦慧，下晡甚，夜半静。

肝欲散，急食辛以散之，用辛补之，酸泻之。

病在心，愈于长夏；长夏不愈，甚于冬；冬不死，持于春；起于夏。禁温食、热衣。

心病者，愈在戊己；戊己不愈，加于壬癸；壬癸不死，持于甲乙；起于丙丁。

心病者，日中慧，夜半甚，平旦静。

心欲耎，急食咸以耎之，用咸补之，甘泻之。

病在脾，愈在秋；秋不愈，甚于春；春不死，持于夏；起于长夏。禁湿食、饱食、湿地、濡衣。

脾病者，愈在庚辛；庚辛不愈，加于甲乙；甲乙不死，持于丙丁；起于戊己。

脾病者，日昳慧，日出甚，下晡静。

脾欲缓，急食甘以缓之，用苦泻之，甘补之。

病在肺，愈在冬；冬不愈，甚于夏；夏不死，持于长夏；起于秋。禁寒饮食、寒衣。

肺病者，愈在壬癸；壬癸不愈，甚于丙丁；丙丁不死，持于戊己；起于庚辛。

肺病者，下晡慧，日中甚，夜半静。

肺欲收，急食酸以收之，用酸补之，辛泻之。

病在肾，愈于春；春不愈，甚于长夏；长夏不死，持于秋；起于冬。禁犯焠（火矣）、热食、温炙衣。

肾病者，愈在甲乙；甲乙不愈，甚于戊己；戊己不死，持于庚辛；起于壬癸。

肾病者，夜半慧，四季甚，下晡静。

肾欲坚，急食苦以坚之，用苦补之，咸泻之。

故邪气之客于身也，以胜相加，至其所生而愈，至其所不胜而甚，至于所生而持，自得其位而起。必先定五脏之脉，乃可言间甚之时，死生之期也。

表2-1　脏气法时表

五脏	愈、慧	甚时	持、静	起时	六经
肝病	夏	秋	冬	春	厥阴 少阳
	丙丁	庚辛	壬癸	甲乙	
	平旦	下晡	夜半		
心病	长夏	冬	春	夏	太阳
	戊己	壬癸	甲乙	丙丁	
	日中	夜半	平旦		
脾病	秋	春	夏	长夏	太阴
	庚辛	甲乙	丙丁	戊己	
	日昳	日出	下晡		

五脏	愈、慧	甚时	持、静	起时	六经
肺病	冬	夏	长夏	秋	阳明
	壬癸	丙丁	戊己	庚辛	
	下晡	日中	夜半		
肾病	春	长夏	秋	冬	少阴
	甲乙	戊己	庚辛	壬癸	
	夜半	四季	下晡		
五行	子	克己	母	自己	

五脏向愈"起时"和加剧"甚时"可用图 2-23 表示。

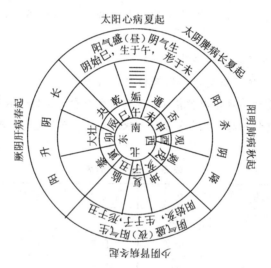

图 2-23　五脏病起图

从六经病欲解时图可以看出，图中贯穿了一日分为四时和一年分为四季的思想，分别配应少阳寅卯辰三时、太阳巳午未三时、阳明申酉戌三时、太阴亥子丑三时。生阳死阴，所以张仲景特别重视阳气来复的时刻，在冬至节子时天道一阳来复时配应少阴，在大寒节地道一阳来复时配应厥阴。

连《伤寒论》桂枝汤方后的禁忌（禁生冷、黏滑、肉面、五辛、酒

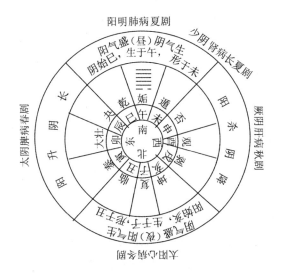

图 2-24　五脏病剧图

酪、臭恶等物）和《脾胃论》补脾胃泻阴火升阳汤方后的禁忌（忌酒、湿面、大料之类，恐大湿、热之物复助火邪而愈损元气也；亦忌冷水及寒凉、淡渗之物及诸果，恐阳气不能生旺也。宜温食及薄滋味以助阳气。）都源于此《脏气法时论》。

太阴病欲解时在亥子丑三时，《金匮要略·脏腑经络先后病脉证》说："冬至之后甲子夜半少阳起。"《伤寒论》第30条说"夜半阳气还"。说明少阳三焦相火与太阴脾水这个太极合于子时前后。

虽然六经病欲解时与四时阴阳有关系，但这只是一个条件，疾病到时解不解，还要看病性、病势、病在气在血及病人正气的强弱。如疾病属于火热到太阳所主巳午未三时，不但不愈，反会加重，只有到了下半天或下半年的申酉戌亥子丑时才有欲解的可能。疾病属于寒湿到太阴所主亥子丑三时，只有到了半夜阳气还即子丑寅卯辰巳午未时才有欲解的可能。如《伤寒论·辨脉法》说："夜半得病，明日日中愈。日中得病，夜半愈。"太阳病第61条说："昼日烦躁不得眠，夜而安静。"说明夜半得了寒邪到了日中阳气最盛之时才能有欲解可能，日中得了热邪到了夜半阴气最盛之时才能有欲解可能。

从病势来说，疾病轻的可能到经就解了，疾病重可能再经才能解。所以《伤寒论》中，有六七日愈者，有十二三日愈者等。又如阳明病欲解于申酉戌三时，可是阳明病发潮热也在这个时候。尤在泾说："阳明潮热发于日晡，阳明病解，亦于日晡，则申酉戌为阳明之时，其病者邪气于是发，其解者正气于是复也①。"邪气盛到了申酉戌则发病，邪气衰到了申酉戌则正气复。

从病人正气强弱来说，如太阳病第145条说："昼日明了，暮则谵语，如见鬼状。"则是按《灵枢·顺气一日分为四时》所说"朝则人气始生，病气衰，故旦慧。日中人气长，长则胜邪，故安。夕则人气始衰，邪气始生，故加。夜半人气入脏，邪气独居于身，故甚也"表现的，并有在气在血之分。

平旦就是每日太阳出地平线之时，但在一年之中却徘徊于寅卯辰三时。同理，日暮或云夕阳就是每日太阳落入地平线之时，在一年之中却徘徊于申酉戌三时。因此阳旦汤和阴旦汤之"阳旦""阴旦"是对少阳说的，与阳明无关。阳旦汤是扶助少阳阳气虚的，阴旦汤是疏泄少阳郁火的。

对于《伤寒论》六经病欲解时的解释，李克绍教授的解释比较好，他认为"六经病欲解时与天阳"有密切关系②。

但李克绍教授说的只是一个方面，若从阴阳辨证方面说，如《伤寒论·辨脉法》说的"夜半得病，明日日中愈。日中得病，夜半愈"。日中得了火热病，等到夜半阴气盛可以愈；夜半得了阴寒病，等到日中阳气盛可以愈。就是说，春夏厥阴太阳易伤于寒邪，秋冬阳明少阴易伤于热邪，所以厥阴太阳阳虚欲解时在上半天，阳明少阴阴虚欲解时在下半天。

《伤寒论》六经病欲解时是打开六经本质的一把钥匙。众所周知，现在《伤寒论》注家及其教材都用脏腑十二经络解说六经，如把太阳解为膀胱和小肠，少阴解为肾和心，太阴解为脾和肺，阳明解为胃和大肠等，这样的解说对不对呢？我们可以用六经病欲解时来检验。比如，肾配应冬天，其本性是寒水，心配应夏天，其本性是火热，那么少阴病欲解时的子丑寅三时是对肾寒？还是对心热？从上面的欲解图看，要得到天道阳气之助的显然是对肾寒，而不是心热。又如，膀胱是寒腑，小肠是火腑，那么太阳病欲解时的巳午未三时是对寒腑？还是对火腑？胃是湿土，大肠是燥

① 尤在泾，《伤寒贯珠集》第112页，上海科学技术出版社，1978年。
② 司国民，《李克绍读伤寒》第161～162页，人民军医出版社，2009年。

金，那么阳明病欲解时的申酉戌三时是对胃湿？还是对大肠燥金？膀胱和肾是同一性质的寒水，心和小肠是同一性质的火热，怎么能在两个欲解时区域？它们不可能同时对应性质相反的两种欲解时区域，只能是其中之一，就是说，六经各经的本质只能是一种属性，不可能是多种属性。所以现在注家用十二经脏腑思维模式来解释《伤寒论》是不妥当的，只有用"脏气法时"天人合一的思维模式解释《伤寒论》才能说明这一切，用"脏气法时"的天人合一思维模式解释《伤寒论》，就是用五运六气理论思维模式解释《伤寒论》，因为"脏气法时"理论属于五运六气理论。

（三）阴阳离合

从六经病欲解时图可以看出，就一日来说，日出到日落为昼为广明在上，日落到日出为夜在广明之下，如在人身之上下，《素问·阴阳离合论》说："中身而上名曰广明。广明之下名曰太阴。"马莳注："广明者，心也，心位南方，火位主之，阳气盛明，故曰广明。"广明就是向太阳处，就是太阳在的位置。又说："外者为阳，内者为阴。然则中为阴，其冲在下，名曰太阴。"太阴不就在六经病欲解时图的下面而主内吗？又说："太阴之后，名曰少阴……少阴之后，名曰厥阴。"这说明三阴在下，其次序正是六经病欲解时图中太阴、少阴、厥阴的次序，这个次序是按三阴阴气量的多少排列的，太阴阴气最盛为三阴，少阴次之为二阴，厥阴阴气最少为一阴。又说："少阴之上，名曰太阳……太阴之前，名曰阳明……厥阴之表，名曰少阳。"太阴与阳明连接为表里，少阳与厥阴连接为表里，而少阴与太阳上下呼应为表里。再者，少阳是春生之气，自应在左东。而阳明是秋降之气，自应在右西。也说明《伤寒论》的三阴三阳是根源于《内经》的。三阴经的起始位置与三阳经的对应：

太阴起于亥　少阴起于子　厥阴起于丑
上右应阳明　上应太阳　上左应少阳

由此可知，张仲景的六经病欲解时是以《素问·脏气法时论》和《灵枢·顺气一日分为四时》及《素问·阴阳离合论》为理论基础的。其六经位置的安排遵照《素问·阴阳离合论》，创建了太阳、阳明、太阴、少阳"四经应四时"（《素问·阴阳别论》）的理论。而六经主时则依据《素问·脏气法时论》和《灵枢·顺气一日分为四时》一经主三个时辰，既有周日昼夜分之阴阳，应于人体四肢经脉之分布，又有周年四时分之阴阳，应于人体躯干经脉之分布。所以张仲景《伤寒论》建立的是整体性的天人合一医学体系，既有周日昼夜阴阳模式，又有一日四时分及一年四时分阴阳模式，如《伤寒论》第30条说"夜半阳气还"，《辨脉法》说"假令夜半得病，明日日中愈；日中得病，夜半愈。何以言之？日中得病，夜半愈者，以阳得阴则解也。夜半得病，明日日中愈者，以阴得阳则解也"。"五月之时，阳气在表，胃中虚冷，以阳气内微，不能胜冷，故欲著复衣；十一月之时，阳气在里，胃中烦热，以阴气内弱，不能胜热，故欲裸其身"。

三、从五运六气角度解析六经病欲解时

（一）少阳主春

少阳主寅卯辰春三时，而应胆，俗云一年之计在于春，《素问·六节脏象论》云"凡十一脏，取决于胆"。胆为肝之腑，厥阴肝从中气少阳三焦相火而化，张元素说"胆属木，为少阳相火，发生万物"，所以《素问·天元纪大论》说："少阳之上，相火主之。"《素问·六微旨大论》说："少阳之上，火气治之。"故少阳当以三焦相火为主。《灵枢·本藏》曰："三焦膀胱……腠理毫毛其应。"说明少阳三焦主表。

（二）心主夏主太阳

《内经》说心主巳午未三个月夏三时，而在六经病欲解时图中配的是太阳经，可知是心应太阳，所以柯琴说"心主太阳"。《素问·刺禁论》说："心部于表。"心主夏阳，阳气在外，故云"心部于表"。

（三）阳明主秋应肺金

阳明主申酉戌秋三时，而配肺金，肺主皮毛，故阳明主表。

由上述可知三阳主表，故《素问·热论》说"其未满三日者，可汗而已"。

（四）太阴脾主冬天亥子丑三时寒水

六经病欲解时图十分清楚地告诉我们，太阴是"阴中之至阴"，《素问·金匮真言论》说："腹为阴，阴中之阴，肾也。腹为阴，阴中之阳，肝也。腹为阴，阴中之至阴，脾也。"《灵枢·阴阳系日月》也说"脾为阴中之至阴"（《咳论》《痹论》都讲到"至阴"）。腹为阴，肝脾肾皆位腹中，故皆为阴。太阴就是脾，至者，极也，至阴就是最寒极寒。张仲景依据《素问·金匮真言论》和《素问·阴阳离合论》在这里明确指出太阴脾主冬天亥子丑寒水三时，所以说太阴脾主水。脾主四肢，故《素问·金匮真言论》说"冬气者，病在四肢"。

张仲景据此在《伤寒论》中说太阴脾主"脏寒"当"温之"，而不说少阴肾"脏寒"当温之，并说太阴"脏寒"的主方是四逆汤之辈，而不说少阴的主方是四逆汤之辈。由此可知，太阴是三阴寒最重，少阴比太阴寒轻。可现在的伤寒大家动不动就说"四逆汤"是少阴肾的主方，实为可叹啊！他们不知道李东垣所说太阴阳虚"脏寒"则水湿下流于少阴肾之理，在那里信口开河，却成了伤寒派的主流。

再说，"四逆"者，一是说四肢逆冷、手足逆冷，二是说无胃气为"逆"，胃气不能灌溉四肢，谓四逆。因为脾主四肢，不是肾主四肢，所以"四逆"本当归太阴，不归少阴。太阴寒则脾胃无生气，不能灌溉四旁。《素问·平人气象论》说："平人之常气禀于胃，胃者平人之常气也，人无胃气曰逆，逆者死。"看来人无脾胃之气，不能灌溉四旁，就是"四逆"。脾为胃行其津液，脾病不能替胃行其津液于四肢，则四肢不用。《内经》曾多处谈及"脾病则四肢不用"，如《素问·太阴阳明论》说："四支不得禀水谷气，日以益衰，阴道不利，筋骨肌肉无气以生，故不用焉。"《素问·玉机真脏论》说："脾为孤脏，中央土以灌四傍……太过则令人四肢不举；其不及则令人九窍不通。"《灵枢·本神》说："脾气虚则四肢不用，五脏不安，实则腹胀经溲不利。"《素问·太阴阳明论》还说："脾病而四肢不用。"《难经·十六难》亦说："怠堕嗜卧，四肢不收，有是者，脾也。"

四肢又称四维、四极，所以《素问·气交变大论》说"土不及，四维有埃云润泽之化"，"其眚四维，其藏脾，其病内舍心腹，外在肌肉四肢"。《素问·生气通天论》说："因于气，为肿，四维相代，阳气乃竭。"《素问·汤液醪醴论》说："其有不从毫毛而生，五脏阳以竭也……此四极急而动中。"王冰注："四极言四末，则四支也[①]。"所以《素问·汤液醪醴

---

① 王冰，《黄帝内经素问》第88页，人民卫生出版社，1979年。

论》应用"微动四极"法治疗水肿病。王冰注："微动四极，令阳气渐以宣行①。"张志聪说："微动四极，运脾气也②。"姚止庵说："四极，四止也，微动之，欲其流通而气易行也③。"《素问·太阴阳明论》还说："四支者，阳也。"《素问·阳明脉解论》说："四支者，诸阳之本也。"《素问·通评虚实论》说："乳子而病热……手足温则生，寒则死。"脾主四肢，故也有手足寒冷。但手足寒冷，《伤寒论》称为"厥"，而不称为"逆"。那么如何诊断胃气脉呢？《素问·玉机真脏论》说："脉弱以滑，是有胃气。"《灵枢·终始》说："谷气来也徐而和。"说明有胃气是一种雍容和缓之状的脉象。

无胃气，是胃脘之阳衰亡，无春生夏长之气，可导致四时气逆，如《素问·四气调神大论》说"逆春气则少阳不生，肝气内变；逆夏气则太阳不长，心气内洞；逆秋气则太阴不收，肺气焦满；逆冬气则少阴不藏，肾气独沉"。逆四时之气的后果，是导致少阳不生而肝系生病、太阳不长而心系生病、手太阴不收而肺系生病、少阴不藏而肾系生病，四时之气错乱而五脏系统生病，生长化收藏都没有了，哪里还有生命呢？所以《中藏经·病有灾怪论》说："四逆，谓主、客运气，俱不得时也。"故说"人无胃气曰逆，逆者死"。

再从《伤寒论》四逆汤治疗条文看：

29条：伤寒，脉浮，自汗出，小便数，心烦，微恶寒，脚挛急。反与桂枝欲攻其表，此误也。得之便厥，咽中干，烦躁吐逆者，作甘草干姜汤与之，以复其阳。若厥愈足温者，更作芍药甘草汤与之，其脚即伸；若胃气不和，谵语者，少与调胃承气汤；若重发汗，复加烧针者，四逆汤主之。

91条：伤寒，医下之，续得下利，清谷不止，身疼痛者，急当救里。后身疼痛，清便自调者，急当救表。救里，宜四逆汤；救表，宜桂枝汤。（太阳篇）

92条：病发热，头痛，脉反沉，若不差，身体疼痛，当救其里，宜四逆汤方。

① 王冰，《黄帝内经素问》第88页，人民卫生出版社，1979年。
② 张志聪，《黄帝内经素问集注》第55页，上海科学技术出版社，1959年。
③ 姚止庵，《素问经注节解》第120页，人民卫生出版社，1983年。

225 条：脉浮而迟，表热里寒，下利清谷者，四逆汤主之。（阳明篇）

323 条：少阴病，脉沉者，急温之，宜四逆汤。

324 条：少阴病，饮食入口则吐，心中温温欲吐，复不能吐，始得之，手足寒，脉弦迟者，此胸中实，不可下也，当吐之；若膈上有寒饮，干呕者，不可吐也。当温之，宜四逆汤。（少阴篇）

353 条：大汗出，热不去，内拘急，四肢疼，又下利，厥逆而恶寒者，四逆汤主之。

354 条：大汗，若大下利而厥冷者，四逆汤主之。

372 条：下利，腹胀满，身体疼痛者，先温其里，乃攻其表。温里，宜四逆汤；攻表，宜桂枝汤。

377 条：呕而脉弱，小便复利，身有微热，见厥者难治。四逆汤主之。（厥阴篇）

388 条：吐利，汗出，发热恶寒，四肢拘急，手足厥冷者，四逆汤主之。

389 条：既吐且利，小便复利，而大汗出，下利清谷，内寒外热，脉微欲绝者，四逆汤主之。（霍乱篇）

共有 12 个条文用四逆汤治疗，含有"下利"的就有 7 条，大家都知道，下利属于太阴病主证，"下利清谷"是太阴"脏寒"证，有人认作少阴脏寒证是不对的，四逆汤是太阴病的主方。何况还有 2 条脉沉、2 条脉迟，都是太阴"脏寒"的表现。

再看四逆汤的主证是下利和手足逆冷，而下利和四肢手足之病位均属于太阴脾。

再看第 353、354、377、388、389 条，其汗出而热在表，四肢痛或拘急及手足厥冷是太阴脏寒，均属于"内寒外热"的"格阳"证。第 317 条的通脉四逆汤证："少阴病，下利清谷，里寒外热，手足厥逆，脉微欲绝，身反不恶寒，其人面色赤。"不但有"内寒外热"的"格阳"证，还有"面色赤"的"戴阳"证，均是阴阳分离的表现。

太阳主外，太阴主内，故辨"救表""救里"的四逆汤条文多在太阳篇。厥阴与太阳同在阳仪，故厥阴篇有 1 条辨表里。

"四逆汤主之"的条文：阳明篇 1 条、太阳篇 1 条、厥阴篇 3 条、霍乱篇 2 条，少阴篇 1 条都没有，少阴只有 2 条"宜四逆汤"，怎么能说四逆汤是少阴病的主方呢？这和少阴病没有一个条文冠以首"伤寒"是一致的。

由此可知，四逆汤是治太阴"脏寒"，厥阴阳亡的方剂，绝对不是少阴病的主方，扶阳的本源不在少阴，而是在太阴，这是张仲景给出的答案，任何人都无法否定。

从《伤寒论》原文所述统计首言"伤寒"的条文共有98条，太阳篇就有52条，厥阴篇有24条，两篇占77%之多，这是符合客观规律的。其余阳明篇有13条，少阳篇有4条，太阴篇1条，而少阴篇却一条也没有，谁能说伤寒病以少阴为里呢？

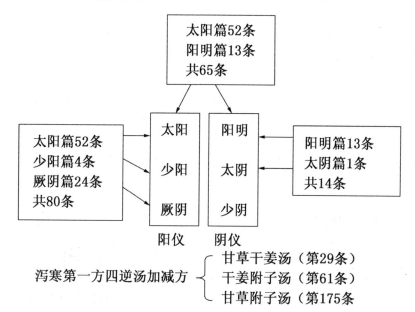

四逆汤既然是回阳救逆第一方，病情危笃，阳亡在即，当急救一线生机，就必须以炙甘草为君药，不能以生附子为君药。因为一线残阳，首先当是甘守为首务，甘守何药能赛过炙甘草？生附子大辛大热之药，大辛热发散有余，一线残阳哪里能经得起如此发散？张仲景在《伤寒论》第29条中已经明确说甘草干姜汤是"复其阳"的主药，在第61条中说干姜附子汤是泻寒的主药，说明附子是泻寒主药。

泻寒第一方，当然就是回阳救逆第一方了。只是这个回阳在太阴和厥阴之间进行，在厥阴云阴阳顺接不顺接，不是在少阴。阳回在太阴厥阴之间，以厥阴为主，故太阴脾的募穴章门就在厥阴肝经上，所以"四逆汤主之"的条文多在厥阴篇，霍乱2条和阳明1条又归属太阴，总之，"四逆汤主之"的条文在厥阴、太阴之间。而且厥阴从中气少阳，所以真正阳回属于少阳，少阳阳气出于地面叫龙抬头，往往以青龙喻阳气。因此，少阳主平旦日出，即阳气出于地面。

经云：脾主四肢，四肢为诸阳之本，清阳发四肢。此太阴脾主冬三月，《素问·金匮真言论》云冬"病在四肢"。所以阳衰见手足逆冷，"回阳救逆"必起太阴，而从地道出厥阴。"脏寒"之本不在少阴，只是太阴"脏寒"，水湿下流于少阴肾而已，表现出了水土一家说思想。

脾水在地则水土一家，故有严冬寒极东北"艮为土"之说。水化湿升于天，则火土一家，故有长夏热极西南"坤为土"之说。一体一用也。

太阳主外主表，太阴主内主里，所以387条的"内寒外热"和225条的"表热里寒"，指热在太阳，寒在太阴，是太阴阴寒盛于里、虚阳在外的现象，即《素问·阴阳别论》说"阴争于内，阳扰于外"，所谓"阴争于内"，指主内的太阴寒盛于内，所谓"阳扰于外"，指主外的太阳心阳布于表，是阴阳不交的现象。

（五）太阳主外主表，太阴主内主里

1. 太阳主外，太阴主内

《伤寒论》"六经病欲解时"告诉我们，太阳主夏，盛阳主表，主外，即"心部于表"（《素问·刺禁论》）之谓。太阴主冬，盛阴主里，主内。所以《素问·阴阳类论》说："三阳为父……三阴为母。"父主外，母主内。突出了太阳心为君主的作用，以及太阴脾为本源的作用，因为阳根于阴，阴为阳之守。

《灵枢·营卫生会》说"太阴主内，太阳主外"是针对"日中而阳陇为重阳，夜半而阴陇为重阴"说的，这从六经病欲解时图看得清清楚楚，太阳主巳午未盛阳三时，阳在外，故主外；太阴主亥子丑盛阴三时，阴在内，故主内。可知此"内、外"乃是《素问·阴阳应象大论》说"阴在内，阳之守也，阳在外，阴之使也"所指阴阳的"内、外"，即"中、外"。

《素问·至真要大论》说："病之中、外何如？岐伯曰：从内之外者，调其内，从外之内者，治其外；从内之外而盛于外者，先调其内而后治其外，从外之内而盛于内者，先治其外而后调其内；中外不相及，则治主病。"太阳主外，太阴主内，治外就是治太阳，治内就是治太阴。《素问·五常政大论》说："根于中者，命曰神机，神去则机息；根于外者，命曰气立，气止则化绝。"《素问·六微旨大论》说："出入废则神机化灭，升降息则气立孤危。故非出入则无以生、长、壮、老、已，非升降则无以生、长、化、收、藏。是以升降、出入，无器不有。故器者生化之宇，器散则分之，生化息矣。故无不出入，无不升降。化有小大，期有近远，四者之有，而贵常守，反常则灾害至矣。"又说："气之升降，天地之更用也……升已而降，降者谓天；降已而升，升者谓地。天气下降，气流于地；地气上升，气腾于天，故高下相召，升降相因，而变作矣。"所谓"根于中"，就是根于太阴少阳之太极"神机"，即"天食人以五气"和"地食人以五味"相合所生之神。所谓"根于外"，就是根于太阳阳明呼吸之升降。

为什么说"根于外者，命曰气立"呢？因为"根于外"就是根于太阳阳明心肺，而太阳阳明心肺主胸，《内经》言胸中有"宗气"，即胸中之大气，喻嘉言《医门法律》说："五脏六腑，大经小络，昼夜循环不息，必赖胸中大气，斡旋其间。"张仲景说此"大气一转"，邪"气乃散"。肺司呼吸、主一身之气机，肺主出入升降也。张锡纯说："此气且能撑持全身，振作精神，以及心思脑力、官骸动作，莫不赖乎此气。"更重要的是肺呼吸带动了横膈膜呼吸，横膈膜呼吸之升降带动了所有脏腑组织的运动。

由上述可知，主外的太阳，主内的太阴，主升的少阳，主降的阳明，四者最重要，故张仲景用此四经分主一日或一年之四时。

太阳主阳主表，《素问·生气通天论》说："阳气者，若天与日，失其所，则折寿而不彰。故天运当以日光明。是故阳因而上，卫外者也。"所以一切外邪侵犯人体必然首犯太阳，故云"太阳主外"。这里贯穿了太阳宗日、太阴宗月的阴阳分观点。

《素问·阴阳别论》说："所谓阳者，胃脘之阳也。"所谓"胃脘之阳"，就是指合于太阴脾的少阳三焦相火之阳，此"清阳发腠理（三焦腑）""清阳实四肢（脾主四肢）"。又说："阴争于内，阳扰于外，魄汗未藏，四逆而起，起则熏肺，使人喘鸣。"所谓"阴争于内"，指主内的太阴寒盛于内。所谓"阳扰于外"，指主外的太阳心火布于表。太阳心和阳明肺主背阳和膈上胸膺，以及皮毛表阳，肺主魄主收敛，今心火克肺金，开阖失司，肺失收敛，不能闭藏，故云"魄汗未藏"。太阴阴寒盛于内，少阳三焦相火虚衰，营卫气血不生，胃脘"清阳实四肢"的功能丧失了，故"四逆而起"，这就是"四逆汤"汤名的来源，以及"四逆"的本义。张景岳注："魄汗未藏者，表不固也。四逆而起者，阳内竭也。"所谓"熏肺"，指心火克肺金，心火克肺金则"喘鸣"。"阴争于内，阳扰于外"是阴阳不交、甚则离绝现象，《素问·生气通天论》说："阴阳离决，精气乃绝。"精气绝则死。《素问·阴阳别论》说："死阴之属，不过三日而死；生阳之属，不过四日而死。所谓生阳死阴者，肝之心谓之生阳，心之肺谓之死阴，肺之肾谓之重阴，肾之脾谓之辟阴，死不治。"肝木生心火，故云"生阳"。心火克肺金，水之上源已绝，故云"死阴"。肺金生肾水，故云"重阴"。肾水反侮脾土，脾更脏寒，故云"辟阴"。

有的人不明白"四逆"本源在太阴脾和厥阴肝，不在肾，所以他们定出的治疗法则也是错误的。他们说"温阳"就是温肾阳，以四逆汤为主方，温脾是"温中"，以理中丸为主方，就是说四逆汤是少阴病主方，理中丸是太阴病主方，所以在临床中当四逆汤合用理中丸时，就说是少阴兼太阴病，此乃不明四逆汤和理中丸方理之错语。陶弘景在《辅行诀五脏用药法要》中记载，理中丸即是小补脾汤，四逆汤即是小泻脾汤，都是治疗太阴脾的方剂，四逆汤是泻太阴脾"脏寒"用的，治疗太阴寒实证，理中丸是补太阴脾阳虚气虚的，治疗太阴虚寒证，知之乎！理中丸补脾气以温中，四逆汤泻寒回阳救逆，以手足厥冷为区别。

四逆汤证寒湿极则下流于肾，水寒不生木，于是脾肾肝三脏发病。故《伤寒论》云：此在下焦，理中丸不中与也。

人们只知道泻火剂与养阴剂是两个概念，却不知道泻寒剂与补阳剂也是两个概念。

太阴主内"脏寒"之极，经云："寒淫于内，治以甘热，佐以苦辛，以咸泻之，以辛润之，以苦坚之。"故内寒盛当以"甘热"为主约，所以四逆汤是以炙甘草为君药。张仲景《伤寒论》取其甘热、辛热之味组成四逆汤，四逆汤是太阴脏寒的主方，药用炙甘草、干姜、附子。方以炙甘草为君药，佐大辛大热之干姜、附子。成无己注："却阴扶阳，必以甘为主，是以甘草为君。"《医宗金鉴》注："君以炙草之甘温，温养阳气，臣以姜附之辛温，助阳胜寒。"为什么治寒要用甘温？因为甘为土味，寒为水气，土能克寒水。四逆汤的主要功能是恢复脾胃之气，故以"甘温"为君。甘温补少阳相火之衰，苦温补君火——心火之衰。复脉汤以炙甘草为君，其意也在此。病重者加人参，人参甘温微苦。病轻者，用理中丸，其中白术苦温微甘。通脉四逆汤加葱白，"以辛润之"也；加猪胆汁，"以苦坚之"也。白通加猪胆汁汤用人尿，"以咸泻之"也。

用四逆汤治疗，就是为了恢复脾胃之气。那么为什么要"通脉"呢？《灵枢·决气》说"壅遏营气，令无所避，是为脉"，"中焦受气，取汁变化而赤，是为血"。《素问·脉要精微论》说"脉者，血之府也"。血就是水，是由坤水变化来的，脉就是血水的通道。今水寒坚冰至，脉道壅塞不通，所以用大温热药融冰化水，使其流通以灌溉四旁，故曰通脉四逆汤。若坤水不足怎么办呢？补水呗。补水用复脉汤。一个通脉，一个复脉，都在一个"水"字，这是治心脉的两大法门。然都以炙甘草为君药，何也？因为甘草是中土甘味药中的王牌药，脏寒固然要用炙甘草温通之，但养阴无阳则不生，阳生阴才能长吗，故无论是通脉，还是复脉，都用炙甘草为君药。

关于四逆汤，张元素《医学启源》记载：

附子，纯阳，治脾中大寒。其用有三：去脏腑沉寒一也；补助阳气不足二也；温暖脾胃三也。

干姜，辛温，纯阳，其用有四：通心气助阳一也；去脏腑沉寒二也；发散诸经之寒气三也；治感寒腹疼四也。

炙甘草，纯阳，养血，补胃，能补三焦元气，调和诸药相协。

三个纯阳药，故治沉寒痼冷，回阳救逆。在三药中，只有炙甘草"能补三焦元气"，所以张仲景在四逆汤中用为君药，分量最重，就是要大补三焦元气的。三焦元气得补，少阳之气上升，津液上腾而"养血"，心君之火自降，温阳补相火而生土，故能补脾胃，而姜附大辛大热，虽然能温阳散寒，升腾外透，但大辛大热自能伤耗津液正气，故用量要比炙甘草少一些。比如通脉四逆汤加大干姜的用量，就增强了通透之力，故称"通脉"。而第61条的干姜附子汤是四逆汤去了炙甘草，专治阴寒内盛。而白通汤则是四逆汤去炙甘草加葱白，变成了温阳辛散峻剂，葱白辛润通气，行阳而解散寒邪，所以白通汤还有解表的作用，葱豉汤即用以解表。再如甘草干姜汤，是四逆汤去附子，即减去其大辛大热之势，增强补益三焦元气，才能治其"咽中干，烦躁吐逆者"，咽中干是津液不上腾之故，烦躁吐逆是阴寒内盛。

四逆汤以炙甘草为君药，大补人体真火，即少阳三焦相火，并把这团相火用甘温固守在中宫太阴而成黄庭太极，黄庭太极得到固守，就能镇固少阴，以土克水故也。炙甘草甘温，一是能固守相火于黄庭太极，二是使固守在黄庭太极的相火温热力趋于少阴、厥阴，三是缓解姜附辛散元阳之气，四是生津缓姜附之燥。

现在有些学者在应用四逆汤类方剂的时候，将炙甘草改为生甘草，可是还称为四逆汤，那将是非常错误的，如万友生在《热病学》第193页少阴寒并厥阴得失案中所用四逆加人参汤就用生甘草代替了炙甘草[①]。

太阳主外受寒，经云："寒淫所胜，平以辛热，佐以甘苦，以咸泻之。"故外寒盛当以"辛热"为主药，即麻黄汤、麻黄附子细辛汤之辈。

扶阳在脾不在肾，李东垣论之在前，汪绮石论之在后。汪绮石在《理虚元鉴·阳虚三夺统于脾》中说："阳虚之治，虽有填精、益气、补火之各别，而以急救中气最为先。有形之精血不能速生，无形之真气所宜急固，此益气之所以切于填精也。回衰甚之火者有相激之危，续清纯之气者有冲和之美，此益气之所以妙于益火也。夫气之重于精与火也如此，而脾气又为诸火之原，安得不以脾为统哉！"故说："凡阳虚为本者，其治之有统，统于脾也[②]。"所以陶弘景在《辅行诀五脏用药法要》中说："阳旦者，升阳之方，以黄芪为主。"阳旦指大小阳旦汤，小阳旦汤就是《伤寒论》中的桂枝汤，大阳旦汤就是建中补脾汤及《金匮要略》中的黄芪建中汤加人参，补脾阳实际就是补少阳三焦相火，李东垣论之甚详，可参阅拙著《中医内伤火病学》。夫天地二气交感，乾得坤之中画而为离，离为火；坤得乾之中画而为坎，坎为水。水火者，阴阳二气之所生，故乾坤可以兼坎离之功，而坎离不能尽乾坤之量。乾为天为日为少阳三焦，坤为地为月水为太阴脾，所以专补肾水者，不如补脾水，一来脾水下流于肾，二来脾水生肺金滋上源之水也，脾为百骸之母，孰有大于地水者哉！专补肾中阳火，不如补三焦以建其中黄庭太极，三焦为人体一轮红太阳，万物生长靠太阳，孰有大于天日者哉！

太阴病，四逆汤与理中丸的重要应用区别，一泻一补，四逆汤一般有手足冷，理中丸不一定手足冷。

"神机"在"中"，而且是"中阳"，故《素问·阴阳别论》说："所谓

① 万友生，《热病学》第193页，重庆出版社，1990年。
② 汪绮石，《理虚元鉴》第22页、21页，人民卫生出版社，1988年。

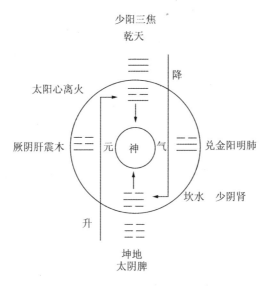

图 3-1 黄庭乾坤交媾示意图

阳者，胃脘之阳也。"陶弘景《辅行诀五脏用药法要》载《汤液经法》用大小阳旦汤扶阳主治，突出少阳三焦相火的作用。张仲景在《伤寒杂病论》将大小阳旦汤直接改为"建中汤"，直观明了，突出太极中气，即突出在"中"的"神机"。

陶弘景《辅行诀五脏用药法要》只有小阳旦汤、正阳旦汤、大阳旦汤三个层次，张仲景《伤寒杂病论》则分为桂枝汤、小建中汤、黄芪建中汤、大建中汤四个层次。其"建中"的关键是什么呢？是饴糖和粥。

桂枝汤方

桂枝三两（去皮） 芍药三两 甘草二两（炙） 生姜三两（切）
大枣十二枚（擘）

上五味，哎咀三味，以水七升，微火煮取三升，去滓，适寒温，服一升。服已须臾，啜热稀粥一升余，以助药力。温覆，令一时许遍身絷絷微似有汗者益佳，不可令如水流漓，病必不除。

若一服汗出病差，停后服，不必尽剂。

若不汗，更取依前法。又不汗，后服小促其间，半日许，令三服尽。

若病重者，一日一夜服，周时观之。服一剂尽，病证犹在者，更作服。

若不汗出，乃服至二三剂。

禁生冷、黏滑、肉面、五辛、酒酪、臭恶等物。

正阳旦汤，就是桂枝汤加饴糖一升。

大阳旦汤，是在正阳旦汤基础上加黄芪五两、人参三两、倍芍药成六两，就是在小建中汤基础上加黄芪、人参，服法也从日三服改为日三服夜一服。

《金匮要略·腹满寒疝宿食病脉证治》记载"心胸中大寒痛，呕不能饮食，腹中寒，上冲皮起，出见有头足，上下痛而不可触近，大建中汤主之。"

大建中汤方

蜀椒二合（去汗）　　干姜四两　　人参二两

上三味，以水四升，煮取二升，去滓，内胶饴一升，微火煎取一升半，分温再服；如一炊顷，可饮粥二升，后更服，当一日食糜，温覆之。

从大小建中汤可以看出，"建中"的关键是"饴糖"。饴糖即胶饴，性甘温，是由糯米、粳米、麦面、粟或玉米等五谷酿成，取五谷养人之意，有坤土厚德载物之意。服桂枝汤要求"温覆"，大建中汤也要求"温覆"，温覆出汗以散寒也。

2. 救表、救里

《素问·金匮真言论》说："夫言人之阴阳，则外为阳，内为阴。言人身之阴阳，则背为阳，腹为阴。……冬病在阴，夏病在阳，春病在阴，秋病在阳……故背为阳，阳中之阳心也；背为阳，阳中之阴肺也；腹为阴，阴中之阴肾也，阴中之阳肝也；腹为阴，阴中之至阴脾也。此皆阴阳表里，内外雌雄，相输应也。故以应天之阴阳也。"太阳主夏在阳在外，而阳明主秋也在阳在外（肺主皮毛），并且太阳和阳明在胃上部，合而主外、主表。太阴主冬在阴在内，主腹，主里。太阳为父称雄，太阴为母称雌。少阳主春也在阴在内，而且少阳三焦属于太阴"至阴"土类，太阴和少阳合于腹部主内，所以称太阴、少阳为腹部太极。关键是此乃"天之阴阳"，即天道之阴阳，非地道之阴阳。天道之阴阳与地道之阴阳相反，天道之阳即地道之秋夏（故《伤寒论》称"病发于阳"），天道之阴即地道之春冬（故《伤寒论》称"病发于阴"），详细情况见后文。

太阴主阴在里，《素问·六节脏象论》说："脾、胃、大肠、小肠、三焦、膀胱者，仓廪之本，营之居也，名曰器，能化糟粕，转味而入出者也，其华在唇四白，其充在肌，其味甘，其色黄，此至阴之类，通于土气。"这就是说，不但太阴脾属于"至阴"土，连"胃、大肠、小肠、三焦、膀胱"五腑都属于"至阴"土，所谓"太阴主内"当包括此"五腑"在内。

太阳阳明在阳主表，治疗以攻表为主，故有太阳阳明合病、并病之麻黄汤、葛根汤表证。表证的发生，在于"阳气卫外而固"功能的失常，当求之于少阳阳气来复。

正因为太阳、阳明在表主阳病，风寒暑湿燥火六淫皆可以感伤太阳、阳明，故太阳病和阳明病最多，太阳病有178条占47％，阳明病有84条占22％，二者共占69％，可知其重要性。而且太阳之上为寒邪，阳明之上为次寒燥气，以寒燥二气为主。外感病发于太阳阳明，就是"病发于阳"，主于心肺，所以世传"伤寒入足经，而温邪入手经"之说，乃痴人梦语，阳明本气燥邪在肺不在胃，白虎是西方秋神，所以白虎汤以清肺热为本，不是清胃热的主方。

既然明白了表、里，再看看《伤寒论》里救表、救里的方法吧。

91条：伤寒，医下之，续得下利，清谷不止，身疼痛者，急当救里。后身疼痛，清便自调者，急当救表。救里，宜四逆汤；救表，宜桂枝汤。（太阳篇）

92条：病发热，头痛，脉反沉，若不差，身体疼痛，当救其里，宜四逆汤方。

323条：少阴病，脉沉者，急温之，宜四逆汤。

324条：少阴病，饮食入口则吐，心中温温欲吐，复不能吐，始得之，手足寒，脉弦迟者，此胸中实，不可下也，当吐之；若膈上有寒饮，干呕者，不可吐也。当温之，宜四逆汤。（少阴篇）

372条：下利，腹胀满，身体疼痛者，先温其里，乃攻其表。温里，宜四逆汤；攻表，宜桂枝汤。（厥阴篇）

请看，攻表或救表是用桂枝汤，救里或温里是用四逆汤，桂枝汤就是小阳旦汤属于少阳，四逆汤是太阴的主方，可知无论是攻表，还是救里，都属于太极部位，而且都是温阳方剂。阳虚轻证在少阳相火不旺，轻则用小阳旦汤——桂枝汤，重则用大阳旦汤——黄芪建中汤；阳虚重证在少阳相火衰而太阴"脏寒"，轻则用理中丸，重则用四逆汤。于此方知《伤寒论》救阳扶阳的重要性，扶阳是《伤寒论》的大法，是针对外感寒邪说的。张仲景在这里明确告诉我们，救太阴之里是要用四逆汤温阳，为什么有人非要把四逆汤说成是少阴病主方？并且称四逆汤的温阳作用"主要指的是温肾阳"，而称温太阴脾为"温中法"，以理中丸为代表方①，岂不是大大违背张仲景之本意?!

《辅行诀五脏用药法要》曾明确说四逆汤（小泻脾汤）是泻脾寒实证的方剂，理中丸（小补脾汤）是治脾虚寒证的方剂，可是胡希恕先生却要将四逆汤界定为"四逆、脉微欲绝里虚寒甚者②"，与小泻脾汤之义完全相反。

关于表里先后的证治原则，《伤寒论》第90条有说明，谓：

本发汗而复下之，此为逆也；若先发汗，治不为逆。本先下之而反汗之，为逆；若先下之，治不为逆。

这种太阳与太阴的关系，太阴病第279条也有论述：

本太阳病，医反下之，因而腹满时痛者，属太阴也。桂枝加芍药汤主之。大实痛者，桂枝加大黄汤主之。

本是太阳表证，"医反下之"则为逆，并出现了太阴里证——腹满时痛，此时需要表里同治，仍用桂枝汤解表，而用芍药、大黄治里。此乃误下损伤太阴血络所致。

为什么救太阳之表要用少阳三焦的小阳旦汤呢？因为心不受邪，"君火以名，相火以位"，是心包和三焦受邪，由此可知，救太阳，就是调少阳三焦，少阳病多在厥阴、太阳、阳明，故少阳病篇只有少数几条。

除此之外，还有诸多桂枝汤类方、四逆汤类方，以及真武汤、附子汤、大黄附子汤等。

张仲景《伤寒论》六经病欲解时中的太阳主表、太阴主里，就是以《素问·金匮真言论》里阴阳量的多少定的，即属于太阳为盛夏三阳、太阴为严冬三阴这个层面。

《素问·调经论》说："五脏者，故得六腑与为表里，经络支节，各生虚实，其病所居，随而调之。"这是脏腑为表里的层面。

---

① 张存悌，《火神派温阳九法》第7页，人民军医出版社，2010年。
② 冯世纶等，《经方传真：胡希恕经方理论与实践》第214页，中国中医药出版社，2010年。

以上"表里"有不同层面之分，不可混淆。

于此不难看出，扶阳的大本营是黄庭太极，即李东垣《脾胃论》一再强调的脾阳虚，而脾阳虚的本源是少阳三焦相火。所以汪绮石《理虚元鉴》说："凡阳虚为本者，其治之有统，统于脾也。"又说："就阳虚成劳之统于脾者言之，约有三种：曰夺精，曰夺气，曰夺火。气为阳，火者阳气之属，精者水火之兼。色欲过度，一时夺精，渐至精竭。精者火之原，气之所主。精夺则火与气相次俱竭，此夺精之兼火与气也。劳役辛勤太过，渐耗真气。气者火之属，精之用。气夺则火与精连类而相失，此夺气之兼火与精也。其夺火者多从夺精而来，然亦有多服寒药，以致命火衰弱，阳痿不起者。此三种之治，夺精、夺火主于肾，夺气主于脾。余何为而悉统于脾哉？盖阳虚之证，虽有夺精、夺火、夺气之不一，而以中气不守为最险，故阳虚之治虽有填精、益气、补火之各别，而以急救中气为最先。有形之精血不能速生，无形之真气所宜急固，此益气之所以切于填精也。回衰甚之火者有相激之危，续清纯之气者有冲和之美，此益气之所以妙于益火也。夫气之重于精与火也如此，而脾气又为诸火之原，安得不以脾为统哉！余尝见阳虚者汗出无度，或盛夏裹绵，或腰酸足软而成痿症，或肾虚生寒，木实生风，脾弱滞湿，腰背难以俯仰，胻股不可屈伸而成痹症，或面色皎白，语音轻微，种种不一，然皆以胃口不进饮食及脾气不化为最危。若脾胃稍调，形肉不脱，则神气精血可以次第而相生，又何有亡阳之虞哉？此阳虚之治所当悉统于脾也[1]。"张仲景用大小阳旦汤扶阳，用理中丸温阳、四逆汤泻寒。

人体之阳根源于太极，属于土类，包括脾、胃、小肠、大肠、膀胱、三焦在内，故《内经》云"阳者，胃脘之阳也"，脾土主四肢，四肢包括手足及腕踝以上，所以阳虚见四肢发凉、手足厥冷。

太阳主外主表，却用少阳阳旦桂枝汤救表，这说明是少阳三焦相火主太阳表部阳气。故《灵枢·本藏》将三焦膀胱连在一起，说：

三焦膀胱者，腠理毫毛其应。

密理厚皮者，三焦膀胱厚；粗理薄皮者，三焦膀胱薄；疎腠理者，三焦膀胱缓；皮急而无毫毛者，三焦膀胱急；毫毛美而粗者，三焦膀胱直；稀毫毛者，三焦膀胱结也。

---

[1] 汪绮石，《理虚元鉴》21～22页，人民卫生出版社，1988年。

而且三焦的下合穴委阳也在膀胱经，三焦经与膀胱经并行。

在表、里同病的时候，先解表后治里是治疗表、里同病的常法，否则易致外邪内陷，造成变证、坏证；先治里后治表是治疗表、里同病的变法；有时又需表、里同治。

所谓救表、救里，其实关系到阳气的体用问题，阳气在里是体，阳气在表是用，阳气之体要收藏，阳气之用以固表，即经云"阴阳之要，阳密乃固"是也。

救表阳虚用阳旦桂枝汤，救里阳衰用四逆汤辈，阳虚则形寒肢冷，《伤寒论·辨脉法》说："形冷恶寒者，此三焦伤也。"都是少阳三焦相火虚衰之故。所以一部《伤寒论》最重少阳三焦相火，不足者用桂枝汤、建中汤（大小阳旦汤）、理中丸、四逆汤等，有余者用白虎汤、竹叶石膏汤（大小白虎汤）。

太阴在阴主内主里，属于土气"至阴之类"的"胃家实"，故有承气汤之里证。里证的发生，在于阳明肺金的宣发、肃降功能失常，当求之于阳明肺系统宣降功能的复位。

阳虚日久必然导致虚证的上热下寒、外热内寒的心脾肾三联证，如治内寒外热格阳于外的四逆汤证及上热下寒戴阳于上的通脉四逆汤白通汤证。还有治上热下寒的乌梅丸证、黄连汤证、干姜黄连黄芩人参汤证等。

另外还有实证风火寒热错杂证，如上风火下虚的风引汤证及外火寒中的白虎汤证等。

张仲景潜镇法分为温潜和寒潜两法，桂枝甘草龙骨牡蛎汤是温潜法，风引汤是寒潜法。

我们从《素问·金匮真言论》所说背为阳，可以知道太阳心和阳明肺主背，而胸膺心肺是太阳阳明之里，《素问·脉要精微论》说"背者胸中之府"，也即我们常说的上焦辖区。

我们从《素问·金匮真言论》所说腹为阴，而且太阴脾为阴中之"至阴"主腹，则知腰骶是太阴脾之外表，因为大肠、小肠、三焦、膀胱皆属于太阴"至阴"脾土类，所以大肠俞、小肠俞、膀胱俞、三焦俞等皆在腰骶部。也即我们常说的中焦、下焦辖区。水湿下流于下腹腔，就是膀胱、生殖系统所在位置，即李东垣说的水湿下流于肾，如果水湿聚集于此，一则骶骨和尾椎向前弯曲处受水湿浸润而腰骶及下肢易寒凉，甚则冰冷，造成大小便、性功能、子宫及下肢障碍及前列腺肥大、痔疮等，不一而足，容易发生湿气、湿疹、皮肤病等；二则水湿下流于脚，容易的脚气病、痛风、象皮腿、静脉曲张等病。

病发于阳，以发汗、利小便为出路。病发于阴，以吐、泻为出路。

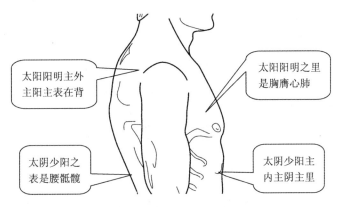

图 3-2　太阳主外、太阴主内

附：胸腹毒邪凝结于背证图解（《腹证奇览》）

不拘何病，诊察腹证，毒深凝结者，皆着于背。诊之之法，先按腹证知其毒之所在，于其凝结处作记号，以纸线绕背后，于脊骨正中作记号。仿此左右若干处，指头按之，腹中有所应者，即其点上灸之，每穴五十壮，七日或十四日，或至二十一日时，其毒动而腹胀，乘机投药以攻之。若不动，则灸不止。乘其动而攻之，此古法也，如斯病毒无不动。然若腹诊不详，即令如法灸之，亦不收功。腹诊之术，医者岂可忽欤？

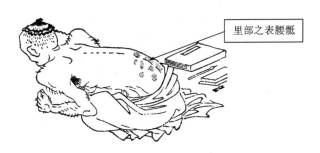

里部之表腰骶

图 3-3　里部之表示意图

胸毒深重而不动者，或心痛彻背者，于其毒凝之处作记号，仿此如上法以指尖按之，在痛处作记号并灸之，而后以药攻之。定此之法，以指腹侧按，自然凹陷者为俞；又，应手而彻痛者亦为俞，此乃邪之所在。且夫古昔无经络、俞穴、禁穴，《灵枢》云"以痛为俞"，此乃天然、自然俞也，故称之为"天应穴"，医家不可不知。

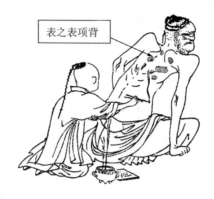

表之表项背

图3-4　表部之表示意图

项背见若干凸起而拘挛，或项背强急，此皆胸中毒甚，虽诸药方证相对，亦有不全治者，其毒深着于背故也，即所谓毒着阴分。灸之之法，于其凸处离骨以指腹按之，病者所应处皆毒也，于没指之处灸治之，一穴二三十壮，或七日，或二十一日。灸已，随证以方药攻之，无不愈。

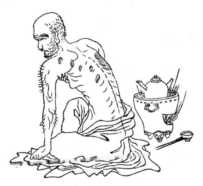

图3-5　灸治法图解[1]

3. 上焦

夏秋太阳阳明心肺所在地为上焦。

---

[1]　稻叶克等，《腹证奇览》第340页，学苑出版社，2008年。

（1）**上焦位置**

《灵枢·营卫生会》说"上焦出于胃上口，并咽以上，贯膈，而布胸中……"

《难经》说"上焦者，在心下，下膈，在胃上口"。

"胃上口"是贲门，上连食道及咽口。"心下，下膈"部位在剑突下，俗称"心下"。所以上焦包括胸背及心下。"心下"是心的募穴巨阙和膏肓鸠尾穴所在地。心下和胸之间是膈。胸中脏器有肺、心、心包。因此，上焦有胸、膈、肺、心、心包、心下，隶属于太阳阳明。

（2）**上焦生理**

《内经》对上焦生理的描述如下：

《灵枢·营卫生会》：卫出上焦，上焦如雾。

《素问·调经论》：阳受气于上焦，以温皮肤分肉之间。

《灵枢·五味论》：上焦者，受气而营诸阳者也。

《灵枢·决气》：上焦开发，宣五谷味，熏肤、充身、泽毛，若雾露之溉，是谓气；腠理发泄，汗出溱溱，是谓津。

《灵枢·津液五别》：津液各走其道，故上焦出气，以温肌肉，充皮肤，为其津。

《灵枢·痈疽》：上焦出气，以温分肉，而养骨节，通腠理。

《灵枢·肠胃》：上焦泄气，出其精微，慓悍滑疾。

《灵枢·五味》：谷始入于胃，其精微者，先出于胃之两焦，以溉五脏，别出两行，营卫之道。

《灵枢·本藏》：上焦卫气具有"温分肉，充皮肤，肥腠理，司开阖"的功能。还说"三焦膀胱者，腠理毫毛其应"，即布于表。

由此可知，上焦的主要生理功能：

第一，卫气的输布，谓"卫气者，水谷之悍气也，其气慓疾滑利，不能入于脉也，故循皮肤之中，分肉之间，熏于肓膜，散于胸腹"（《素问·痹论》），"卫气者，出其悍气之慓疾，而先行于四末、分肉、皮肤之间，而不休者也"（《灵枢·邪客》）。卫气属于阳气，故云"营诸阳""温皮肤"，其特性是慓疾滑利，运行不休。

第二，上焦统辖体表肌肉，故能"温肌肉，充皮肤"及"熏肤、充身、泽毛""温分肉，而养骨节，通腠理"。

第三，通行营卫二气，因心主营、肺主卫。

第四，通调水道的功能，即水液代谢功能。

第五，司腠理开阖。

（3）上焦病理

《素问·调经论》：上焦不通利，则皮肤致密，腠理闭塞，玄府不通。

《素问·举痛论》：炅则腠理开，荣卫通，汗大泄。

《灵枢·决气》：津脱者，腠理开，汗大泄。

《灵枢·胀论》：三焦胀者，气满于皮肤中，轻轻然而不坚。

《素问·举痛论》：

悲则心系急，肺布叶举，而上焦不通，荣卫不散，热气在中，故气消矣。

恐则精却，却则上焦闭，闭则气还，还则下焦胀，故气不行矣。

寒则腠理闭，气不行，故气收矣。

炅则腠理开，荣卫通，汗大泄，故气泄。

《灵枢·大惑论》：邪气留于上焦，上焦闭而不通。

《素问·调经论》：

有所劳倦，形气衰少，谷气不盛，上焦不行，下脘不通，胃气热，热气熏胸中，故内热。

寒气在外，则上焦不通，上焦不通，则寒气独留于外，故寒栗。

上焦不通利，则皮肤致密，腠理闭塞，玄府不通，卫气不得泄越，故外热。

《灵枢·大惑论》：邪气留于上焦，上焦闭而不通，已食若饮汤，卫气留久于阴而不行，故卒然多卧焉。

（4）小结

上焦有胸、膈、肺、心、心包、心下，隶属于太阳阳明。

上焦太阳阳明与皮肤、腠理、阳气、卫气互相影响，主营卫的运行，通调津液水道，司腠理的开阖。

《内经》还提到：

五咮、情志、劳倦等因素会影响上焦的功能。

辛、暑、喜可以令上焦通畅。

酸、苦、悲、恐、劳倦、邪气阻滞等因素可以令上焦不通利。

上焦不通利会出现内热、寒热不调、下焦胀、饮食入而多卧等病理表现①。

———————

① 杨昉、包小丽，《内经》"上焦"生理病理详考，《上海中医药杂志》2009 第 5 期。

《临证指南医案》中，"上焦不行，下脘不通，周身气机皆阻"，以"肺主一身之气化也"。

关键是上焦不通而引起腹中脏腑病变，如胃家实、脾约、结胸等变证。

4. 夏秋病在阳，冬春病在阴

《素问·金匮真言论》说："冬春病在阴，夏秋病在阳。"结合太阳主外，太阴主内，就可以形成太阳阳明在背主阳主外表部，少阳太阴在腹主阴主内里部，而少阴、厥阴主阳气来复时。《素问·脉要精微论》说"背者胸中之府"，所以背为表之表，胸为背之里。

其实，这是以横膈膜分上下天地阴阳：心肺在膈上为阳为天，主背；肝脾肾在膈下为阴为地，主腹。心为阳中之太阳而卫外，故主外。脾为阴中之至阴而守内，故主腹主内。

《素问·金匮真言论》说：病在心，俞在胸胁。病在肺，俞在肩背。病在肝，俞在颈项。

《素问·脏气法时论》说：

心病者，胸中痛，胁支满，胁下痛，膺背肩胛间痛，两臂内痛。虚则胸、腹大，胁下与腰相引而痛。取其经，少阴太阳、舌下血者，其变病，刺郄中血者。

肺病者，喘咳逆气，肩背痛，汗出，尻阴股膝髀腨胻足皆痛。虚则少气，不能报息，耳聋嗌干。取其经，太阴、足太阳之外，厥阴内血者。

肝病者，两胁下痛引少腹，令人善怒。虚则目䀮䀮无所见，耳无所闻，善恐，如人将补之。取其经厥阴与少阳，气逆则头痛。耳聋不聪、颊肿，取血者。

脾病者，身重，善肌，肉痿，足不收行，善瘈，脚下痛。虚则腹满，肠鸣，飧泄，食不化。取其经太阴、阳明、少阴血者。

肾病者，腹大，胫肿，喘咳，身重，寝汗出、憎风。虚则胸中痛，大腹、小腹痛，清厥意不乐。取其经少阴、太阳血者。

5. 阴阳两仪

张仲景紧抓四时阴阳之理不放，以四时阴阳为据而展开了《伤寒论》的论述。我们可以温习一下四时阴阳升降浮沉之理。李东垣在《脾胃论》

中说：

天地阴阳生杀之理在升降浮沉之间论

《阴阳应象论》云："天以阳生阴长，地以阳杀阴藏。"然岁以春为首，正，正也；寅，引也。少阳之气始于泉下，引阴升而在天、地、人之上，即天之分，百谷草木皆甲坼于此时也。至立夏少阴之火炽于太虚，则草木盛茂，垂枝布叶，乃阳之用，阴之体，此所谓"天以阳生阴长"。经言"岁半以前，天气主之，在乎升浮也"。至秋而太阴之运，初自天而下逐，阴降而彻地，则金振燥令，风厉霜飞，品物咸殒，其枝独存，若乎毫毛。至冬则少阴之气复伏于泉下，水冰地坼，万类周密，阴之用，阳之体也，此所谓"地以阳杀阴藏"。经言"岁半以后，地气主之"，在乎降沉也。

至于春气温和，夏气暑热，秋气清凉，冬气冷冽，此则正气之序也。故曰：履端于始，序则不愆。升已而降，降已而升，如环无端，运化万物，其实一气也。设或阴阳错综，胜复之变，自此而起。万物之中，人一也，呼吸升降，效象天地，准绳阴阳。盖胃为水谷之海，饮食入胃，而精气先输脾归肺，上行春夏之令，以滋养周身，乃清气为天者也。升已而下输膀胱，行秋冬之令，为传化糟粕，转味而出，乃浊阴为地者也。

若夫顺四时之气，起居有时，以避寒暑，饮食有节，及不暴喜怒，以颐神志，常欲四时均平，而无偏胜则安。不然，损伤脾胃，真气下溜，或下泄而久不能升，是有秋冬而无春夏，乃生长之用，陷于殒杀之气，而百病皆起；或久升而不降亦病焉。于此求之，则知履端之义矣。

从李东垣这段话，我们可以理会出《伤寒论》六经病欲解时图中四时分的道理。少阳主寅卯辰春三时，其作用就是为了"阳生阴长"，即所谓"寅，引也。少阳之气始于泉下，引阴升"于"天之分"，使"少阴之火炽于太虚"，这个"少阴之火"就是"心火"，也叫"君火"。泉水在地下，所以少阳连接太阴脾土。而阳明肺金则与少阳相反，其作用是"阳杀阴藏"，使"少阴之气复伏于泉下，水冰地坼"，"泉下"在地之分，即使少阴心火伏藏于地，李东垣称此为"火乘土位""心火乘脾"。左少阳升阳于天，右阳明降阳于地，此即所谓"天地阴阳生杀之理在升降浮沉之间"也。一部《脾胃论》不离此理，一部《伤寒论》亦不离此理。不过李东垣以脏腑经络为思维模式言"少阴之火炽"为夏心，而张仲景以《素问·阴阳别论》《素问·阴阳类论》及五运六气理论为思维模式言"少阴"为肾，另以太阳主夏心，切记此重大区别。不过从六经病欲解时图看，少阴肾还是伏藏于太阴脾之地中。

春夏"阳生阴长"称为"阳仪系统"，秋冬"阳杀阴藏"称为"阴仪系统"，李东垣称此为"两仪生四象"。而"天之分"于人体为横膈膜之上胸中，藏有心肺，有"病发于阳"的太阳阳明合病、并病；地之分于人体为横膈膜之下腹中，藏有脾肾五腑，有"病发于阴"之病；界于天地之间的横膈膜，乃肝胆部位。张仲景就据此展开了《伤寒论》精辟论述，令人沉醉而感叹不已，令历代医界精英为之竞折腰！

《素问·六元正纪大论》说："岁半之前，天气主之。岁半之后，地气主之。"《素问·至真要大论》说："初气终三气，天气主之。四气尽终气，地气主之。"岁半之前为上半年春夏，天气为阳，称为阳仪系统。岁半之后为下半年秋冬，地气为阴，称为阴仪系统。从六经病欲解时图可以看到，从寅到未上半年春夏阳仪系统主太阳、少阳、厥阴三经（即伤寒、中风、温病三证），《伤寒论》有阳仪太阳少阳合病、并病；从申到丑下半年秋冬阴仪系统主阳明、太阴、少阴三经（即宋本《辨痉湿暍病脉证第四》三证）。充分体现了张仲景《伤寒论》是以四时阴阳理论为大纲的，其撰用《阴阳大论》，名不虚传。五运六气理论中司天主上半年阳仪系统，在泉主下半年阴仪系统，所以两仪分与运气理论有密切关系。

春→厥阴→肝→从中气少阳三焦相火

　　少阳 → 三焦

夏→太阳→心

秋→阳明→肺、大肠、小肠、胃（胃家族），从中气太阴脾

冬→少阴→肾

　　太阴 → 脾（从此可以看出张仲景主张脾主水，脏寒，为至阴之意）

由此不难看出：

少阳主春主日出之旦，故二旦汤属于少阳。

阳明主秋，故阳明主肺燥。

太阳主夏，故太阳主心火。

太阴主冬，故太阴主寒水，四逆汤是太阴的主方，而不是少阴的主方。

关于此图，《素问·天元纪大论》有最好的说明，谓："左右者，阴阳

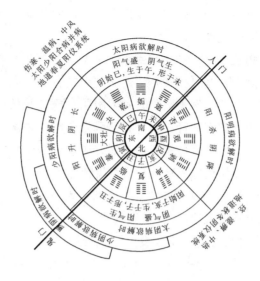

图3-6　外感六淫示意图

之道路也。水火者，阴阳之征兆也。金木者，生成之终始也。"

　　左指春夏阳仪系统，右指秋冬阴仪系统，左右是阴阳升降之道路。春夏主上半年，秋冬主下半年，故《素问·六元正纪大论》说："岁半之前，天气主之。岁半之后，地气主之。"上半年春夏司天之气主之，包含初之气、二之气、三之气，此春夏为天之阴阳也，天之气重在阳生阴长；下半年秋冬在泉之气主之，包含四之气、五之气、终之气，此秋冬为地之阴阳也，地之气重在阴杀阳藏。司天之气始于地之左而终于天，在泉之气始于天之右而终于地。阳升为天气，阴降为地气。《素问·六微旨大论》说：阴阳"气之升降，天地之更用也……升已而降，降者谓天；降已而升，升者谓地……天气下降，气流于地，地气上升，气腾于天，故高下相召，升降相因，而变作矣。"又说"非升降，则无以生、长、化、收、藏"，"升降息，则气立孤危"。可知此阴阳升降的重要性。春生之气上升为天之阳气，故《素问·生气通天论》说"生气通天"而十分强调阳气，谓"阳气者，若天与日，失其所，则折寿而不彰。故天运当以日光明"。

　　春天万物出生，秋天万物成熟，故云"金木者，生成之终始也"。

　　夏火是春夏阳气的征兆，冬水是秋冬阴气的征兆，故云"水火者，阴阳之征兆也"。

（1）阳仪三经三气所致太阳病

六淫皆由表部侵犯人体，故六淫皆有太阳表证，张仲景按阳仪、阴仪分为两类，阳仪三邪为寒、风、火，阴仪三邪为燥、湿、热，所以笔者也按两仪分之。

从《伤寒论》六经病欲解时图可以看出，主上半年春夏阳仪系统的三经是太阳、少阳、厥阴，经言："太阳之上，寒气主之；少阳之上，相火主之；厥阴之上，风气主之。"所以太阳感受这三邪就成为太阳伤寒、太阳中风、太阳温病三大类病证。

寒邪伤人阳气，太阳阳气通于夏气而部于表，故寒邪首先伤害太阳。太阳伤于寒邪，就是逆太阳之气，《素问·四气调神大论》说："夏三月，此为蕃秀。天地气交，万物华实，夜卧早起，无厌于日，使志勿怒，使华英成秀，使气得泄，若所爱在外，此夏气之应，养长之道也；逆之则伤心，秋为痎疟，奉收者少，冬至重病。"因为心主太阳，故"逆之则伤心"，所以寒伤太阳最多心病。

《素问·阴阳类论》说："三阳（太阳）一阴（厥阴），太阳脉胜，一阴不能止，内乱五脏，外为惊骇。"意思是说，寒邪袭犯太阳，寒盛于表，如果厥阴肝不能生发阳气充养太阳，增强阳气的抵抗力，驱逐寒邪，一来寒邪必然内传而逼于脏，心被寒袭，心动则五脏皆动，故曰内乱五脏；二来内传厥阴，阳气不治，外发惊骇。

"天之邪气，感则害人五脏。"（《素问·阴阳应象大论》）

《素问·调经论》说："阳受气于上焦，以温皮肤分肉之间。令寒气在外，则上焦不通。上焦不通，则寒气独留于外，故寒栗。"这说明上焦心阳布于体表，则温养皮肤分肉。如果心阳虚衰，不能温熏皮毛，又感受风寒之邪，客留于体表，寒束于外，则上焦闭塞不通。"上焦不通，则皮肤致密，腠理闭塞，玄府不通，卫气不得泄越，'故外热。"说明伤寒发热病，乃寒犯于表，阳气与寒邪斗争的结果。阳气与寒邪搏斗，阳气不胜其寒，则恶寒重，发热轻，或不发热，其病可向深里发展。如果阳气不衰，则发热重恶寒轻。如果阳气与寒邪相持则发热恶寒并重，这时发热虽重，不死，因为此发热重是阳气与寒邪搏争的表现。如果犯表寒邪不能即除，阳气未能复常，时久日长上焦"开（太阳为开）阖（阳明为阖）不得，寒气从之，乃生大偻，陷脉为瘘。流连肉腠，俞气化薄，传为善畏，及为惊骇。荣气不从，逆于肉理，乃生痈肿"。畏惧心病也，惊骇肝病也。"乃阳气被伤，不能养神之验"（吴崑注）。太阳阳明一开一阖，主皮肤之开阖。所谓"流连肉腠""逆于肉理"，就是腠理三焦腑出了问题。

少阳三焦应于毫毛也主表，寒邪伤于外，少阳火内郁，故太阳病篇有柴胡汤证和黄芩汤证。陶弘景《辅行诀五脏用药法要》称此二汤为阴旦汤即寓阳气不升之意。

《素问·阴阳类论》中说："一阴一阳代绝，此阴气至心。上下无常，出入不知，喉咽干燥，病在土脾。"《素问·阴阳别论》中说："一阴一阳结，谓之喉痹。"一阴者厥阴，一阳者少阳，厥阴少阳绝就是逆春气，《四气调神大论》："春三月，此为发陈。天地俱生，万物以荣，夜卧早起，广步于庭，被发缓形，以使志生，生而勿杀，予而勿夺，赏而勿罚，此春气之应，养生之道也；逆之则伤肝，夏为寒变，奉长者少。"所谓"夏为寒变"，就是"阴气至心"，故太阳多心病。春夏逆变，阳不升则阴不降，不升不降则出入废。《素问·太阴阳明论》说："阳者天气也，主外；阴者地气也，主内。……故喉主天气，咽主地气。"升降出入废，阴阳俱病，证在咽喉。阳不生阴不长，津液不上奉，故"喉咽干燥"。厥阴从中气少阳，少阳与太阴脾合成为黄庭太极，故厥阴少阳阳虚则脾胃病，李东垣说阳气不足则脾胃病，故云"病在土脾"。所以太阳病有脾阳不足。

关于春夏阳仪太阳、少阳、厥阴三经会合于头顶百会穴。百会穴，《针灸甲乙经》别称"三阳五会"，三阳五会一词，首出《史记·扁鹊仓公列传》：扁鹊乃使弟子子阳厉针砥石，以取外三阳五会。有间，太子苏。所谓"三阳"，乃指阳仪三经。太阳、少阳、厥阴三阳，统于督脉，阳生阴长，阴精上奉其人寿。阳仪三经之病，张仲景有太阳少阳并病、合病之论，如：

171条：太阳少阳并病，心下硬，颈项强而眩者，当刺大椎、肺俞、肝俞。慎勿下之。

142条：太阳与少阳并病，头项强痛，或眩冒，时如结胸，心下痞硬者，当刺大椎第一间、肺俞、肝俞，慎不可发汗；发汗则谵语，脉弦，五日谵语不止，当刺期门。

150条：太阳少阳并病，而反下之，成结胸，心下硬，下利不止，水浆不下，其人心烦。

172条：太阳与少阳合病，自下利者，与黄芩汤；若呕者，黄芩加半夏生姜汤主之。

五运六气解读《伤寒论》

伤寒伤人阳气，必在阳仪系统及背阳部位，故出现太阳少阳并病，而刺背阳部位的大椎、肺俞，顺传当入厥阴，故刺肝俞补阳以止之。如果发汗、攻下为逆则传里，出现谵语、结胸等证候，可以刺厥阴肝经募穴期门。还会出现以下证候：

108条：伤寒，腹满，谵语，寸口脉浮而紧，此肝乘脾也，名曰纵，刺期门。

109条：伤寒，发热，啬啬恶寒，大渴欲饮水，其腹必满，自汗出，小便利，其病欲解，此肝乘肺也，名曰横，刺期门。

病传厥阴，肝木内郁，或克乘脾土，或侮乘肺金，也以刺厥阴肝经募穴期门为要。因为胸为背阳之里，故或传胸，或传厥阴肝，都以刺期门为要。

太阳
↓ ｜传胸
少阳｜乘肺
↓ ｜乘脾
厥阴｜

由此可知，寒邪伤人阳气，终传厥阴肝，期门是个关隘要穴，邪气在期门消除了，则向愈不传。病邪在期门没有消除，肝木内郁，横克脾土，则显现于滑肉门穴，因脾主肉。侮乘肺金则宣发肃降失常，肺为天，则显现于天枢穴。故泽田健先生常说"从天来者止于滑肉门""天之寒气……在滑肉门显现。滑肉门是风邪进入内脏时所取最重要穴，针灸均宜。"并说"治伤寒最重要的穴是天枢[①]"。

关于阳仪系统和阴仪系统的生理功能，《素问·经脉别论》是这样说的：

食气入胃，散精于肝，淫气于筋；食气入胃，浊气归心，淫精于脉，脉气流经，经气归于肺，肺朝百脉，输精于皮毛。毛脉合精，行气于府，府精神明，留于四脏，气归于权衡，权衡以平，气口成寸，以决死生。

饮入于胃，游溢精气，上输于脾，脾气散精，上归于肺，通调水道，下输膀胱，水精四布，五经并行。合于四时，五脏阴阳，揆度以为常也。

"食气入胃"这段经文是讲人体养分的吸收，主要是营血的吸收和营血行脉中的过程：肠胃→门静脉→肝→心→肺→心→百脉→皮毛。并形象

---

① 代田文志著，承淡安等译，《针灸真髓》第115页、127页、114页，学苑出版社，2008年。

地用一棵大树表示。可以用图 3-7 表示。

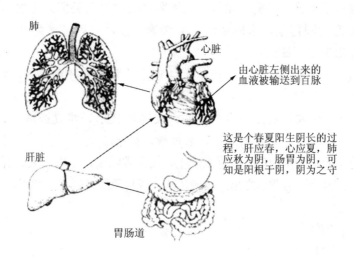

肺

心脏

由心脏左侧出来的
血液被输送到百脉

这是个春夏阳生阴长的过
程,肝应春,心应夏,肺
应秋为阴,肠胃为阴,可
知是阳根于阴,阴为之守

肝脏

胃肠道

图 3-7　营血行脉中示意图

"饮入于胃"这段经文是讲水液的循环。

(2) 阴仪三经三气所致太阳病

阴仪由阳明、太阴、少阴组成。经云:"阳明之上,燥气主之;太阴之上,湿气主之;少阴之上,热气主之。"所以外感燥、湿、热三气也必伤太阳,热气所伤称为太阳中热(或称中暍),湿气所伤称为太阳湿痹,燥气所伤称为太阳痉病(或称痓病)。只因这三气属于阴仪系统,不属于阳仪系统,故《辨痓湿暍脉证》说:"伤寒所致太阳病,痓、湿、暍三种,宜应别论,以为与伤寒相似,故此见之。"其"伤寒所致太阳病"中的"伤寒"是指广义伤寒,所以痓、湿、暍三种包括其中。而"与伤寒相似"中的"伤寒"是指寒邪所致之伤寒。《医宗金鉴》说:"伤寒,太阳经中之一病,非谓太阳经惟病伤寒也。盖以六气外感之邪,人中伤之者,未有不由太阳之表而入者也。……夫风寒暑湿之病,固皆统属太阳,然痓、湿、暍三种,虽与伤寒形证相似,但其为病传变不同,故曰'宜应别论'之①。"因为痓、湿、暍三邪属于阴仪系统,传变途径及传变规律都不同阳

---

① 吴谦,《医宗金鉴·订正仲景全书·伤寒论注·辨痓湿暍病脉证并治》第 320 页,人民卫生出版社,1973 年。

仪风、寒、火三邪，所以"宜应别论"。

阴仪系统着重讨论的是风、火、热三阳邪伤阴的问题，伤阴则阴虚，阴虚则阳亢木火为害，阳明不肃降则胃家实，故有白虎汤、黄连阿胶汤、三承气汤等证。

关于秋冬阴仪阳明、太阴、少阴三经之病，张仲景的论述是：

阳明之为病导致"胃家实""脾约"，并及少阴三承气汤证。

阳明 ⎫
 ↓   ⎪
太阴 ⎬ 结里（胃家实、脾约等）
 ↓   ⎪
少阴 ⎭

里证胃家实和脾约，腹结和大横、大巨是要穴。

至此才有一个全面的太阳病概念：

太阳病 ⎰
太阳中风：桂枝汤证
太阳温病、风温：白虎汤证、麻杏石甘汤证、葛根芩连汤证
太阳伤寒：麻黄汤证
太阳中热：白虎加人参汤证
太阳痉病：葛根汤、栝蒌桂枝汤、大承气汤
太阳湿痹：麻黄加术汤证
太阳风湿：麻杏薏甘汤、白术附子汤、甘草附子汤等
太阳疫病：寒疫、冬温、瘟疫——传染病

阳明肺主皮毛在表，一是寒邪外束，肺气不得宣发肃降，二是内郁之心火必克肺金，上源之水日亏则藏下源水的肾就会发病，故云"秋为痎疟，奉收者少，冬至重病"。《素问》中有很多篇谈到"痎疟"，如《四气调神大论》："此夏气之应，养长之道也，逆之则伤心，秋为痎疟。"《生气通天论》："夏伤于暑，秋为痎疟。"《阴阳应象大论》："夏伤于暑，秋为痎疟。"《疟论》："夫痎疟者，皆生于风。"历代各家对痎疟的解释莫衷一是，如《四气调神大论》王冰注："痎，瘦之疟也。"《疟论》王冰注："痎，犹老也，亦瘦。"张隐庵集注引马莳注："痎疟者，疟之总称也。"《医宗金鉴·杂病心法要诀·痎疟疟母》："痎疟经年久不愈，疟母成块结癖症。"注："痎疟，经年不愈之老疟也。"明·方孝孺《与郑叔度八首》之七："自去冬得痎疟疾，辗转至今，屡愈屡作。"其实痎疟的发生是外寒内热，

寒胜则寒，热胜则热，故发疟疾。太阳病有形似疟之病。冬至严寒之时而内热重，故云"冬至重病"。病发秋冬，就属于阴仪系统了。

张仲景抓两仪的思想在《伤寒论》中表现突出，具体表现于大小青龙汤证和大小白虎汤证。

阳仪：大小青龙汤证——四逆辈、真武汤、附子汤等。

阴仪：大小白虎汤证——黄连阿胶汤、大承气汤等。

(3) 阳仪所致阴仪病

一是太阳阳明病之脾约，二是少阳阳明病之大便难，都属于"胃家实"范畴之内。另有第108条的肝乘脾和第109条的肝乘肺。此即阳仪太阳、少阳所致阴仪病。

(4) 阴仪所致阳仪病

一是大小青龙汤，青龙乃阳仪春东方之兽，春阳之病乃阴寒凉所致。

二是阴仪主生营卫气血，多营卫气血病。如第53条云："病常自汗出者，此为荣气和。荣气和者，外不谐，以卫气不共荣气谐和故尔。以荣行脉中，卫行脉外，复发其汗，荣卫和则愈。"第54条云："病人藏无他病，时发热、自汗出而不愈者，此卫气不和也，先其时发汗则愈，宜桂枝汤。"

(5) 四季感邪

阳仪有春有夏，阴仪有秋有冬，所以《伤寒论》有青龙汤、白虎汤、朱雀汤（黄连阿胶汤）、玄武汤（真武汤）。

(6) 六经病欲解时与四时养生

六经病欲解时与四时养生有密切关系，阳仪厥阴、少阳、太阳的欲解时在春夏，即《素问·四气调神大论》说的"春夏养阳"，春夏的正常功能是阳气上升，逆之则阳虚，阳虚受寒，故到了春夏得到天阳的赞助有可能自愈，药物可选用麻黄汤、桂枝汤。

阴仪阳明、太阴、少阴的欲解时在秋冬，即《素问·四气调神大论》说的"秋冬养阴"，秋冬的正常功能是阴气渐盛，逆之则阴虚，阴虚受热，故到了秋冬得到天阴的赞助有可能自愈。

但如果是春夏阳热太过，就得养阴养生了，秋冬阴寒太过，就得养阳养生了，要辨证用之。

(7) 任督统两仪

春夏阳仪系统太阳、少阳、厥阴会于头顶而统于督脉，行身之后，称为后通气。

秋冬阴仪系统阳明、太阴、少阴会于少腹而统于任脉，行身之前，称为前通气。

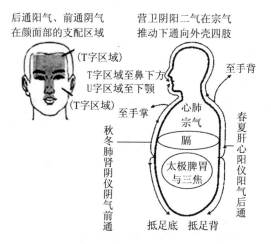

后通阳气、前通阴气
在颜面部的支配区域

营卫阴阳二气在宗气
推动下通向外壳四肢

(T字区域)

T字区域至鼻下方
U字区域至下颚

(T字区域)

至手背

至手掌

心肺
宗气

膈

太极脾胃
与三焦

秋冬肺肾阴仪阴气前通

春夏肝心阳仪阳气后通

抵足底　抵足背

图3-8　任督统两仪示意图

寒伤阳气在后，风伤阴气在前，《金匮要略》说阳仪得"阳病十八"为"头痛、项、腰、脊、臂、脚掣痛"，阴仪得"阴病十八"为"咳、上气、喘、哕、咽、肠鸣、胀满、心痛、拘急"。

6. 病发于阳、发于阴

《素问·金匮真言论》说："冬春病在阴，夏秋病在阳。""病在阳"，《伤寒论》称作"病发于阳"，多属于外感病。"病在阴"，《伤寒论》称作"病发于阴"，多属于外感直中者及内伤病。故张仲景称作《伤寒杂病论》。所以柯韵伯称《伤寒论》统治百病。笔者将"病发于阳"和"病发于阴"称作《伤寒论》治病二统法。

《伤寒论》第7条说：

病有发热恶寒者，发于阳也。无热恶寒者，发于阴也。发于阳，七日愈。发于阴，六日愈。以阳数七，阴数六故也。

对本条，新世纪全国高等中医药院校七年制规划教材《伤寒论》说：

关于病发于阳、病发于阴，后世注家有不同看法，归纳起来主要有三种观点：

1. 认为发于阳是发于阳经（三阳经），发于阴是发于阴经（三阴经），也有认为发于阳是发于太阳，发于阴是发于少阴，如程郊倩、钱天来、尤在泾、张隐庵等。钱天来说："发于阳者，邪入阳经而发也，发于阴者，邪入阴经而发也。"张隐庵更谓："发热恶寒而发于太阳也……无热恶寒而发于少阴也。"

2. 认为发于阳、发于阴都是病在太阳，阴阳是指风寒之邪和营阴卫阳，如方有执、喻嘉言等。方有执说："凡在太阳，皆恶寒也，发热恶寒者，中风即发热，以太阳中风言也，发于阳之发，起也，言风为阳，卫中之，卫亦阳，其病是起于阳也。无热恶寒者，伤寒或未发热，故曰无热，以太阳伤寒言也，发于阴者，言寒为阴，荣伤之，荣亦阴，其病就是起于阴也。"

3. 认为阴阳是指寒热而言，不必凿分营卫经络，阳证不发热就是病发于阴，阴证发热就是病发于阳，如柯韵伯、沈金鳌等。柯韵伯说："无热是初得病时，不是到底无热，发阴指阳证之阴，非指直中于阴，阴阳指寒热，勿凿分营卫经络。"

以上这些看法虽然都有一定理由，但从"因发知受"的发病学精神来看，当以发于阳是发于阳经、发于阴是发于阴经的理由比较充分。从发热的热型来看，阳指太阳、阴指少阴则更为具体。庞安常等还补充了具体治疗方药，庞安常说："发于阳者，随证用汗药攻其外；发于阴者，用四逆辈温其内。"朱肱说："均是恶寒，发热而恶寒者，发于阳也，麻黄、桂枝、小柴胡主之；无热恶寒者，发于阴也，附子、四逆汤主之[①]。"

以上诸家看法都不对，所以"病发于阳、病发于阴"成了《伤寒论》最大的疑案。我们今天揭开了这个《伤寒论》的最大千古谜团，根据《伤寒论》六经病欲解时图发现，这第7条的内容完全来源于《素问·金匮真言论》。"病发于阳"就是《素问·金匮真言论》讲的夏秋"病在阳"，于人体就是在横膈膜上的心肺发病于背阳。"病发于阴"就是《素问·金匮真言论》讲的冬春"病在阴"，于人体就是在横膈膜下的土类发病于腹阴。就连"阳数七，阴数六"都来源于《素问·金匮真言论》，谓：

东方……其数八……

南方……其数七……

中央……其数五……

---

① 姜建国主编，《伤寒论》第26页，中国中医药出版社，2004年。

西方……其数九……

北方……其数六……

图示见图 3-9：

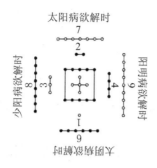

图 3-9　河图与欲解时示意图

　　柯韵伯在《伤寒论翼·太阳病解第一》中说："人皆知太阳经络行于背，而不知背为太阳之所主。竞言太阳主营卫，而不究营卫之所自。祇知太阳主表，而不知太阳实根于里。知膀胱为太阳之里，而不知心肺是为太阳之里。因不明《内经》之阴阳，所以不知太阳之地面耳。《内经》以背为阳，腹为阴，五脏以心肺为阳，而属于背，故仲景以胸中、心下属三阳；肝脾肾为阴而属于腹，故仲景以腹中之症属三阴，此阴阳、内外相输之义也。营卫行于表，而发源于心肺，故太阳病则营卫病，营卫病则心肺病矣。"柯氏并说"心主太阳"，心应夏。柯氏此言极是。不过笔者得补充说，不只是太阳主表主背，阳明亦主表主背。《素问·天元纪大论》说："阳明之上，燥气主之。"燥乃秋气，应于肺金，肺主皮毛主表，故《素问·金匮真言论》说："背为阳，阳中之阳心也；背为阳，阳中之阴肺也。"又说："夏病在阳，秋病在阳。"所以《伤寒论》称麻黄汤证是太阳阳明合病。于此可知，太阳阳明合病、并病就是上焦病，看看前文讲上焦的生理病理就明白了。《伤寒论》第 7 条所谓"病发于阳"，即指主背阳的太阳阳明发病。因为心肺在胸中，故知胸中心肺为太阳阳明之里。心主营，肺主卫，故柯氏说营卫病，即是心肺病。所以病在太阳阳明之表不解，则顺传太阳阳明之里胸中心肺心下。又因《素问·阴阳应象大论》说："天气通于肺。"《素问·五脏别论》说："夫胃、大肠、小肠、三焦、膀胱，此五者天气之所生也，其气象天，故泻而不藏。"所以是肺的宣发与肃降在决定着腑道的"通""降"生理功能，一旦肺的宣发、肃降功能失常，就会发生"胃家实"（注意是"胃家"，包括上面的五腑，不独指胃）、"脾约"等病变。无论是伤寒，还是温病，都能使肺之宣发、肃降功能失常而发病，所以叶天士、王孟英说"不从外解，则里结而顺传于胃"（《外感温热篇》）。

《伤寒论》又说：

第131条：病发于阳而反下之，热入因作结胸；病发于阴而反下之，因作痞也。所以成结胸者，以下之太早故也。结胸者，项亦强，如柔痉状，下之则和，宜大陷胸丸。

"病发于阳"，就是发于主表主阳主背的太阳。"病发于阴"，就是发于主内里主阴主腹的太阴。太阳心主夏，欲解时在巳午未三时，配河图的火成数七，故云"发于阳，七日愈"。如《伤寒论》第8条说：

太阳病，头痛至七日以上自愈者，以行其经尽故也。

"病发于阴"就是发于主里主阴主腹的太阴。太阴脾主冬，欲解时在亥子丑三时，配河图的水成数六，故云"发于阴，六日愈"。太阴脏寒，欲解必待阳气回生。而阳气能不能回生，在于厥阴能不能顺接阴阳，厥阴顺接阳气则太阴欲解，六日在厥阴，故云"六日愈"。

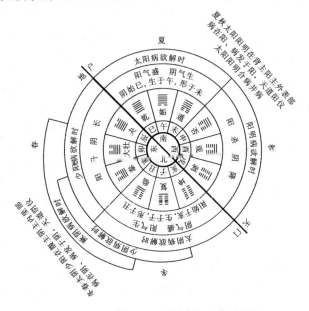

图3-10　天道病发于阳和病发于阴示意图

要想明白"病发于阳"和"病发于阴"，就应该首先明白人体的生理构造。

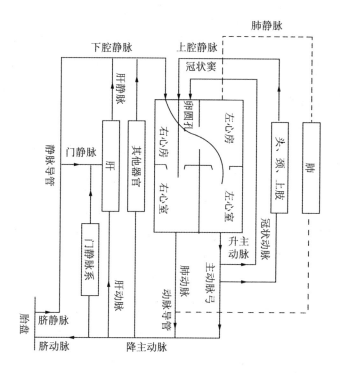

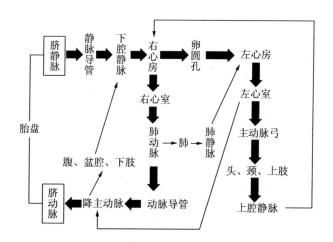

图 3-11 胎儿血液单循环示意图

胎儿出生以后：

①脐带剪断，胎盘供血中断。

②肺启动呼吸。

造成胎儿血循环发生一系列变化：

①脐动脉退化成脐外侧韧带。

②脐静脉退化成肝圆韧带。

③肝静脉导管闭锁成为静脉韧带。

④动脉导管闭锁成为动脉韧带。

⑤卵圆孔关闭形成隐静脉裂孔。

胎儿期只有血液单循环，没有心肺小循环，不与外界接触。胎儿依靠母亲的血液供给生命的营养物质，从脐静脉进入心脏，然后输送到全身。

婴儿出生断脐后，从首次自主呼吸（或啼哭）开始，即由胎儿的血液单循环变为婴儿的双循环，开始接触外界，从外界吸收营养，启动了肺功能和脾胃肠膀胱三焦土类功能。如《素问·宝命全形论》说：

天覆地载，万物悉备，莫贵于人；人以天地之气生，四时之法成……夫人生于地，悬命于天，天地合气，命之曰人。人能应四时者，天地为之父母……人生有形，不离阴阳。

《素问·六节脏象论》说：

天食人以五气，地食人以五味；五气入鼻，藏于心肺，上使五色修明，音声能彰；五味入口，藏于肠胃，味有所藏，以养五气，气和而生，津液相成，神乃自生。

这就是人体之外的物质，有天之"五气"和地之"五味"之分。天之"五气"，即《素问·阴阳应象大论》说的"寒暑燥湿风"。地之"五味"，则与五方五季有关。

这里谈到了"神"，我们要对"神"有个全面认识。

《素问·刺法论》说：

是故刺法有全神养真之旨，亦法有修真之道，非治疾也。故要修养和神也。道贵常存，补神固根，精气不散，神守不分，然即神守而虽不去，亦能全真。人神不守，非达至真，至真之要，在乎天玄，神守天息，复入本元，命曰归宗。

"全神"才能"养真"，所以要首先明白"神"的涵义。

①先天有形之神

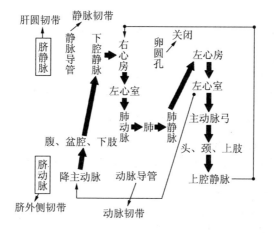

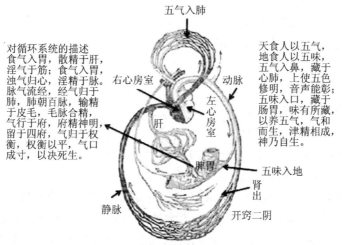

对循环系统的描述
食气入胃,散精于肝,
淫气于筋;食气入胃,
浊气归心,淫精于脉,
脉气流经,经气归于
肺,肺朝百脉,输精
于皮毛,毛脉合精,
气行于府,府精神明,
留于四府,气归于权
衡,权衡以平,气口
成寸,以决死生。

五气入肺

右心房室

动脉

左心房室

肝

脾胃

五味入地

肾出

静脉

开窍二阴

天食人以五气,
地食人以五味,
五气入鼻,藏于
心肺,上使五色
修明,音声能彰;
五味入口,藏于
肠胃,味有所藏,
以养五气,气和
而生,津精相成,
神乃自生。

图 3-12　婴儿成人开启双循环示意图

《灵枢·本神》说:

故生之来谓之神精,两精相搏谓之神。

这个神来源于父母之精,有形为阴,称为阴神。《灵枢·天年》称此为"以母为基,以父为楯",属于胚胎发育期。

②后天无形之神

《素问·六节脏象论》说:

天食人以五气,地食人以五味;五气入鼻,藏于心肺,上使五色修明,音声能彰;五味入口,藏于肠胃,味有所藏,以养五气,气和而生,津液相成，神乃自生。

这个神来源于天地气味，气味相合而生神。这个神无形，无形为阳，称为阳神。

《素问·天元纪大论》说：

阴阳不测谓之神（《系辞》："阴阳不测谓之神。"）……神在天为风，在地为木（《素问·阴阳应象大论》）……

《素问·气交变大论》说：

天地之动静，神明为之纪，阴阳之往复，寒暑彰其兆。

此神属于天之五气。

《灵枢·平人绝谷》说：

神者，水谷之精气也。

《素问·八正神明论》说：

血气者，人之神，不可不谨养。

《灵枢·营卫生会》说：

血者，神气也。

此神属于地之五味。

③先天后天结合之神

《灵枢·天年》说："何者为神？……血气已和，营卫已通，五脏已通，神气舍心，魂魄毕具，乃成为人。"

《素问·六节脏象论》说天之五气与地之五味在肠胃化生为血气，故《灵枢·营卫生会》云"血气者，人之神"，《灵枢·平人绝谷》云"神者，水谷之精气也"。此"血气"经门静脉入肝，然后进入心肺，使营卫通畅，五脏得养，先天之形体得到后天五气、五味之滋养，即先天之神得到后天之神的奉养，才能成为一个完整的人，所谓"形与神俱，而尽终其天年"也。这个先后天合一之"神"，就是人生命力的外在表现，故《灵枢·天年》云"失神者死，得神者生"。

综合以上所说，《素问·刺法论》所说之神与天玄、大息有关，可知是言无形之神。

所谓"天玄"，即《素问·阴阳应象大论》和《素问·天元纪大论》之"在天为玄"。玄，《广韵·先韵》："玄，寂也。"即寂静、清静。《淮南子·主术》说："天道玄默，无容无则。"《素问·生气通天论》说："苍天之气清净，则志意治，顺之则阳气固，虽有贼邪，弗能害也，此因时之序。故圣人传精神，服天气而通神明。"《素问·四气调神大论》说："天气，清净光明者也。"所谓"苍天之气清净"，即天玄也。天气清静则人神不乱，故云"服天气而通神明"。所谓"神守天息"，就是神通天气，天气生神，故云"玄生神"。故《素问》专设《四气调神大论》一篇专论四季如何调神。所谓"粗守形，上守神"的神，就指这个神。

这个无形之神，据《素问·天元纪大论》说在天生风寒暑湿燥火六气，在地生木火土金水五行，六气和五行都是阴阳所化生，故云"阴阳不测谓之神"。

于此可知，出生时空只标示对出生后成为个体人的婴儿至成人的影响，不可能对胎儿有影响。因此把出生时空与胎儿相结合的理论是错误的，应该是出生时空影响婴儿至成年人。

从生理来说，胎儿由胎盘来的脐静脉内含丰富的氧及营养，之后经静脉导管直接入下腔静脉，下腔静脉血进入右心房后，大部分经卵圆孔入左心房，再进入左心室。从左心室输出的血液大部分经主动脉弓的三个分支，分布到头、颈和上肢。小部分流入到降主动脉。从头、颈和上肢回流的静脉血经上腔静脉进入右心房经右心室进入肺动脉，由于胎儿肺处于不张状态，故肺动脉血只有少量进入，大部分经动脉导管进入降主动脉。降主动脉的血液除供应躯干、腹腔、盆腔器官及下肢外，还经脐动脉流回胎盘，与母体血液进行气体和物质交换后，再由脐静脉送入胎儿体内。据此可知，在胎儿时期，首先是心血液循环系统供给全身营养，心脏在起主导作用，是先天之本。

婴儿出生后，打开肺呼吸，启动血液小循环，或称肺循环，肺吸入五气，五味进入脾土（包括脾、胃、小肠、大肠、三焦、膀胱），气味合和而生神。据此可知，从婴儿到成人，五脏之本在肺天和脾地。所以从生理来说，人有三本：心、肺、脾也。肺为五脏之天，孰有大于天者哉！脾为百骸之母，孰有大于地者哉！心主胎儿血液循环之关键，孰有大于此关哉！

婴儿及成人的身体的运作机制，首先是肺呼吸，肺通过呼吸的扩张和收缩，一是推动循环系统的运动，二是推动各脏腑系统的运动。消化道吸收到的各种营养物质，由门静脉进入肝心肺之后而输送到全身各处。

至此可知，供给胎儿营养的血液是经脐静脉输入心脏的，然后经降主动脉过脐动脉回到胎盘与母血交换。所以先天胎儿时期是心最重要，婴儿之后是肺脾最重要。先天之本心为君主，后天之本肺为宰相，先后天之本心肺居横膈膜之上，可见其重要性了。

医家常言肾为先天之本，非也。当是心为先天之本，肺脾为后天之本。心主胎儿血液单循环，是胎儿生命生存过程的保障。肺脾主后天，肺的鼻和皮肤主司吸纳天之五气，脾主司地之五味，五气和五味合于肠胃黄庭太极而生神，由黄庭太极肠胃吸收的营养物质经门静脉进入肝心，从而代替母血供给婴儿以营养物质，形成后天养先天。《素问·上古天真论》说，人到七八岁才能"肾气实"，并说肾"受五脏六腑之精而藏之，故五脏盛，乃能泻"，知肾成于五脏之最后者，何能为先天之本？非要说肾为"本"的话，只能是生殖之本。

从《伤寒论》病理来说，"病发于阳"的太阳阳明病在横膈膜以上胸部主表的心肺系统，"病发于阴"的太阴少阳病在横膈膜以下腹部主里的脾土系统（包括脾、胃、小肠、大肠、三焦、膀胱）。所以我们说，"病发于阳"和"病发于阴"是《伤寒论》的治病二统法。

肺主天气，《素问·四气调神大论》说："天气，清净光明者也。"天气，又称"苍天之气"。《素问·生气通天论》说："苍天之气清净，则志意治，顺之则阳气固，虽有贼邪，弗能害也，此因时之序。故圣人传精神，服天气而通神明。"此即所谓"生气通天"。所以一部《伤寒论》重点在"救心肺保脾"，"救心肺"要"四气调神"及治其太过、不及，"保脾"就是养中气（即黄庭丹田之气、真气），《素问·刺法论》谓之"全神养真"。

脾主五味，《素问·阴阳应象大论》说："天气通于肺。"《素问·五脏别论》说："胃、大肠、小肠、三焦、膀胱，此五者，天气之所生也。其气象天，故泻而不藏，此受五脏浊气，名曰传化之府，此不能久留，输泻者也。"《素问·六节脏象论》说："脾、胃、大肠、小肠、三焦、膀胱者，仓廪之本，营之居也，名曰器，能化糟粕，转味而入出者也，其华在唇四白，其充在肌，其味甘，其色黄，此至阴之类，通于土气。"《素问·阴阳应象大论》说："谷气通于脾。六经为川，肠胃为海，九窍为水注之气。九窍者，五脏主之。五脏皆得胃气，乃能通利。"《素问·经脉别论》说："食气入胃，散精于肝，淫气于筋。食气入胃，浊气归心，淫精于脉。脉气流经，经气归于肺，肺朝百脉，输精于皮毛。毛脉合精，行气于腑，腑精神明，留于四脏。气归于权衡，权衡以平，气口成寸，以决死生。饮入于胃，游溢精气，上输于脾。脾气散精，上归于肺，通调水道，下输膀胱。水精四布，五经并行，合于四时五脏阴阳，揆度以为常也。"《素问·通评虚实论》说："头痛耳鸣，九窍不利，肠胃之所生也。胃气一虚，耳目口鼻，俱为之病。"

心肺小循环通于外界天地，肺主阳明，心主太阳，所以《伤寒论》有太阳阳明合病、并病之论，通论外感病，病及脾胃肠膀胱三焦土类功能。人体与外界相通者有二：一是皮肤，有主皮毛的肺系统和阳气卫外的心系统，即太阳阳明系统，司天五气，统称为表部与外界联系，皮肤吸收阳光和大自然中的大气及各种能量和排泄废物。二是消化管道（包括咽喉、食道、脾胃、小肠、大肠、膀胱、三焦等），司地五味，统称为里部与从外界进入的水谷联系，消化道吸收水谷的营养和排泄废物。在表部谓"病发于阳"，在里部谓"病发于阴"。这与阳仪、阴仪论四时阴阳浮沉升降不同，有其人体生理构造之基础。这样看来，外感宗张仲景和内伤宗李东垣之说，都没有出"心肺小循环通于外界天地"的范畴。

当笔者读到邵雍《皇极经世书》之后，乃知圣贤有同感，大生感慨，真是：

君子从天不从人，堪破中医道理精，

我身即天天即我，莫于微处起经纶。

并赋《观伤寒吟》一首：

仲景大医圣，伤寒传万古。

阴阳变化机，天地为医祖。

外感及内伤，二者乃同伍。

窥破圣贤心，道纪着功夫。

天人无两义，认知自得所。

天道以验人，只在有感悟。

先天父母遗传为有形之体，后天自然天地遗传为无形之用，先后天珠联璧合，乃成大医。大医者，"能形与神俱"，故云上工。

天地之气分四时阴阳，故张仲景在《伤寒论》中自始至终都抓四时阴阳。

天气下降，地气上升。肺病者不降，脾病者不升。所以张仲景用"上焦得通，津液得下，胃气因和，身濈然汗出而解"的原则来治病。一谓"开通"肺气，一谓阳旦"建中"。李东垣秉承其义以肝胆春生之气治脾胃病，石寿棠秉承其旨以"开通"肺气为治。概括之谓三阳统于阳明肺（不是胃），故阳明病篇有太阳阳明病和少阳阳明病；三阴统于太阴脾，乃水湿下流于肾肝，故太阴主方四逆汤多在少阴和厥阴。

所以一部《伤寒论》只有两大点：一谓治心肺，一谓治脾。治脾者升阳、通下及调和，升阳有大小阳旦汤，温阳有理中丸、四逆汤之类，通下有承气类，和者有泻心汤类。治心肺者，治心重在扶阳，有大小阳旦汤；治肺重在宣发和肃降，宣发有麻黄汤、大小青龙汤等（其实为太阳阳明心肺合治方），肃降有大小白虎汤、承气汤等。肺的宣发与肃降在决定着腑道的"通""降"生理功能。一旦肺的宣发、肃降功能失常，就会发生"胃家实"（注意是"胃家"，包括上面的五腑，不独指胃）的病变。无论是伤于寒，还是伤于热，都能使肺之宣发、肃降功能失常而发病。

太阳阳明"病发于阳"，则为麻黄汤证或葛根汤证，是心肺系统（包括小肠、大肠）受邪。可是所有注家都将太阳解释为膀胱经证和腑证，而没有小肠经腑证；并将阳明病"胃家实"解释为胃和大肠，却没有小肠。试想，"胃家实"是胃、小肠、大肠一体的，怎么会前边的胃和后边的大肠实而中间的小肠不实呢？岂不是怪事？而且他们说：六经中只有太阳主表，其他五经，均属里证。三阳经是膀胱、胃、大肠、胆，三阴经是脾、肾、肝，而没有在横膈膜之上的心肺，或者是把主皮毛主表的肺归入到主里的太阴里、把主夏天盛阳布外的心归入到主冬天主里的少阴，这样的张冠李戴还是《伤寒论》吗？按照五运六气理论和脏气法时理论来说，六经本来是太阳配心和小肠系统，阳明配肺和大肠系统，少阳配三焦和心包系统，太阴配脾和胃系统，少阴配肾和膀胱系统，厥阴配肝和胆系统，十二脏腑各有归属部位，在横膈膜之上的君主及宰相统领天下，主天下事，主营卫气血之循环运行，岂能放在次要部位？如果君、相不乱，天下能大乱吗？天下乱者，君、相不主政也，即心肺系统失常也，首先病在太阳、阳明也。但是伤寒教材的习惯势力，传统观念占统治地位，总是不容易改变的，必须有持久战的思想准备，让大家货比三家，日久了自有好坏高低之分。

图 3-15、3-16 将人体横膈膜以上为天阳天气，横膈膜以下为地阴地气。《素问·金匮真言论》说："背为阳，阳中之阳心也；背为阳，阳中之阴肺也；腹为阴，阴中之阴肾也，阴中之阳肝也；腹为阴，阴中之至阴脾也。"肺主天气，脾主地气。《素问·五脏别论》说"夫胃、大肠、小肠、

三焦、膀胱，此五者天气之所生也"，"脑、髓、骨、脉、胆、女子胞，此六者，地气之所生也"。非明道者，难知矣。

太阳主外主表的里部在胸，"病发于阳，而反下之，热入因作结胸"。邪气内陷于胸，肺失宣发和肃降，不能通调水道，故形成水饮痰结聚的结胸证。

太阴主内主里，"病发于阴，而反下之，因作痞也"。痞有热痞（五泻心汤证）和水痞之分（五苓散证）。

关于太阳阳明、少阳阳明病导致肺的宣发、肃降功能失常，出现脾约、胃家实的现象，张仲景往往以寸口和趺阳脉同论，如《金匮要略·水气病》说：

寸口脉沉而迟，沉则为水，迟则为寒，寒水相搏。

趺阳脉伏，水谷不化，脾气衰则鹜溏，胃气衰则身肿。

少阳脉卑，少阴脉细，男子则小便不利，妇人则经水不通。经为血，血不利则为水，名曰血分。（田按："少阳脉卑"，就是少阳三焦相火衰微。少阳相火衰微，故"少阴脉细"。阳气衰微而气分病，阴盛不化，上焦不通，故"男子则小便不利，妇人则经水不通"。）

问曰：病者苦水，面目、身体、四肢皆肿，小便不利，脉之不言水，反言胸中痛，气上冲咽，状如炙肉，当微咳喘。审如师言，其脉何类？

师曰：寸口沉而紧，沉为水，紧为寒，沉紧相搏，结在关元，始时当微，年盛不觉。阳衰之后，营卫相干，阳损阴盛，结寒微动，肾气上冲，喉咽塞噎，胁下急痛，医以为留饮而大下之，气击不去，其病不除。后重吐之，胃家虚烦，咽燥欲饮水，小便不利，水谷不化，面目、手足浮肿。又以葶苈丸下水，当时如小差，食饮过度，肿复如前，胸胁苦痛，象若奔豚，其水扬溢，则浮咳喘逆。当先攻击冲气令止，乃治咳，咳止，其喘自差。先治新病，病当在后。（田按：面目身体四肢皆肿，小便不利，胸中痛，气上冲咽，状如炙肉，当微咳喘，此皆太阳阳明病。但脉沉病在里，当选麻黄附子细辛汤、真武汤之类。）

寸口脉浮而迟，浮脉则热，迟脉则潜，热潜相搏，名曰沉；趺阳脉浮而数，浮脉即热，数脉即止，热止相搏，名曰伏；沉伏相搏，名曰水；沉则脉络虚，伏则小便难，虚难相搏，水走皮肤，即为水矣。

寸口脉迟而涩，迟则为寒，涩为血不足。趺阳脉微而迟，微则为气，迟则为寒。寒、气不足，则手足逆冷；手足逆冷则营卫不利；营卫不利，则腹满肠鸣相逐，气转膀胱；营卫俱劳，阳气不通即身冷，阴气不通即骨疼；阳前通（前，《说文》："前，齐断也……前，古假借作剪。"故前通，即断绝流通的意思。）则恶寒，阴前通则痹不仁；阴阳相得，其气乃行，大气一转，其气乃散；实则失气，虚则遗尿，名曰气分。

《伤寒论·辨脉法》说：

寸口脉浮为在表，沉为在里，数为在府，迟为在藏。假令脉迟，此为在藏也。

趺阳脉浮而涩，少阴脉如经也，其病在脾，法当下利。何以知之？若脉浮大者，气实血虚也。今趺阳脉浮而涩，故知脾气不足，胃气虚也。以少阴脉弦而浮（一作沉），才见此为调脉，故称如经也。若反滑而数者，故知当屎脓也。

寸口脉浮而紧，浮则为风，紧则为寒。风则伤卫，寒则伤荣。荣卫俱病，骨节烦疼，当发其汗也。

趺阳脉迟而缓，胃气如经也。趺阳脉浮而数，浮则伤胃，数则动脾，此非本病，医特下之所为也。荣卫内陷，其数先微，脉反但浮，其人必大便硬，气噫而除。何以言之？本以数脉动脾，其数先微，故知脾气不治，大便硬，气噫而除。今脉反浮，其数改微，邪气独留，心中则饥，邪热不杀谷，潮热发渴。数脉当迟缓，脉因前后度数如法，病者则饥。数脉不时，则生恶疮也。

寸口脉浮大，而医反下之，此为大逆。（田按：病在太阳阳明，"而医反下之"，可能会造成结胸，故云"此为大逆"。）浮则无血，大则为寒，寒气相搏，则为肠鸣，医乃不知，而反饮冷水，令汗大出，水得寒气，冷必相搏，其人即噎。

趺阳脉浮，浮则为虚，浮虚相搏，故令气噎。言胃气虚竭也。脉滑则为哕。此为医咎，责虚取实，守空迫血。脉浮、鼻中燥者，必衄也。

寸口脉阴阳俱紧者，法当清邪中于上焦，浊邪中于下焦。清邪中上，名曰洁也；浊邪中下，名曰浑也。阴中于邪，必内栗也，表气微虚，里气不守，故使邪中于阴也。阳中于邪，必发热、头痛、项强、颈挛、腰痛、胫酸，所为阳中雾露之气，故曰清邪中上。浊邪中下，阴气为栗，足膝逆冷，便溺妄出，表气微虚，里气微急。三焦相混，内外不通。上焦怫郁，脏气相熏，口烂蚀断也。中焦不治，胃气上冲，脾气不转，胃中为浊，荣卫不通，血凝不流。若卫气前通（前，《说文》："前，齐断也……前，古假借作剪。"故前通，即断绝流通的意思。）者，小便赤黄，与热相搏，因热作使，游于经络，出入脏腑，热气所过，则为痈脓。若阴气前通者，阳气厥微，阴无所使，客气内入，嚏而出之，声嗢咽塞，寒厥相逐，为热所拥，血凝自下，状如豚肝。阴阳俱厥，脾气孤弱，五液注下。下焦不阖，清便下重，令便数难，脐筑湫痛，命将难全。

此"阳中于邪"，即"病发于阳"，故见"发热、头痛、项强、颈挛、腰痛、胫酸"等阳部病证。"阴中于邪"，即"病发于阴"，故见"阴气为栗，足膝逆冷，便溺妄出"等阴部病证。

历代中医及伤寒注家根本就不明白什么是"病发于阳、病发于阴"，却在那里大谈什么太阳主表、阳明主里，岂不是怪事？岂不是把中医往歧路上引？又如何能把"证"的解析和界定说明白？又如何能正确指导临床？张仲景说得明白，表指"病发于阳"的太阳，里指"病发于阴"的太阴，太阳主外表，太阴主内里。

其实"病发于阳"的太阳病、阳明病都属于上焦表部，上焦包括所有体表和胸膺，由于太阳阳明病、少阳阳明病、正阳阳明病及三阳合病的失治误治而导致"脾约""胃家实"等胃肠不通的证候，从而形成"三承气汤证""柴胡汤证""陷胸汤证"等。关于这个病理机制，华佗论述得好。孙思邈《千金要方》引华佗说：

夫伤寒始得，一日在皮，当摩膏火灸之即愈。

若不解者，二日在肤，可依法针，服解肌散发汗，汗出即愈。

若不解，至三日在肌，复一发汗即愈。

若不解者，止，勿复发汗也。

至四日在胸，宜服藜芦丸，微吐之则愈。若病困，藜芦丸不能吐者，服小豆瓜蒂散，吐之则愈也。视病尚未醒醒者，复一法针之。

五日在腹，六日入胃。入胃乃可下也。若热毒在外，未入于胃，而先下之者，其热乘虚入胃，即胃烂也。然热入胃，要须下去之，不可留于胃中也。胃若实热为病，三死一生，皆不愈。胃虚热入烂胃也，其热微者，赤斑出。此候五死一生；剧者黑斑出，此候十死一生。但论人有强弱，病有难易，得效相倍也。

病在皮毛、肌肤就是在太阳阳明之表，"四日在胸"就是在太阳阳明之里，太阳阳明开阖失常，表部的宣发、肃降功能失调，就出现了"胃、腹"证候，"入胃乃可下也"即是承气汤证了。故《素问·热论》说"其未满三日者，可汗而已；其满三日者，可泄而已"。

如果不明白六经病欲解时的确切含义，不知"寒实证"在主亥子丑（阴盛冬三月）三时的太阴，却大谈"寒实证"在主子丑寅三时的少阴（子时阳气已经来复），岂不是害人害己？陶弘景《辅行诀五脏用药法要》明确写出小泻脾汤——四逆汤是泻太阴脾"寒实证"的，为什么视而不见？

读《伤寒论》，抱着以人为本的脏腑表里经络思维模式的现行《伤寒论》教材，能思考出什么呢？若以五运六气天人合一的"脏气法时"思维模式思考《伤寒论》又是什么光景呢？思考中医，首先要正本清源，本源都不清楚，只能是越思考越错，从而走向歧路。

夏为太阳，秋为阳明，张仲景论述病在阳的有太阳阳明并病、合病、脾约三证：

第一，太阳阳明合病。

①麻黄汤证

36条：太阳与阳明合病，喘而胸满者，不可下，宜麻黄汤。（太阳病）

②葛根汤证

32条：太阳与阳明合病者，必自下利。葛根汤主之。（太阳病）

33条：太阳与阳明合病，不下利，但呕者，葛根加半夏汤主之。（太阳病）

第二，二阳并病。

48条：二阳并病，太阳初得病时，发其汗，汗先出不彻，因转属阳明，续自微汗出，不恶寒。

若太阳病证不罢者，不可下，下之为逆，如此可小发汗。设面色缘缘正赤者，阳气怫郁在表，当解之熏之。

若发汗不彻，不足言，阳气怫郁不得越，当汗不汗，其人躁烦，不知痛处，乍在腹中，乍在四肢，按之不可得，其人短气但坐，以汗出不彻故也，更发汗则愈。何以知汗出不彻？以脉涩故知也。（太阳病）

220条：二阳并病，太阳证罢，但发潮热，手足漐漐汗出，大便难而谵语者，下之则愈，宜大承气汤。（阳明病）

表部太阳阳明病，病伤寒则为麻黄汤证，甚则为大小青龙汤证；病温病初起则为葛根汤证，甚则为大小白虎汤证（小白虎汤即竹叶石膏汤）。葛根是辛凉解表药，《中药学》有明确记载。

《神农本草经》记载"葛根味甘平。治消渴，身大热，呕吐，诸痹，起阴气。"《别录》说"主治伤寒中风头痛，解肌发表出汗，开腠理，疗金疮，止痛，胁风痛。生根汁，大寒，治消渴，伤寒壮热。"所以葛根汤是治温病初起的方剂。《温热经纬·叶天士外感温热篇》章虚谷注："外感温病，初起却有微恶寒者，以风邪在表也，亦不渴。"又说："凡温病初感，发热而微恶寒者，邪在卫分。"叶天士说："在卫汗之可也。"故张仲景用葛根汤主之，葛根汤乃桂枝汤加葛根、麻黄，桂枝汤治风而兼补卫阳固表，所以《温病条辨》首用桂枝汤治温病初起，人们不明此意，反而非之，实可叹也。温必阴伤，故用葛根生津液治温邪，而用麻黄发汗。

第三，脾约证——麻子仁丸证。

一是在表，二是胃家实。

在表以背阳为主，所谓"头项强痛"是也。可以用风府、风池、风门"三风"穴治疗此类外感病。《伤寒论》：

24条：太阳病，初服桂枝汤，反烦不解者，先刺风池、风府，却与桂枝汤则愈。

少阳和太阴在腹主阴主里，一个三焦相火，一个脾水，这一火一水组成了腹部人身之太极命门，这个太极命门不在肾是很明确的，何故痴人说梦，硬要说命门在肾呢？

在《伤寒论》说理及经方研究方面，日本汉医多用图解，很直观明了，笔者将效仿之，会多绘一些图表来说明问题。

再是，《伤寒论》是一部理、法、方、药俱备的医学巨著，其医学理论必定以人体的生理病理为基础，人的生理病理离不开人体构造，所以研究《伤寒论》必须先明白人体构造及其生理机能，以往注家多不注意这个问题，我们就从这里开始。

心主夏，肺主秋，心肺在膈上。脾肾主冬，肝主春，脾肝肾及诸腑在膈下。其生理病理见图3-13。

从图中我们还可以知道"病发于阳"包括哪些部位，"病发于阴"包括哪些部位。

太阳阳明"病发于阳"在横膈膜上为天，太阴少阳"病发于阴"在横膈膜下为地。《周易·系辞传》说："在天成象，在地成形。"《素问·五运行大论》说："天垂象，地成形，七曜纬虚，五行丽地。地者，所以载生成之形类也；虚者，所以列应天之精气也；形精之动，犹根本之与枝叶

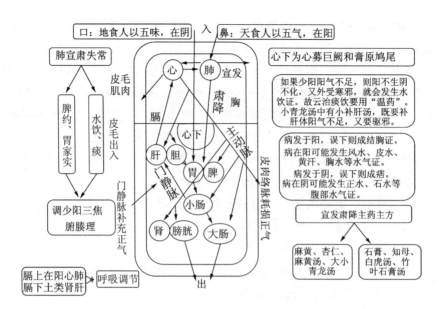

图3-13　人体生理病理示意简图

也，仰观其象，虽远可知也。"所谓"天象"，乃指日月星辰的运行之象，《内经》曾在多处讲过，"有验于天者，必有验于人"，所以借用来讲人体营卫气血的运行，如《灵枢·五十营》《灵枢·卫气行》《灵枢·营气》都讲了营卫与天同纪的运行过程。心主营，肺主卫，心肺即居横膈膜之上天部。《素问·生气通天论》还说"九窍、五脏、十二节，皆通乎天气"，天气失常则"九窍、五脏、十二节"皆病。营卫病则心肺病，心肺病，营卫亦病。所谓"形"，《周易·系辞传》说"形乃谓之器"及"形而下者谓之器"。《素问·六节脏象论》说："脾、胃、大肠、小肠、三焦、膀胱者，仓廪之本，营之居也，名曰器，能化糟粕，转味而入出者也。"而天部心肺营卫是"根本"，而地部"脾、胃、大肠、小肠、三焦、膀胱"是"枝叶"，所以《素问·五脏别论》说："夫胃、大肠、小肠、三焦、膀胱，此五者天气之所生也，其气象天，故泻而不藏。"天部心肺营卫病则会继发"脾、胃、大肠、小肠、三焦、膀胱"之病，用中医术语说就是"不从外解，则里结而顺传于胃"。于此才能知道张仲景为什么十分重视分主四时的太阳、阳明、太阴、少阳四经，太阳阳明主天道阳仪心肺系统，太阴少阳主天道阴仪"脾、胃、大肠、小肠、三焦、膀胱"土类系统。外感抓住太阳阳明心肺君相二官以平天下，《素问·灵兰秘典论》说："主明则下

五运六气解读《伤寒论》

安，以此养生则寿，殁世不殆，以为天下则大昌。主不明则十二官危，使道闭塞而不通，形乃大伤，以此养生则殃，以为天下者，其宗大危，戒之戒之。"内伤抓太阴少阳黄庭太极元气，《黄庭内景经·上有章》说："元气所合列宿分，紫烟上下三素云，灌溉五华植灵根，七液洞流冲庐间。"《黄庭内景经·上清章》说："咏之万遍升三天，千灾以消百病痊。不惮虎狼之凶残，可以却老永延年。"三素云，指红火黑水黄土三原色，水火土合一则谓"三生万物"。此元气运行之通道是少阳三焦，故《三十八难》说："三焦也，有原气之别焉，主持诸气。"《难经·八难》说："所谓生气之原者，谓十二经之根本也，谓肾间动气也，此五脏六腑之本，十二经脉之根，呼吸之门，三焦之源。"《六十六难》说："肾间动气者，人之生命也，十二经之根也，故名曰原。三焦者，原气之别使也，主通行三气，经历于五脏六腑。原者，三焦之尊号。"所以《中藏经·论三焦虚实寒热生死逆顺脉证之法》说：

> 三焦者，人之三元之气也，号曰中清之腑，总领五脏、六腑、荣卫、经络内外左右上下之气也。三焦通，则内外左右上下皆通也。其于周身灌体，和内调外，荣左养右，导上宣下，莫大于此也。……三焦之气和，则内外和。逆，则内外逆。故云，三焦者，人之三元之气也，宜矣！

三焦相火寄于胆，故经云"凡十一脏，取决于胆"。具体用药是大小建中汤，《辅行诀五脏用药法要》谓大小阳旦汤，并用在中的阴阳二旦汤扶阴扶阳，并不在肾。

太阳阳明"病发于阳"，就是病发于表部。所有外感病均起始于此，包括四时风、寒、暑、湿、燥、火正气为病和四时非时之气为病（疫病）。治疗以解表发汗排除外邪为原则。若发汗不彻及不得法形成误治，则病可传入胸中、心肺天部，在天部不解则可顺传腹部引起脾约、胃家实（包括二便）等病变，若误下则可形成结胸等病。

"病发于阳"属于心肺，心主营与血，肺主卫与气，叶天士据此创"营卫气血辨证"。伤寒、温病都有营卫气血辨证，只是治法不同而已，故叶天士在《外感温热篇》说："辨营卫气血，虽与伤寒同，若论治法，则与伤寒大异也。"伤寒用温，温病用寒，故云大异。

"病发于阳"往往导致"胃家实"，形成邪在上焦表部，胃肠运行不畅。《灵枢·大惑论》说："邪气留于上焦，上焦闭而不通，已食若饮汤，卫气留久于阴而不行，故卒然多卧焉。"又说："卫气留于阴，不得行于阳，留于阴则阴气盛，阴气盛则阴跷满，不得入于阳则阳气虚，故目闭也。""此人肠胃大而皮肤湿，而分肉不解焉。肠胃大则卫气留久；皮肤湿则分肉不解，其行迟。夫卫气者，昼日常行于阳，夜行于阴，故阳气尽则卧，阴气尽则寤。故肠胃大则卫气行留久，皮肤湿，分肉不解则行迟。留于阴也久，其气不清，则欲瞑，故多卧矣。其肠胃小，皮肤滑以缓，分肉解利，卫气之留于阳也久，故少瞑焉。""上气不足，下气有余，肠胃实而心肺虚。虚则营卫留于下，久之不以时上，故善忘也。"

肺主一身之气，一旦肺失宣发和肃降，则营、卫、气、血、津液俱流动不畅，或滞留为病，甚则为积聚，积滞日久之物，便可能形成凝聚坚燥之物，其治非辛味药物不能疏散凝聚，非咸味药物不能软润坚燥，或用《伤寒论》和石寿棠《医原》"开通"法，或用《辅行诀五脏用药法要》"咸辛除滞法"，随证选用。

"病发于阴"属于太阴脾及少阳三焦，就是病发于里部，里部指胃肠道，包括脾、胃、小肠、大肠、三焦、膀胱等。这里为五脏六腑、十二经络之海，有外感传变之病，也有饮食及内伤病，病情复杂难治，要详细诊察。脾开窍于口，而《难经·六十六难》说脐下肾间动气为三焦原气，《难经·八难》说此三焦原气为"呼吸之门"，《脾胃论·五脏之气交变论》说"三焦之窍开于喉，出于鼻，鼻乃肺之窍"，又说"在人为喉之窍，在口乃三焦之用"，《黄庭内景经·肺之章》说"肺之为气三焦起"，则邪从口鼻必内入于黄庭太极脾与三焦。脾与三焦主膜原，故吴又可《温疫论》创邪由口鼻而入，直入中道膜原说，开温病之学。他说："邪自口鼻而入，所客内不在脏腑，外不在经络，舍于伏脊之内，去表不远，附近于胃，乃表里之分界，是为半表半里，即《内经》所谓横连募原是也。"还说："此邪不在表，汗之徒伤表气，热亦不减；又不可下，此邪不在里。下之徒伤胃气，其渴愈甚。"叶天士说"湿热之气，触自口鼻"则"募原先病"，"出募原分布三焦"。薛生白《湿热病篇》说"湿热之邪……邪由上受……直趋中道，故病多归膜原"，"湿热阻遏膜原"，"膜原者，外通肌肉，内近胃腑，即三焦之门户，实一身之半表半里也"。这是叶天士和薛生白的伟大发现，他们将膜原和三焦联系起来。

吴鞠通根据外感病首先"病发于阳"在上焦，而后顺传中、下二焦的特点，创建了三焦辨证法。

人不只是一个"生物体"，单纯的"生物体"是活不成的，更重要的人还是一个自然生命体，如《素问·宝命全形论》说：

天覆地载，万物悉备，莫贵于人；人以天地之气生，四时之法成……夫人生于地，悬命于天，天地合气，命之曰人。

天地之气是什么呢？《素问·六节脏象论》说：

天食人以五气，地食人以五味；五气入鼻，藏于心肺，上使五色修明，音声能彰；五味入口，藏于肠胃，味有所藏，以养五气，气和而生，津液相成，神乃自生。

这就讲明白了"病发于阳"的太阳阳明心肺与"病发于阴"的太阴少阳脾三焦之间的密切关系了，可用五脏树表示，见图3-14。

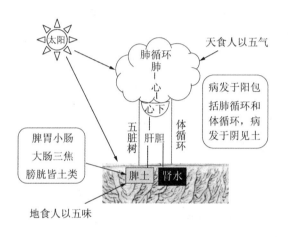

图3-14　五脏树

《素问·金匮真言论》："冬气者，病在四肢……冬善病痹厥。"脾主四肢。太阴脾和少阴肾在冬，其冬脏寒，故病痹厥。

于此可知，"项背"是太阳阳明的发病部位，如《伤寒论》太阳病的"项背强几几"。"项背强几几"，并不是足太阳膀胱经的专利病，膀胱为一个小小水腑，何能保卫一身不受外邪侵犯？《素问·金匮真言论》说"病在肝，俞在颈项"，又说"背为阳，阳中之太阳，心也"。《灵枢·海论》说："冲脉者，为十二经之海，其输上在于大杼，下出于巨虚之上下廉；膻中者，为气之海，其输上在于柱骨之上下，前在于人迎。"头为诸阳之会。《素问·脉解》说"强上引背"的病机是"阳气大上而争，故强上也"。肝通于春气，心通于夏气，春夏为阳，肝心也主人身之阳气而卫外

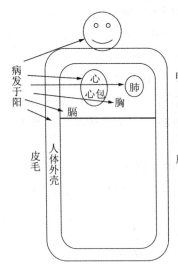

病发于阳在太阳阳明，太阳心阳布于表，阳明肺主皮毛，所以太阳阳明主阳主表。

另外，三焦膀胱应于腠理毫毛，也在表。

太阳阳明之里在膈上胸膺，胸里有肺、心、心包、头，所以邪气在表不解，就会内陷于胸成结胸病，或成胸痹心痛，或成肺痿肺痈咳嗽上气病，或痰饮咳嗽病，或成水气病

图3-15 病发于阳

也，其阳上出与寒邪相抗争，才导致了"项背强几几"。《素问·热论》说："巨阳者，诸阳之属也，其脉连于风府，故为诸阳主气也。"巨阳即太阳，太阳为什么为"诸阳之属"？因为其脉连于风府。风府，顾名思义是风气之府，即风气聚集的地方，为阳邪，内通于肝心，主春夏阳气。风府在脑后项上入发际一寸，大筋内宛宛中，为督脉、阳维之会，故能为"诸阳主气"。《伤寒例》也说："尺寸俱浮者，太阳受病也，当一二日发，以其脉上连风府，故头项痛，腰脊强。"为什么"头项强痛"？因为风府之"阳气大上而争，故强上也"。怀抱奇《古今医彻》说心病有"肩背项痛"。《伤寒论》第98、99条的小柴胡汤证及142、171条的太阳少阳并病证都有"颈项强"即是明证。《金匮真言论》说：背为阳，阳中之阳，心也；阳中之阴，肺也。故要针肺俞。

胸部心有三个功能：一是心阳部于表而卫外；二是主心肺循环；三是主体循环。

肺有三大功能：一是主呼吸进行气体交换；二是通过呼吸主宣发和肃降，肺一呼一吸横膈膜随之上下运动，于是带动腹部诸脏气的运动；三是推动血脉运动。

所以上焦胸部太阳阳明特别重要，一个是君主之官，一个是宰相之官，相当于现在的总统和总理，主宰着国家的命运，是我们的重点保护

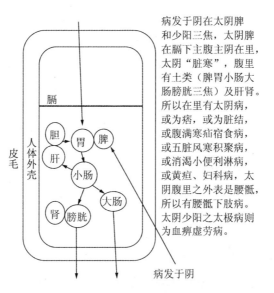

病发于阴在太阴脾和少阳三焦，太阴脾在膈下主腹主阴在里，太阴"脏寒"，腹里有土类（脾胃小肠大肠膀胱三焦）及肝肾。所以在里有太阴病，或为痞，或为脏结，或腹满寒疝宿食病，或五脏风寒积聚病，或消渴小便利淋病，或黄疸、妇科病，太阴腹里之外表是腰骶，所以有腰骶下肢病。太阴少阳之太极病则为血痹虚劳病。

病发于阴

图 3-16　病发于阴

对象。

　　由上述不难看出，凡是皮肤肌肉病、筋骨病及多种脾胃大小肠三焦膀胱土类疾病都可以从主阳主表的太阳阳明论治，张仲景在《伤寒杂病论》中有很多论述，如《金匮要略·血痹虚劳病脉证并治》："五劳虚极羸瘦，腹满不能饮食，食伤，忧伤，饮伤，房室伤，肌伤，劳伤，经络营卫气伤，内有干血，肌肤甲错，两目黯黑，缓中补虚，大黄䗪虫丸主之。"还有《金匮要略·水气病脉证并治》等。太阳主心，阳明主肺，太阳阳明病，则心肺失常。《素问·五脏别论》说："心肺有病，而鼻为之不利也。"可知从鼻可以诊察心肺有没有病。

　　"病发于阳"包括上焦太阳阳明夏秋心肺系统和阳仪春夏心肝系统，有春肝系统、夏心系统和秋肺系统三时三脏系统。其发病如《伤寒例》说："从霜降以后，至春分以前，凡有触冒霜露，体中寒即病者，谓之伤寒也。九月十月，寒气尚微，为病则轻；十一月十二月，寒冽已严，为病则重；正月二月，寒渐将解，为病亦轻。此以冬时不调，适有伤寒之人，即为病也。其冬有非节之暖者，名曰冬温。冬温之毒，与伤寒大异，冬温复有先后，更相重沓，亦有轻重，为治不同，证如后章。从立春节后，其中无暴大寒，又不冰雪；而有人壮热为病者，此属春时阳气，发于冬时伏寒，变为温病。从春分以后，至秋分节前，天有暴寒者，皆为时行寒疫也。三月四月，或有暴寒，其时阳气尚弱，为寒所折，病热犹轻；五月六月，阳气已盛，为寒所折，病热则重；七月八月，阳气已衰，为寒所折，病热亦微。"

《伤寒论》"病发于阳、病发于阴"不仅源于《素问·金匮真言论》，还有《素问·调经论》说："邪之生也，或生于阴，或生于阳。其生于阳者，得之风雨寒暑；其生于阴者，得之饮食、居处、阴阳喜怒。"《灵枢·百病始生》说："夫百病之始生也，皆于风雨寒暑，清湿，喜怒。喜怒不节则伤脏，风雨则伤上，清湿则伤下。……三部之气各不同，或起于阴，或起于阳，请言其方，喜怒不节则伤脏，脏伤则病起于阴也，清湿袭虚，则病起于下，风雨袭虚，则病起于上，是谓三部，至其淫泆，不可胜数。"《素问·阴阳应象大论》说："天之邪气，感则害人五脏；水谷之寒热，感则害于六腑；地之湿气，感则害皮肉筋脉。"水谷之寒热则伤太阴脾胃。

"病发于阳"——太阳阳明，由皮毛而内传。如《素问·皮部论》说："百病之始生也，必先于皮毛。邪中之，则腠理开，开则入客于络脉，留而不去，传入于经，留而不去，传入于腑，廪于肠胃。……邪客于皮，则腠理开，开则邪入客于络脉，络脉满，则注于经脉，经脉满，则入舍于腑脏也。"《素问·阴阳类论》说："三阳一阴，太阳脉胜，一阴不为止，内乱五脏，外为惊骇。"《灵枢·百病始生论》说："虚邪之中人也，始于皮肤，皮肤缓则腠理开，开则邪从毛发入，入则抵深，深则毛发立，毛发立则淅然，故皮肤痛。留而不去，则传舍于络脉，在络之时，痛于肌肉，故痛之时息，大经代去，留而不去，传舍于经，在经之时，洒淅喜惊。留而不去，传舍于俞，在俞之时，六经不通四肢，则肢节痛，腰脊乃强，留而不去，传舍于伏冲之脉，在伏冲之时体重身痛，留而不去，传舍于肠胃，在肠胃之时，贲响腹胀，多寒则肠鸣飧泄，食不化，多热则溏出糜。留而不去，传舍于肠胃之外募原之间，留着于脉，稽留而不去，息而成积，或着孙脉，或着络脉，或着经脉，或着俞脉，或着于伏冲之脉，或着于脊筋，或着于肠胃之募原，上连于缓筋，邪气淫泆，不可胜论。"病发于阳则伤心肺，心肺伤则营卫失守，不能滋养皮肤则不任风寒，营卫不行则经络不通，则上下内外经络脏腑皆病。

《伤寒论》第7条说"伤寒二三日，阳明、少阳证不见者，为不传也"，见阳明、少阳证者则传矣。所以"病发于阳"，一是顺传阳明，形成太阳阳明合病、并病等，有风寒、风热、湿热三大类型，即外感六淫，如果治不得法而误治，不从外表解，则传胸中及心肺，形成胸痹、心痛、循环系统及肺家呼吸系统疾病；并可能顺传于下形成"胃家实"、脾约等证候，或逆传心包。若误早于攻下则成结胸证。"胃家"包括脾、胃、小肠、大肠、膀胱、三焦等土类，包括消化道、泌尿生殖系统疾病。"实"，不是指承气汤证的燥热实证，是指邪实。另一类是顺传阳仪系统的少阳、厥阴，形成太阳少阳合病、并病及刺期门证等免疫系统、神经系统、分泌系统疾病。

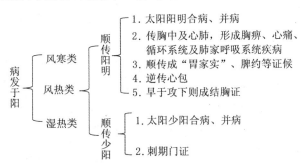

图 3-17　病发于阳传变示意图

　　"病发于阳"的一个重要病证是水火瘀结，其病因是寒邪外束、火热内郁，病位在卫气营血、脉络和三焦腑，病理变化是水火瘀结、机体受损，即血瘀水结，血不利则为水，互相搏结。少阳三焦相火走气分，伤气道；少阴君火走血分，伤血脉。郁火的形成有多方面的原因，如《重订广温热论·论温热即是伏火》引王秉衡说："风寒暑湿，悉能化火，血气郁蒸，无不生火，所以人之火症独多焉。"《景室医稿杂存》说："六淫之气，实只有五……而五者无不从火化，是以名为六淫。"不但"邪郁化火"，也有"气郁化火"。而《金匮要略》说："热之所过，血为之凝滞。"又说："血不利则为水。"所以就产生了血瘀水结或痰瘀互结的病理变化。作示意图见图 3-18：

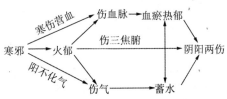

图 3-18　血瘀、水结或痰瘀互结病理变化示意图

寒伤营血，包含两方面的意思：第一，寒性凝滞可以导致血脉不通；第二，寒束火郁，"血为之凝滞"或化为水。

对于这种瘀、热、水、火互结证，单纯运用清热凉血法、活血化瘀法、利水祛湿法治疗，往往疗效欠佳，必须结合治疗六淫才行。而且其内郁之火，又有燥火和湿火之分及气分和血分之分，又不可不知。

其病理变化可发生出血证、溢血证、瘀阻、痰阻、脑梗、心梗、糖尿病、高血压、高血脂等多种疑难病证。

"病发于阴"则在太阴少阳，即在脾胃三焦。张隐庵说："太阴在内主膜原。"少阳也主膜原，是太阴、少阳同主膜原。《灵枢·小针解》说："饮食不节，而病生肠胃，故命曰浊气在中也。"《素问·痹论》说："饮食自倍，肠胃乃伤。"据此，李东垣发明了内伤少阳三焦和太阴脾胃病，著有《脾胃论》《内外伤辨惑论》等；吴又可《温疫论》创邪由口鼻而入，直入中道膜原说，开温病之学。《薛生白湿热病篇》说："膜原者，外通肌肉，内近胃腑，即三焦之门户，实一身之半表半里也。邪由上受，直趋中道，故病多归膜原。"俞根初《通俗伤寒论》强调"邪伏膜原"。张仲景虽然没有直言病由口鼻而入，直入中道，而"病发于阴"即其互词。

"病发于阴"，有外感和内伤两大类。先说外感病，其一是"病发于阳"顺传形成的脾约及"胃家实"等证候；其二是外感湿热、霍乱、疫疠直入中道，热胜重在阳明、少阳、厥阴，湿胜重在太阴、少阴、厥阴；其三是"病发于阴"误下形成的痞证。次说内伤，其一是少阳相火胜所致风火的证候；其二是少阳相火虚衰导致的《脾胃论》所述脾胃病，详见《中医内伤火病学》一书，即《医易火病学》。

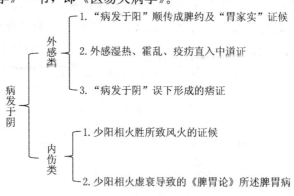

图 3-19　病发于阴传变示意图

"病发于阳"谓之"阳病"，"病发于阴"谓之"阴病"。阳病、阴病可参考以下之论。

《金匮要略》说："头痛、项、腰、脊、臂、脚掣痛"为"阳病"，"咳、上气、喘、哕、咽、肠鸣、胀满、心痛、拘急"为"阴病"。戴天章《广瘟疫论》说："所谓表者，发热，恶寒，头痛，头眩，项强，背痛，腰疼，腿、膝、足、胫酸痛，自汗，无汗，及头肿，面肿，耳目赤肿，项肿，发斑，发疹皆是。所谓里者，渴，呕，胸满，腹满，胁满，胁痛，大便不通，大便泄泻，小便不通，小便黄、赤、涩痛，及烦躁，谵妄，沉昏，舌燥，舌卷，舌强，口咽赤烂皆是。"叶天士《三时伏气外感篇》说："不知凡病皆本乎阴阳。通表、利小便，乃宣经气、利腑气，是阳病治法。暖水脏温脾胃，补土以驱水，是阴病治法。治肺痹以轻开上，治脾必佐温通。"又在《外感温热篇》说："救阴不在（补）血，而在津与汗；通阳不在温，而在利小便。"何廉臣在《重订广温热论》说："凡能发汗、发瘖、发疹、发斑、发丹、发痧、发痦、发痘等方，皆谓之发表法。……其大要不专在乎发汗，而在乎开其郁闭，宣其气血。"又说："凡能降气、蠲痰、导滞、逐水、通瘀、退黄、下胀、追虫等方，皆谓之攻里法。攻里法者，解其在里之结邪也。结邪为病，所关甚大，病之为痞、为满、为喘、为肿、为闷、为闭、为痛、为胀，直无一不涉于结。如《内经》所云：结阴者便血，结阳者肿，一阴一阳结谓之喉痹，二阳结谓之消，三阳结谓之膈。与夫《伤寒论》中，小结胸在心下，按之则痛；大结胸心下痛，按之石硬；心中结痛，心下支结，少腹急结，热结在里，热结膀胱，热入血室，其血必结，及食结胸、水结胸、血结胸、寒实结胸、热实结胸者，不一而足，故里病总以解结为治，结一解而病无不去。"他们说的表里不够全面，有混淆之处，表部有表之表和表之里之分，里部亦有里之表和里之里之分。

《伤寒论》病发阳仪、阴仪和夏秋病发于阳、冬春病发于阴都源于《素问·金匮真言论》，可知此篇的重要性，故将其杂病部分称作《金匮要略》。

笔者从天人合一整体的观点应用了象数理思维模式，在自然界有天象、气象、物象，在人有病象、脏象。在此基础上进一步又用逻辑思维模式，创建了严密的系统医学"中医太极三部流经体系"，其中有地道阳仪系统、阴仪系统及天道阳仪系统（"病发于阳"）、阴仪系统（"病发于阴"）。张仲景《伤寒论》"病发于阳"的传变方式，就是在这种理论指导下建立起来的，有极强的临床实用性。所以《伤寒论》完全继承了《内经》"整体"理论思维模式，绝不是"个体"案例纲领模式，因此不能用"方证相应"方式学习《伤寒论》，必须用逻辑思维模式学习《伤寒论》。

伤寒伤人阳气——阳仪系统，温病伤人阴气——阴仪系统。凡感外邪，虽然有寒邪从皮毛而入伤心太阳之表和温邪从口鼻而入伤肺阳明之分，但均属太阳阳明合病并病于表部，即"病发于阳"者。"病发于阴"则有伤寒直中太阴少阴和温病直中阳明少阴之分（大承气汤证等，如《泻疫新论》等）。

张仲景非常重视三阴三阳六经不同层次的分法，《伤寒论》中有：

第一，天道病发于阳、病发于阴的层次

太阳阳明属于"病发于阳"的层次。

太阴少阳属于"病发于阴"的层次。

少阴、厥阴属于阳气来复的层次。

第二，地道阳仪、阴仪层次

太阳少阳厥阴属于阳仪层次，统于督脉，属于后通气。

阳明少阴太阴属于阴仪层次，统于任脉，属于前通气。

总之，纵看有：

上焦太阳阳明部（夏秋病发于阳），

中焦少阳太阴部（冬春病发于阴），

下焦少阴厥阴部（天地阳气来复）。

横看有：

太阳厥阴表部（春夏），

少阳太阴中部（长夏），

阳明少阴里部（秋冬）。

《内经》中如：

第一，标本中气层次

从本的太阴、少阳是一对阴阳，主人体的基本温度和湿度。

从中气的厥阴、阳明是一对阴阳，主左右阴阳升降。

从标本的太阳、少阴是一对阴阳，主既济水火，物极而反，为阴阳之征兆。

这是笔者建立中医太极三部六经体系的理论基础。

这个层次特别重要，要在太阴少阳这对阴阳居于黄庭太极，为人身之本，是元气之源，不可伤，伤则病。所以张仲景特别重视，称之为"建中"之地，"阳旦""阴旦"均属于此。左升之厥阴、太阳和右降之阳明、少阴均"从中"生出。

我们可以用西汉大儒董仲舒的话阐述图 3-20，谓"天地之气，合而为一，分为阴阳，判为四时，列为五行"。

三、从五运六气角度解析六经病欲解时

从四时五脏阴阳解六经标本中气

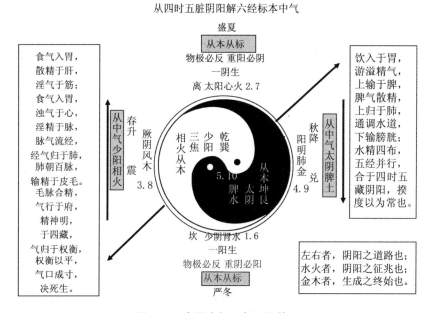

食气入胃，
散精于肝，
淫气于筋；
食气入胃，
浊气于心，
淫精于脉，
脉气流经，
经气归于肺，
肺朝百脉，
输精于皮毛，
毛脉合精，
气行于府，
精神明，
于四藏，
气归于权衡，
权衡以平，
气口成寸，
决死生。

从中气少阳相火

春升
厥阴风木
震
3.8

盛夏
从本从标
物极必反 重阳必阴
一阴生
离 太阳心火 2.7

相火 三焦 从本

少阳 巽 乾

脾水 坤艮 太阴

坎 少阴肾水 1.6
一阳生
物极必反 重阳必阳
从本从标
严冬

5.10 从本从标 太阴

4.9

秋降
阳明肺金
兑

从中气太阴脾土

饮入于胃，
游溢精气，
上输于脾，
脾气散精，
上归于肺，
通调水道，
下输膀胱；
水精四布，
五经并行，
合于四时五藏阴阳，揆
度以为常也。

左右者，阴阳之道路也；
水火者，阴阳之征兆也；
金木者，生成之终始也。

图 3-20　中医太极三部六经体系

在《伤寒论》六经病欲解时图中，太阴主冬三月亥子丑三时，正是万物归藏之处，连肾水也必须归藏于脾土。子时天道一阳来复于脾土之中，丑时地道也来复于脾土之中，所以张仲景称太阴"脏寒"，主以四逆汤。

第二，司天在泉层次

太阳、太阴三阴三阳寒湿层次，互为司天在泉是一对阴阳。

阳明、少阴二阴二阳燥热层次，互为司天在泉是一对阴阳。

少阳、厥阴一阴一阳风火层次，互为司天在泉是一对阴阳。

第三，脏腑表里层次

太阴、阳明一对阴阳属于脏腑层次，即肺与大肠相表里，脾与胃相表里。

厥阴、少阳一对阴阳属于脏腑层次，即肝与胆相表里，心包与三焦相表里。

少阴、太阳一对阴阳属于脏腑层次，即肾与膀胱相表里，心与小肠相表里。

在临床中一定要分清楚各种阴阳关系，否则动手便错。

7. 合病并病

（1）寅申分和辰戌分

由上文所述可知，寅申春夏和秋冬阴阳两仪分界线位于易学中的人门和鬼门，有《素问·经脉别论》"食气入胃"和"饮入于胃"及阴阳升降为生理基础，辰戌"病发于阳"和"病发于阴"分界线位于易学中的天门和地户，有《素问·六节脏象论》"五气入鼻"和"五味入口"及横膈膜分天地为生理基础。《灵枢·卫气》又言天之分有胸部、头部气街（属于病发于阳），地之分有腹部、胫部气街（属于病发于阴），并言行于"气街"的三焦卫气以下肢踝骨上下为本。《灵枢·卫气失常》则言卫气留于腹中则泻于下部足三里和气冲，卫气积于胸中则泻于标部的人迎、天突、廉泉。

（2）合病并病

医家对于《伤寒论》中的太阳阳明合病、并病及太阳少阳合病、并病不理解，所以有一些《伤寒论》教材把合病、并病放置到备考文中了。合病，同时发病也。并病，一经未罢而传另一经也。从六经病欲解时图可以看得清清楚楚，太阳逆时针方向连接少阳同属于纵向春夏阳仪系统之表，故有太阳少阳合病、并病；太阳顺时针方向连接阳明同属于横向上焦之表，病在阳在背，故有太阳阳明合病、并病。没有什么越经传、隔经传、跳经传什么的。

两仪分把外感病分为风寒伤阳、风热伤阴及湿热伤中道三大类型，并会产生太阳少阳并病、合病。

"病发于阳""病发于阴"分则分为外感和内伤两大类，太阳阳明主外主表统一切外感之阳病（并会产生太阳阳明并病、合病），太阴少阳主内主里统一切内伤之阴病。

太阳阳明和太阳少阳同主皮肤表部。表部有三主：

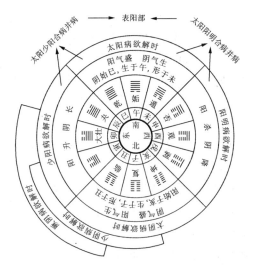

图 3-21　表阳部示意图

一是肺主皮毛，二是心阳部于表，三是三焦膀胱应腠理毫毛。

《灵枢·岁露》说"诸所谓风者……起毫毛，发腠理者也"，"寒则皮肤急而腠理闭，暑则皮肤缓而腠理开"，即讲病发于表部。

表部病位：

第一，阳气。

第二，皮肤。

第三，营卫气血。

第四，项背、胸膺。

8. 昼夜卯酉分

《伤寒论》里多次提到昼夜卯酉分，从六经病欲解时图可以看出，三阳主昼，三阴主夜。如《伤寒论》第 30 条说"夜半阳气还"，第 61 条说"昼日烦躁"，《伤寒论·辨脉法》说"夜半""日中""五月""十一月"：

> 五月之时，阳气在表，胃中虚冷，以阳气内微，不能胜冷，故欲著复衣；十一月之时，阳气在里，胃中烦热，以阴气内弱，不能胜热，故欲裸其身。

> 问曰：凡病欲知何时得？何时愈？答曰：假令夜半得病者，明日日中

愈；日中得病者，夜半愈。何以言之？日中得病，夜半愈者，以阳得阴则解也。夜半得病，明日日中愈者，以阴得阳则解也。

还有少阳病篇第268条的"三阳合病"，谓"三阳合病，脉浮大，上关上，但欲眠睡，目合则汗"。《内经》云："夫卫气者，昼日常行于阳，夜行于阴，故阳气尽则卧，阴气尽则寤。"又说："卫气者，昼日行于阳，夜行于阴……行于五脏六腑。""但欲眠睡"是阳气卫气受伤，这是以少阳相火为主的风火病，壮火食气，故病及三阳。方用白虎汤及风引汤。

总之，三阳主昼，主要病有四种：

第一，阳仪系统太阳少阳合病、并病。

第二，病发于阳的太阳阳明合病、并病。

第三，火克金的少阳阳明病。

第四，少阳火胜于气分的三阳合病。

四逆汤证则病及三阴，如：

277条：自利不渴者，属太阴，以其藏有寒故也。当温之，宜服四逆辈。（太阴篇）

323条：少阴病，脉沉者，急温之，宜四逆汤。

324条：少阴病，饮食入口则吐，心中温温欲吐，复不能吐，始得之，手足寒，脉弦迟者，此胸中实，不可下也，当吐之；若膈上有寒饮，干呕者，不可吐也。当温之，宜四逆汤。（少阴篇）

353条：大汗出，热不去，内拘急，四肢疼，又下利，厥逆而恶寒者，四逆汤主之。

354条：大汗，若大下利而厥冷者，四逆汤主之。

377条：呕而脉弱，小便复利，身有微热，见厥者难治。四逆汤主之。（厥阴篇）

三阳宜针，三阴宜灸。

白虎汤是少阳主力，四逆汤是人阴土力，抓的都是太极元气。前文言救表用桂枝汤，救里用四逆汤。桂枝汤用于少阳不及，白虎汤用于少阳太过。由此可知，疾病虽有万般，只要抓住太极元气虚实消息，就能上天揽月，下海捉鳖，有者求之，无者求之，而游刃有余矣。

9. 人体构造

为了更好地说明"病发于阳"和"病发于阴"的病理变化，必须先了解人体的构造。笔者认为日本江部洋一郎、横田静夫所著《经方医学》的人体构造图示方法很好，值得借鉴，但其说理不妥，要加以改造。

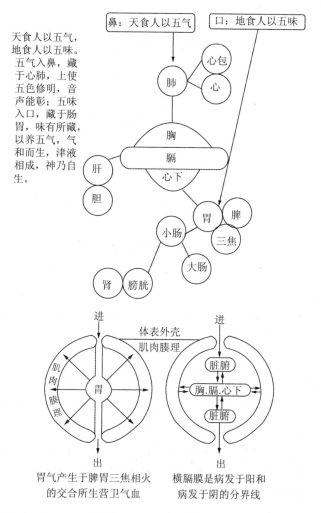

天食人以五气，地食人以五味。五气入鼻，藏于心肺，上使五色修明，音声能彰；五味入口，藏于肠胃，味有所藏，以养五气，气和而生，津液相成，神乃自生。

胃气产生于脾胃三焦相火的交合所生营卫气血

横膈膜是病发于阳和病发于阴的分界线

图3-22　人体构造简图

图3-22是学习《伤寒论》"病发于阳""病发于阴"的基本图示，只有熟悉这幅图才能学习好《伤寒论》。《经方医学》认为"病发于阳"是在皮部、"病发于阴"是在肌部的认识是错误的。笔者也不同意《经方医学》突出膈的重大作用，认为那是少阳三焦的作用。胸和胁是两个概念，胁肋部有肝胆募穴期门、日月，故胁肋属于肝胆病区。《经方医学》缺少最重

要的三焦腑，笔者补出。三焦是腠理，腠理在肌肉组织中，所以和主肌肉的脾胃放在一起。

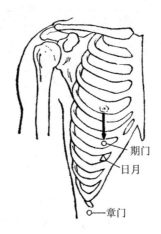

图 3-23　肝胆募穴位置图

中医五运六气理论认为，肝胆从中气少阳三焦相火，即俗云三焦相火寄于肝胆，所以说膈胁肋部通于肝胆，并通少阳三焦，《难经·八难》说三焦为"呼吸之门"，西医说肋间内外肌主呼吸，总之都在这个部位，可知其重要性。

太极元气，就是中气，就是丹田之气，俗称胃气。古云人以胃气为本，有胃气则生，无胃气则死，所以要先了解胃气的输布情况。"胃气"并不在胃，是在肠，就如《伤寒论》所说"胃家实"不在胃而在肠一样。《素问·五脏别论》说"五味入口，藏于胃，以养五脏气……是以五脏六腑之气味，皆出于胃，变见于气口。故五气入鼻，藏于心肺，心肺有病，而鼻为之不利"。

《灵枢·经脉》说肺脉起于中焦，所以胃气可以直接上升到肺，由肺到心，布津于血脉，而候于寸口，或由肺流注十二经脉。另一方面从胃由胃经直达头面。再就是输脾归肺和传小肠。

人生是个小天地，横膈膜之上，天气主之，横膈膜之下，地气主之，横膈膜界于天地之间。人体可以划分为四部分，即体表外壳、横膈膜、胸中和腹中四部分。膈上胸中有肺、心、心包，膈下腹中有脾、肾及五腑，横膈膜乃肝胆部位。体表外壳之皮肤、肌肉、筋骨、经络通乎膈上天气，

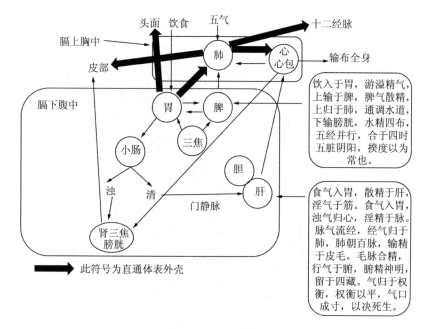

图3-24　胃气输布图

皆清阳之气与津液往来之所，其病不外水饮痰涎。肺呼吸主出入，膈呼吸主升降，主导在肺的呼吸。

人体外壳的结构图示见图3-25。

《伤寒论》说"病发于阳"是发于太阳心和阳明肺，"病发于阴"是发于太阴脾和少阳三焦，不是江部洋一郎在《经方医学》第一卷说的"病发于阳"为发于"皮部"，"病发于阴"为发于"肌部[①]"，这是《经方医学》最大最基本的错误，所以书中许多结论是错误的。又如胃是个能源基地，故经云"有胃气则生""无胃气则死"，但"胃气"不能自己输布于周身，必须依靠肺、脾和小肠的运输才能布散于周身，所以江部洋一郎强调胃不重脾也是错误的[②]。《素问·太阴阳明论》说："四肢皆禀气于胃而不得至经，必因于脾乃得禀也。今脾病不能为胃行其津液，四肢不得禀水谷气，气日以衰，脉道不利，筋骨肌肉，皆无气以生，故不用焉。"四肢、肌肉、

---

① 江部洋一郎等，《经方医学》第一卷第28页，学苑出版社，2010年。

② 江部洋一郎等，《经方医学》第一卷第30页，学苑出版社，2010年。

三、从五运六气角度解析六经病欲解时

115

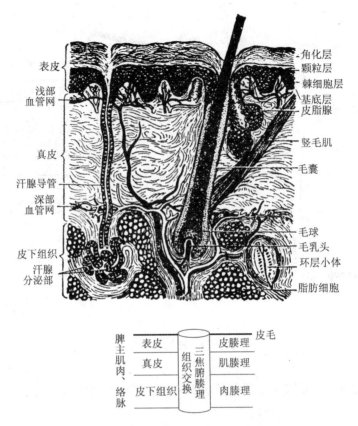

表皮
浅部血管网
真皮
汗腺导管
深部血管网
皮下组织
汗腺分泌部

角化层
颗粒层
棘细胞层
基底层
皮脂腺
竖毛肌
毛囊
毛球
毛乳头
环层小体
脂肪细胞

脾主肌肉、络脉

表皮	三焦腑腠理组织交换	皮腠理	皮毛
真皮		肌腠理	
皮下组织		肉腠理	

图 3-25　体表外壳皮肌构造简图

筋骨即体表外壳部分。

　　从上文前后可以看出，阳仪阳气系统通到上口唇和前板牙，所以《通卦验》记载"太阳脉起足小指端，至前两板齿"。宋本《伤寒论》卷二"辨痉湿暍脉证"说："太阳中暍者，发热恶寒，身重而疼痛，其脉弦细芤迟，小便已，洒洒然毛耸，手足逆冷，小有劳，身即热，开口，前板齿燥。若发汗，则恶寒甚。加温针，则发热甚。数下之，则淋甚。"阴仪阴气系统通到眼下睑和下口唇及下牙齿。《伤寒大白》说上口唇与大肠肺有关，下口唇与胃脾有关，并发明里热唇焦、食滞唇焦、血热唇焦而以渴不渴、消水不消水加以分别。所以笔者在临床中常常看到上、下口唇颜色不一致，上口唇发白而下口唇发红。

　　阳仪阳气后通由背俞行十二经络，阴仪阴气前通由募穴行十二经络，

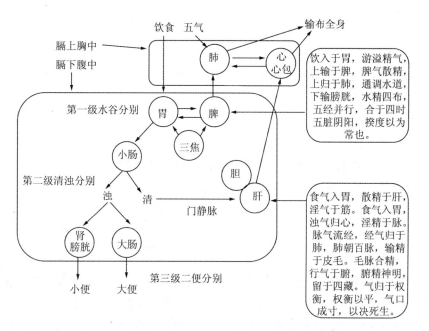

图 3-26　五气、饮食出入及输布示意图

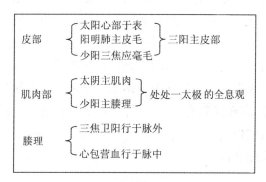

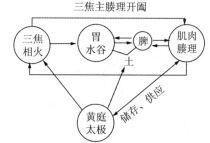

图 3-27　脾胃三焦

奇经八脉贯穿于阳仪和阴仪之间。

肺的功能：

肺主宣发：吸气，胸舒张，横膈膜及腹部诸脏器俱升，而心舒张血脉回收，腹部收缩，表皮收缩

肺主肃降：呼气，胸收缩，横膈膜及腹部诸脏器俱降，而心收缩血脉外张，腹部鼓胀，表皮舒张外散

肺主天气：肺主胃、小肠、大肠、三焦、膀胱的运动

肺的收缩、舒张与其他脏器的收缩、舒张正好相反

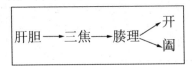

肝胆功能体阴而用阳，体阴指肝藏血功能，用阳指肝胆的生阳功能，这个生阳功能来源于中气少阳三焦相火，体阴而收敛，用阳而开放。

肝以守护边疆而为将军之官，冬为太阴，春为少阳，张仲景论述病在阴的是少阳太阴病，方用建中汤，又名阳旦汤。太阴少阳主里阴。且《黄庭内景经·上有章》也说："上有魂灵下关元，左为少阳右太阴，后有密户前生门，出日入月呼吸存。"《黄庭外景经·老子章》说："上有黄庭下关元，后有幽阙前命门。呼吸庐间入丹田，玉池清水灌灵根，审能修之可长存。黄庭中人衣赤衣，关门壮龠合两扉，幽阙侠之高巍巍，丹田之中精气微。"《内经》称脾胃的胃脘为上纪，关元为下纪。其部位在前脐（生门）后命门（后密户）、上中脘（魂灵）下关元、左少阳右太阴之中，即此六合之中。见图3-28。

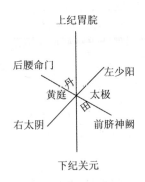

图3-28 太极六合图

五运六气解读《伤寒论》

《难经》称此为"肾间动气"，即两肾之间的动气。在这六合之中、两肾之间的实质脏器是什么呢？是小肠和肠系膜，见图 3-29。

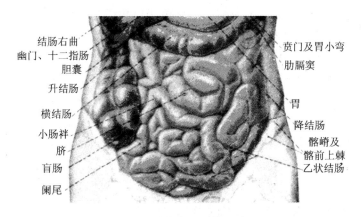

结肠右曲
幽门、十二指肠
胆囊
升结肠
横结肠
小肠袢
脐
盲肠
阑尾

贲门及胃小弯
肋膈窦
胃
降结肠
髂嵴及
髂前上棘
乙状结肠

图 3-29　太极部位脏器示意图

可知此太极是人体元气的本原，故称小肠募穴为关元，关元穴在脐下三寸，一名丹田、大中极。《难经》指出，太阴脾胃的诊察部位在脐腹，李东垣也多次重复谈到这个观点。

病在阳多外感病，求之于《伤寒论》。

病在阴多内伤病，求之于《金匮要略》《脾胃论》。

叙述至此，才能明白元代大医学家朱丹溪的真言，他在《局方发挥》说："治外感以发散，仲景法也；治内伤以补养，东垣法也，谁能易之[1]!"并在《格致余论》中重申："仲景之书也，而详于外感；明著性味，东垣之书也，而详于内伤。医之为书，至是始备；医之为道，至是始明[2]。"至明代王纶将其概括为"外感法仲景，内伤法东垣[3]"。现在我们说，外感、内伤二法，全在"病发于阳"和"病发于阴"之中，并纳入"中医太极三部六经体系"中，详见《中医太极三部六经体系——伤寒真原》和《中医太极三部六经体系——针灸真原》两本书。

从以上阐述我们可以概括地说，表部包括春（厥阴肝系统，肝胆募穴在胸胁）夏（太阳心系统）阳仪系统和"病发于阳"的上焦夏（太阳心系

---

① 朱丹溪，《局方发挥》第 8 页，人民卫生出版社，1956 年。
② 朱丹溪，《格致余论·序》，江苏科学技术出版社，1985 年。
③ 王纶，《明医杂著》第 2 页，江苏科学技术出版社，1985 年。

统）秋（阳明肺系统）系统，即人体整个外壳（包括头）部分和胸部分（胸部分包括胸、心、心包、肺、横膈、心下，心下即剑突部位），包括春、夏、秋三季，肝、心、心包、肺四脏系统，从六经病欲解时看，有厥阴、少阳、太阳、阳明四经。

皮肤、肌肉都是由细胞组成，细胞与细胞之间结合的空隙，西医称作间质，中医称作腠理。腠理即是少阳三焦腑，腠理连接起来的通道就是《内经》说的"气街"。《内经》讲到腠理的地方，粗略统计约有50多处，云"腠理""腠理疏""腠理热""腠理致密""腠理乃发""腠理不开""腠理之间""腠理郄""腠理闭""腠理闭不通""腠理闭室""腠理开""腠理开发""腠理发泄""腠理开闭之常""腠理开闭缓急""腠理开而中于邪""腠理开则邪气入""腠理开则洒然寒""皮腠""肌腠""肉腠""皮理""肌理""肉理"等。既然腠理能开能阖，又是灌注气血、邪气出入的地方，则必为有形之器。

由此可知，《内经》将人体外壳分为"皮腠""肌腠""肉腠""皮理""肌理""肉理"六部分，我们可以将其整合为三部分，叫做皮腠理、肌腠理及肉腠理，再加上皮毛部分，共四部分，由肺、心、三焦、膀胱所主，肺主皮毛，心部于表，三焦、膀胱应毫毛腠理。图示见图3-30。

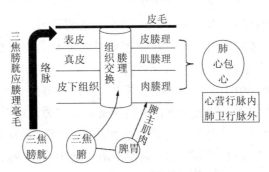

图3-30　体表外壳气血运行生理模拟图

《灵枢·百病始生论》说："虚邪之中人也，始于皮肤，皮肤缓则腠理开，开则邪从毛发入，入则抵深，深则毛发立，毛发立则淅然，故皮肤痛。留而不去，则传舍于络脉，在络之时，痛于肌肉，故痛之时息，大经代去，留而不去，传舍于经，在经之时，洒淅喜惊。留而不去，传舍于俞，在俞之时，六经不通四肢，则肢节痛，腰脊乃强，留而不去，传舍于伏冲之脉，在伏冲之时体重身痛……"《素问·调经论》说："风雨之伤人也，先客于皮肤，传入于孙脉，孙脉满则传入于络脉，络脉满则输于大经脉，血气与邪并，客于分腠之间，其脉坚大，故曰实。实者，外坚充满不可按之，按之则痛。……寒湿之中人也，皮肤不收，肌肉坚紧，荣血泣，卫气去，故曰虚。虚者，聂辟气不足，按之则气足以温之，故快然而不痛。……喜则气下，悲则气消，消则脉虚空。因寒饮食，寒气熏满，则血泣气去，故曰虚矣。阳受气于上焦，以温皮肤分肉之间，令寒气在外，则上焦不通，上焦不通，则寒气独留于外，故寒栗。……有所劳倦，形气衰少，谷气不盛，上焦不行，下脘不通，胃气热，热气熏胸中，故内热。……上焦不通利，则皮肤致密，腠理闭塞，玄府不通，卫气不得泄越，故外热。……厥气上逆，寒气积于胸中而不泻，不泻则温气去，寒独留，则血凝泣，凝则脉不通，其脉盛大以涩，故中寒。"《素问·举痛论》说："寒气客于脉外则脉寒，脉寒则缩，缩则脉绌急，绌急则外引小络，故卒然而痛，得炅则痛立止，因重中于寒，则痛久矣。寒气客于经脉之中，与炅气相薄则脉满，满则痛而不可按也，寒气稽留，炅气从上，则脉充大而血气乱，故痛甚不可按也。寒气客于肠胃之间，膜原之下，血不得散，小络急引故痛，按之则血气散，故按之痛止。寒气客于侠脊之脉，则深按之不能及，故按之无益也。寒气客于冲脉，冲脉起于关元，随腹直上，寒气客则脉不通，脉不通则气因之，故喘动应手矣。寒气客于背俞之脉则脉泣，脉泣则血虚，血虚则痛，其俞注于心，故相引而痛，按之则热气至，热气至则痛止矣。寒气客于厥阴之脉，厥阴之脉者，络阴器系于肝，寒气客于脉中，则血泣脉急，故胁肋与少腹相引痛矣。厥气客于阴股，寒气上及少腹，血泣在下相引，故腹痛引阴股。寒气客于小肠膜原之间，络血之中，血泣不得注于大经，血气稽留不得行，故宿昔而成积矣。寒气客于五脏，厥逆上泄，阴气竭，阳气未入，故卒然痛死不知人，气复反则生矣。寒气客于肠胃，厥逆上出，故痛而呕也。寒气客于小肠，小肠不得成聚，故后泄腹痛矣。热气留于小肠，肠中痛，瘅热焦渴则坚干不得出，故痛而闭不通矣。……怒则气逆，甚则呕血及飧泄，故气上矣。喜则气和志达，荣卫通利，故气缓矣。悲则心系急，肺布叶举，而上焦不通，荣卫不散，热气在中，故气消矣。恐则精却，却则上焦闭，闭则气还，还则下焦胀，故气不行矣。寒则腠理闭，气不行，故气收矣。炅则腠理开，荣卫通，汗大泄，故气泄。惊则心无所倚，神无所归，虑无所定，故气乱矣。劳则喘息汗出，外内皆越，故气耗矣。思则心有所存，神有所归，正气留而不行，故气结矣。"这一切的根源都在上焦，所以张仲景在《伤寒论》第230条提出的治疗原则是"上焦得通，津液得下，胃气因和，身濈然汗出而解"，恢复肺的宣发、肃降及出入升降、代谢功能，通过汗、吐、下之法把病邪驱逐体外，于是就出现了各种排病现象。"上焦得通"有两个含义：一是说肺的宣发功能从外通，"汗出而解"（肺主天气，"清阳为天"，"清阳发腠理"）；二是说肺的肃降功能从里通，"津液得下，胃气因和"而解。肺主天气，天气下降，"天气下为雨""浊阴出下窍"（《阴阳应象大论》）即是"津液得下"。肺主肃降，天气下降而津液润通其下，"胃气因和"就无"胃家实"了。所以叶天士在《临证指南医案》也说："上焦不行，下脘不通，周身气机皆阻"，又说："诸经之气上逆，填胸聚脘，出入机逆，周行脉痹，肌肉著席而痛转加，平昔辛香燥药不受，先议治肺经，以肺主一身之气化耳①。""填胸"而"上焦不行"就是"病发于阳"误治导致的结果，"下脘不通"就是"聚脘"，就是"胃家实"和"脾约"。表气郁滞闭塞则里气逆乱，表气一通则里气自和。有时里气一通，表气也随之而通。治疗方法尽在《伤寒杂病论》——《伤寒论》《金匮要略》之中，就不一一列举了。

腠理就是营卫气血的通道，《素问·至真要大论》等篇说"开腠理，致津液，通气也"，津液即水液，这说明腠理不仅是水道，也是气道。《灵枢·本藏》说：

密理厚皮者，三焦膀胱厚；粗理薄皮者，三焦膀胱薄；疏腠理者，三焦膀胱缓；皮急而无毫毛者，三焦膀胱急；毫毛美而粗者，三焦膀胱直；稀毫毛者，三焦膀胱结也。

三焦膀胱应于毫毛腠理，所以厚、薄、缓、急、直、结是描述腠理的机理变化，即反映营卫气血盈亏及其运行情况，可以通过观察色脉获得。所谓"三焦理横""三焦理纵"（《灵枢·论勇》），理横指腠理间的血、气、津液充盈饱满，理纵指腠理间的血、气、津液不充盈不饱满。比如在布袋中，如果充满气体或水液则布袋就胀满，否则布袋纵缓。

腠理间进行气、血交换，谓微循环。"微循环的主要功能是实现血液与组织细胞间的物质交换，运送养料和排出废物。"（《生理学》）在微循环

---

① 叶天士著、徐灵胎评，《临证指南医案》第 293 页，上海人民出版社，1976 年。

中，同时进行三个工作：第一，血液交换，由动脉血变成静脉血。第二，气体交换，动脉血液中的氧气进入组织中，组织中的二氧化碳进入静脉血液中。第三，生成组织液。所以，三焦既主诸气和气化，又主通调水道，以及为水谷之道路。

《灵枢·五癃津液别》说："三焦出气，以温肌肉，充皮肤，为其津，其流而不行者为液。"这就说明了三焦腑——气街的作用是秘津液于腠理间和温肌肤。又说："天暑衣厚则腠理开，故汗出；寒留于分肉之间，聚沫则为痛。天寒则腠理闭，气湿不行，水下留于膀胱，则为溺与气。""阴阳气道不通，四海闭塞，三焦不泻，津液不化，水谷并行肠胃之中，别于回肠，留于下焦，不得渗膀胱，则下焦胀，水溢则为水胀。"此讲水肿（包括皮水、风水、留湿、痰瘀、腹水、胸水等体内水液潴留）的形成在于腠理微循环间，隧道不通，血、气阴阳不和。

整个腹部为里部，有脾土类之脾、胃、小肠、大肠、三焦、膀胱、肠系膜、肾系统，腹部之表在腰骶及四肢。

"病发于阳"涉及肺心功能，其中尤其是肺的呼吸更为重要，因为肺的呼吸涉及宣发和肃降问题，以及升降出入问题，所以必须明白肺的呼吸作用：

> 吸气：肺胸舒张，肺宣发，横膈膜及腹部诸脏器俱升，而心舒张血脉回收，腹部收缩，表皮收缩
>
> 呼气：肺胸收缩，肺肃降，横膈膜及腹部诸脏器俱降，而心收缩血脉外张，腹部鼓胀，表皮舒张外散

所以张仲景特别重视"病发于阳"的太阳阳明合病、并病，专设太阳病中篇加以讨论。

营卫运行于皮肤肌肉内，皮肤肌肉内有筋骨，如何知道皮肤肌肉筋骨有病呢？《灵枢·卫气失常》说：

> 色起两眉薄泽者，病在皮。
>
> 唇色青黄赤白黑者，病在肌肉。
>
> 营气濡然（湿润多汗）者，病在血气。
>
> 目色青黄赤白黑者，病在筋。
>
> 耳焦枯受尘垢，病在骨。

10. 阳气怫郁

对于这内、外的病理及治疗方法，刘河间在《素问玄机原病式》[①] 就有详细论述：

盖寒伤皮毛，则腠理闭密，阳气怫郁，不能通畅，则为热也。故伤寒身表热者，热在表也。宜以麻黄汤类甘辛热药发散，以使腠理开通，汗泄热退而愈也。

凡内伤冷物者，或即阴胜阳，而为病寒者；或寒热相击，而致肠胃阳气怫郁而为热者，亦有内伤冷物而反病热，得大汗热泄身凉而愈也。或微而不为他病，止为中酸，俗谓之"醋心"是也，法宜温药散之，亦犹解表之义，以使肠胃结滞开通，怫热散而和也。若久喜酸而不已，则不宜温之，宜以寒药下之，后以凉药调之，结散热去则气和也。所以中酸不宜食黏滑油腻者，是谓能令阳气壅塞，郁结不通畅也，如饮食在器，覆盖，热而自酸也。宜飧粝食蔬菜，能令气之通利也。

且如一切怫热郁结者，不必止以辛甘热药能开发也，如石膏、滑石、甘草、葱、豉之类寒药，皆能开发郁结。以其本热，故得寒则散也。夫辛甘热药，皆能发散者，以力强开冲也。然发之不开者，病热转加也。如桂枝、麻黄类辛甘热药，攻表不中病者，其热转甚。是故善用之者，须加寒药，不然则恐热甚发黄，惊狂或出矣。如表热当发汗者，用辛甘热药，苟不中其病，尚能加害，况里热郁结，不当发汗，而误以热药发之不开者乎？又如伤寒表热怫郁，燥而无汗，发令汗出者，非谓辛甘热药属阳，能令汗出也，由怫热郁结开通，则热蒸而自汗出也。不然，则平人表无怫热者服之，安有如斯汗出也！其或伤寒日深，表热入里，而误以辛甘热药汗之者，不惟汗不能出，而又热病转加，古人以为当死者也。又如表热服石膏、知母、甘草、滑石、葱、豉之类寒药，汗出而解者，及热病半在表，半在里，服小柴胡汤寒药，能令汗出而愈者；热甚服大柴胡汤下之；更甚者，小承气汤、调胃承气汤、大承气汤下之；发黄者，茵陈蒿汤下之；结胸者，陷胸汤、丸下之。此皆大寒之利药也，反能中病，以今汗出而愈。然而中外怫热郁结，燥而无汗，岂但由辛甘热药为阳，而能开发汗出也！况或病微者，不治自然作汗而愈者也。所以能令作汗之由者，但怫热郁

---

① 刘完素，《素问玄机原病式》注释本第45页、66页、80页，人民卫生出版社，1983年。

结，复得开通，则热蒸而作汗也。凡治上下中外一切怫热郁结者，法当仿此，随其浅深，察其微甚，适其所宜而治之，慎不可悉如发表，但以辛甘热药而已。

郁：怫郁也。结滞壅塞而气不通畅，所谓热甚则腠理闭密而郁结也。

《素问·五脏别论》说：

脑、髓、骨、脉、胆、女子胞，此六者，地气之所生也。皆藏于阴而象于地，故藏而不泻，名曰奇恒之府。……所谓五脏者，藏精气而不泻也，故满而不能实。

夫胃、大肠、小肠、三焦、膀胱，此五者天气之所生也，其气象天，故泻而不藏。此受五脏浊气，名曰传化之府，此不能久留，输泻者也。……六腑者，传化物而不藏，故实而不能满也。所以然者，水谷入口则胃实而肠虚，食下则肠实而胃虚。……魄门亦为五脏使，水谷不得久藏。

天气主表，吸纳"五气"，"五气入鼻，藏于心肺，心肺有病，而鼻为之不利"，故察天气候之于鼻。肺主天气，通苍天之气。《素问·生气通天论》说：

苍天之气，清静则志意治，顺之则阳气固，虽有贼邪，弗能害也，此因时之序。故圣人传精神，服天气而通神明。失之则内闭九窍，外壅肌肉，卫气解散，此谓自伤，气之削也。

地气主里，容纳"五味"，"五味入口，藏于胃以养五脏气，气口亦太阴也，是以五脏六腑之气味，皆出于胃，变见于气口"，"胃者水谷之海，六腑之大源也"，"魄门亦为五脏使，水谷不得久藏"，故察地气"必察其下"。

石寿棠《医原》[①] 论阳明肺：

凡外感燥湿，种种见证，虽各脏腑本气自病，而要皆关乎肺，以肺为群气之宗，天无二气故也。不独空窍之大者为然也，即皮肤外八百万有奇之汗空（汗空名玄府，又名鬼门）亦无不然，经故曰肺主皮毛。其内伤肺气，气不化水（自利）、气不摄津（自汗）、气不统血、气不固精，即见自利、自汗、脱血、脱精、阴脱、阳厥、绝汗出诸证。故曰天有一息之停，则地须陷下。若外感阻遏肺气，不得外达，又不得下降，宗气自病，致他脏腑经络之本气亦病。肺气不得外达，即见憎寒、发热、头痛、身痛、腰

① 石寿棠，《医原》，江苏科学技术出版社，1983年。

痛、手足酸痛诸证；肺气不得下降，即见腹痛、胸痹、咳嗽、呕吐、喘逆诸证。

感风燥、暑燥、寒燥之气，搏束气机，不得外达，而为无汗。

感风湿（自汗）、寒湿（冷汗）、暑湿、湿温（热汗）之气，阻遏气机，不得下降，横溢而为自汗、冷汗、热汗。

又或燥结血分，而为热厥；湿阻气分，而为寒厥；燥降太过，热甚迫津，而为火泻；湿郁太过，气不行水，而为五泄，抑或为溺塞便闭。譬如注水之器，上窍闭塞，则下窍点滴不通；下窍闭塞，则上窍壅遏不开。种种见证，皆关乎肺。肺主天气，洵不诬也。

外感实证先病阳……病阳者，肺主之。……外感上焦阳气郁闭，治以开豁，通天气也；中焦阳气燥结，治以苦辛攻下、苦辛开化，平地气也。

治外感燥湿之邪无他，使邪有出路而已，使邪早有出路而已。出路者何？肺、胃、肠、膀胱是也。

盖邪从外来，必从外去。毛窍是肺之合，口鼻是肺、胃之窍，大肠、膀胱为在里之表，又肺、胃之门户，故邪从汗解为外解，邪从二便亦为外解。燥属天气，天气为清邪，以气搏气，故首伤肺经气分。气无形质，其有形质者，乃胃肠中渣滓。燥邪由肺传里，得之以为衣附，故又病胃、肠。肺与大肠，同为燥金，肺、胃为子母，故经谓阳明亦主燥金，同气相求，理固然也。

汗者，人之津，汗之出者气所化，今气不化津而无汗者，乃气为邪所阻耳！邪阻则毛窍经络不开，即胃、肠、膀胱亦困之不开，法当轻开所阻肺气之邪，佐以流利胃肠气机，兼通膀胱气化。

燥邪，辛润以开之；

湿邪，辛淡以开之；

燥兼寒者，辛温润以开之；

燥兼热者，辛凉轻剂以开之；

湿兼寒者，辛温淡以开之；

湿兼热者，辛凉淡以开之；

燥化热者，辛凉重剂以开之；

湿化热者，辛苦通降以开之；

燥为湿郁者，辛润之中参苦辛淡以化湿；

湿为燥郁者，辛淡之中参辛润以解燥；

燥扰神明者，辛凉轻虚以开之；

湿昏神智者，苦辛清淡以开之。

总之，肺经气分邪一开通，则汗自解矣。

其有纳谷后即病者，气为邪搏，不及腐化，须兼宣松和化，不使之结，后虽传里，小通之即行矣。其有感邪之重且浊者，必然传里，传里即须攻下；若肺气未开而里证又急，又必于宣通肺气之中，加以通润胃、肠之品。

肺主天气，天气通，地气乃行耳！

燥邪大肠多有结粪，必咸以软之，以通之；湿邪大便多似败酱，必缓其药力以推荡之，或用丸药以磨化之。燥伤津液者，滑润之品增液以通之；湿阻气机者，辛苦之味开化以行之。

要之，邪伤天气，治以开豁。天气开而毛窍经络之清邪自开，即胃、肠、膀胱之浊邪，无所搏束，亦与之俱开，汗得解而二便解，如上窍开而下窍自通也。若上窍未开，而强通下窍，则气为上焦之邪所阻，不能传送下行，譬如搏足之鸟，而欲飞腾，其可得乎？

邪传地道，治以通利，地气通，而胃、肠、膀胱之浊邪自通，即毛窍经络之清邪，孤悬无依，亦与之俱通，二便解而汗亦解，如下窍通而上窍自开也。若下窍不通，而强开上窍，则气为胃肠之邪所阻，不得化汗外出，譬如海门淤塞，而欲众流顺轨，其又可得乎？

审若是，天道与地道，一以贯之之道也，岂有二哉？

肺是人身天气，天气下降，浊邪焉有不降之理？或从汗解，或从小便解。

所以张仲景概括其治法是阳明病第230条所说的"上焦得通，津液得下，胃气因和，身濈然汗出而解"。"上焦得通"有两个含义：一是说肺的宣发功能从外通，"汗出而解"（肺主天气，"清阳为天"，"清阳发腠理"《阴阳应象大论》）；二是说肺的肃降功能从里通，"津液得下，胃气因和"。肺主天气，天气下降，"天气下为雨""浊阴出下窍"（《阴阳应象大论》）即是"津液得下"。肺主肃降，天气下降而津液润通其下，"胃气因和"就无"胃家实"了。所以石寿棠总结为"开通"二字。由此导出"提壶揭盖"一种治法。

柯韵伯说："胃家实为阳明一经总纲也，然致实之由，最宜详审：有实于未病之先者；有实于得病之后者；有风寒外束，热不得越而实者；有妄吐汗下，重亡津液而实者；有从本经热盛而实者；有从他经热盛转属而实者；此只举其病根在实，勿得即以胃实为可下之症①。"柯氏此说太精彩了，要把"胃家实"看活吃深，才会有收获。

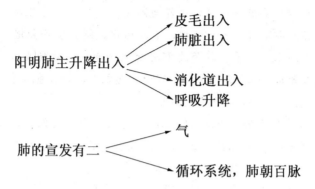

对于外感病来说，"必有表，复有里"，即一定是先有表证，才引发里证。在治疗时就必须先解表，后治里，或表里同治。如《李可老中医急危重症疑难病经验专辑》治疗"重症结核性腹膜炎合并胆囊炎案"：

厦门镇农民梁大仁，男，77 岁。1998 年 8 月 17 日，急诊收住某医院内科，主症为全身浮肿、怕冷、低烧、无汗，上腹部绞痛呕吐。B 超见右肋下 15 厘米×13 厘米之囊性肿物，白细胞 19500，血沉 72 厘米/小时，最后诊断为结核性腹膜炎，急性胆囊炎。经急性期对症疗法，1 周后出现腹水，抽水 2 次，旋抽旋肿。加服清热解毒利尿中药 31 剂，病反转重。

9 月 22 日病危出院邀诊。刻诊大腹膨隆，脐凸胸平，喉间痰鸣，咳喘胀急，不能平卧。下肢烂肿如泥，脚膝冰冷。面色灰暗，两目无神，心悸，神疲嗜睡，不食、不渴，尿少、全身不时颤动。患病 35 日，始终憎寒无汗。舌红如柿，无苔而干，舌中裂纹纵横，脉促细，132 次/分，太溪根脉细而不乱。

据上脉证推断，患者年近八旬，肾气已衰，初病憎寒发热无汗，正虚无力鼓邪外透，兼见呕吐腹痛，渐延全身肿胀。乃少阴（肾）虚寒为本，兼见太阳表寒实，渐传太阴（肺、脾）里虚寒证，肺、脾、肾三脏俱病。关键在本属寒证，表里同病，表寒未解，表气闭塞，寒邪欲出无路，又用苦寒，雪上加霜，致三焦气化冰结，寒邪由皮毛经络，层层深入内陷。真阳日衰，膀胱气化不行，聚水成肿。脾阳虚不能运化水湿，水肿日甚。水

---

① 柯韵伯，《伤寒来苏集·伤寒论翼》第 29 页，上海科学技术出版社，1978 年。

凌心肺，故心悸喘咳痰鸣，终致阴水泛滥，五脏六腑悉被重重阴寒所困。神疲嗜睡，四肢厥逆，已成亡阳格局。拟麻附细汤温肾助阳解表为先，开太阳之表，宣肺闭而通水道，合真武汤温阳泻浊，益火之原，以消阴翳，加人参助元气，加油桂以蒸动下焦气化：

麻黄15克，附子30克，细辛、红参（另炖）各15克，油桂10克（后下），茯苓、白芍各45克，白术30克，生姜45克，加冷水1500毫升，文火煮取600毫升，3次分服，3小时1次，得汗则止，不必尽剂。

9月23日二诊：四肢回温，腹胀略松，知饥思食，已可起坐。高年危症，胃气来复，大是佳兆。仍憎寒无汗，欲厚衣被。目珠、胸腹发黄，黄色灰暗，尿黄量微，脉沉细，92次/分，已无促象，舌色依旧。表气闭阻日久，寒湿不化，发为黄疸。药随症变，原方合茵陈五苓，温阳泻浊，扶正气以开表闭：

茵陈、茯苓、白芍各45克，白术、附子各30克，泽泻、桂枝、红参（另炖）、细辛、麻黄（另包）各15克，油桂10克（后下），鲜生姜45克，2剂。煎服法同前，3小时1次，日夜连服，得汗去麻黄。

9月24日三诊：得畅汗，上闭一开，下窍立通，尿量大增，从昨夜23时至今晨8时，尿量约3000毫升以上，腹水消去大半，黄疸退淡。日可进食斤许，神清、语声清朗，脉沉有力，82次/分。舌红活布满津液，中心生出薄白苔，裂纹愈合。

上方去麻黄、细辛，加海藻30克，甘草15克，另用全虫12克、蜈蚣2条研末冲服，虫类入络散结，以治肿物，2剂，每日1剂。

9月26日四诊：黄疸退净，肿物缩小，改方：

生芪60克，猫爪草、漂海藻各30克，木鳖子、生苡仁、芙蓉叶、附子各30克，皂刺、白芷、柴胡各10克，另用川贝、炮甲珠各6克、全虫3克、蜈蚣2条研末冲服，3剂。

10月2日追访，肿物全消，腹水消尽，六脉和缓，痊愈。

本案初发病既有无汗、畏寒、低烧、全身浮肿之表证，又有上腹部绞痛、呕吐、结核性腹膜炎、急性胆囊炎之里证。李可先生接诊时还增加喉间痰鸣、咳喘胀急、两目无神、心悸、神疲嗜睡、全身不时颤动等表证，以及大腹膨隆、脐凸、不食、不渴、尿少之里证。李可先生首先治表，选用麻黄附子细辛汤和真武汤加肉桂、红参，用汗法开表，以及二诊所用五苓散都是汗法，并嘱服药"3小时1次，得汗则止，不必尽剂"和"日夜连服，得汗去麻黄"。结果是"得畅汗，上闭一开，下窍立通"而病去其半。于此可知《伤寒论》第230条所说"上焦得通，津液得下，胃气因和，身濈然汗出而解"理论的宝贵。

11. 阳病、阴病

阳病、阴病有三种类型：

第一，即阳仪系统（春夏厥阴、少阳、太阳三经，有太阳少阳合病、并病）为阳病、阴仪系统（秋冬阳明、太阴、少阴三经）为阴病，如《金匮要略》中的阳病十八（头痛、项、腰、脊、臂、脚掣痛）、阴病十八（咳、上气、喘、哕、咽、肠鸣、胀满、心痛、拘急）。这种类型讲感受外感风寒、燥热、湿热三大病种传变之途径，寒邪伤人阳仪，燥热伤人阴仪，湿热伤人中道。现代医家在临床中也得到了验证，如庄严在《姜附剂临证经验谈》中说："体温升高与汗出、吐、咯、咳为上为阳，腹泻与小便、带下等为下为阴。阳者出现在阳时，阴者出现于阴时为常，所以腹泻以下午及上半夜、秋冬季（田按：属于阴仪系统）多见；汗出、吐、咳于下半夜和上午、春夏季（田按：属于阳仪系统）多见[①]。"这种三部六经体系以《脏气法时》和五运六气为基本理论依据，此说以少阳太阴为太极及以厥阴主春、少阴主冬。

第二，即夏秋"病发于阳"的太阳阳明为阳病，冬春"病发于阴"的太阴、少阳为阴病，如太阳阳明合病、并病，以及少阳阳旦汤证和太阴四逆汤证等。这种类型讲内外及病势，太阳阳明病在外，太阴少阳在内，少阴、厥阴论回阳；在太阳阳明病轻，在少阳太阴病进，在少阴厥阴病重。这种三部六经体系以《阴阳离合》《金匮真言》及《伤寒论》"六经病欲解时"为基本理论依据，此说以"病发于阴"的太阴少阳为太极及以太阴主冬、少阳主春，并以回阳的少阴厥阴主下焦。

以上两种"三部六经体系"的基本理论依据虽然有所不同，如"脏气法时"法是讲生理的，而《伤寒论》六经病欲解时是讲病理的。但三部六经的横向分法是相同的，都以太阳阳明为上部、少阳太阴为中部、少阴厥阴为下部。

第三，即指昼为阳病，夜为阴病。

---

① 庄严，《姜附剂临证经验谈》第93～94页，学苑出版社，2008年。

古今伤寒注家都没有打开这个秘密，所以古今伤寒家都没有真正懂得《伤寒论》。

《素问·阴阳应象大论》说："善诊者，察色按脉，先别阴阳……审其阴阳，以别柔刚。阳病治阴，阴病治阳。定其血气，各守其乡。血实宜决之，气虚宜掣引之。"又说："从阴引阳，从阳引阴……"张仲景治病就是如此，如阳病救表用阳旦桂枝汤，阴病自利用黄芩汤。《素问·血气形志》说：太阳、阳明多血，太阳、厥阴多血，此"血实宜决之"；少阳、太阴多气，阳明、少阴多气，此"气虚宜掣引之"。掣通挈，挈同挈。段玉裁注："《暌六三》：'其牛掣'……挈者，如有掣曳然，角本当邪展而乃耸直也。"也就是补气的意思，气必上升之意。乡，区域类的意思，如阳仪、阴仪、阳病、阴病等。

《素问·六元正纪大论》和《伤寒论》不仅论外感六淫——风寒暑湿燥火，并论邪气感传。《素问·热论》只论寒邪传变。

从六经病欲解时图中不难看出，张仲景在《伤寒论》中是以阴阳为纲、六经为目的，其中既有春夏、秋冬四季之阴阳，又有昼夜之阴阳，还有三阴三阳之阴阳，以及夏秋病在阳、冬春病在阴之阴阳，并非只有阳证、阴证之阴阳。

笔者将此寅申阳仪阴仪分、辰戌"病发于阳""病发于阴"分及卯酉昼夜分称作《伤寒论》三分法理论，简称"三分理论"，乃《伤寒论》通论大法，《伤寒论》对于阳仪、阴仪、病在阳、病在阴及昼夜病五种结构情况有明确的阐述，如果不明白这些概念，不明此"三分理论"，休想读懂《伤寒论》。

明白了《伤寒论》四时分奥秘，就明白了《伤寒论》是寒温统一的，并通治外感和内伤。

12.《伤寒论》寒温一统

伤寒与温病之争激烈而久矣，为什么会发生寒温之争？因为他们没有读懂《伤寒论》"病发于阳"和"病发于阴"的本义。近来有人提出寒温统一论，其实当你明白了"病发于阳""病发于阴"之后，就没有争的必要了，因为《伤寒论》就是寒温统一的，麻黄汤是太阳阳明合病伤寒证，白虎汤是三阳合病温病证，有什么好争呢？寒温之争不过是"世上本无事，庸人自扰之"而已。《伤寒论》只是论伤寒详而论温病略罢了。

"病发于阳"在太阳阳明，太阳主心，阳明主肺。《素问·气交变大论》说"岁水太过，寒气流行，邪害心火"，"岁火太过，炎暑流行，金肺受邪"，《素问·五常政大论》说"太阳司天，寒气下临，心气上从"，"少阳司天，火气下临，肺气上从"，"少阴司天，热气下临，肺气上从"，《素问·至真要大论》说"太阳司天，寒淫所胜……病本于心"，"少阳司天，火淫所胜……病本于肺"，"少阴司天，热淫所胜……病本于肺"。诸位请看，这里论述得清清楚楚，伤寒伤太阳心，温病火热伤阳明肺，故陆九芝说温病多在阳明，可知伤寒、温病均"病发于阳"，首犯上焦太阳、阳明，奈何后人不察，反罪张仲景呢？《伤寒论》第7条只说其症状是"发热恶寒"，没有说是无汗，还是有汗，就说明或为伤寒，或为温病。叶天士《外感温热篇》说"温邪上受，首先犯肺"，不就是在阳明肺吗？何况叶天士《三时伏气外感篇》也说"夏暑发自阳明"，为什么要另起炉灶称作"手太阴肺"呢？因为张仲景精熟五运六气而用之，后人不精熟五运六气或避嫌疑而不用。宋本《伤寒论》卷二"辨痉湿暍脉证"和《金匮要略·痉湿暍病证治》载张仲景用白虎加人参汤治疗自感中暍暑病，所以《温热经纬》把它归于《仲景外感热病篇》，谁说《伤寒论》没有自感温病？《伤寒论》所载《汤液经法》天行外感二旦、六神汤（见《辅行诀五脏用药法要》）不就是治疗自感外感病的方剂吗？其中的大小白虎汤和大小朱雀汤不就是治疗自感温病的吗？治温用辛凉剂白虎汤、麻杏石甘汤，谁说《伤寒论》没有辛凉方剂？为什么要睁眼说瞎话？

"病发于阴"在太阴少阳病，太阴为脾胃，少阳为三焦，外感病能够直接发于太阴的就是湿热，或中湿。薛生白《湿热病篇》自注说"湿热病属阳明（田按：此阳明指胃，不同于《伤寒论》之阳明指肺）太阴经者居多，中气实则病在阳明，中气虚则病在太阴，病在二经之表者，多兼少阳三焦"，"膜原者，外通肌肉，内近胃腑，即三焦之门户，实一身之半表半里也。邪由上受，直趋中道，故多归膜原"，吴又可《温疫论》也说温疫"邪在膜原"。湿热初起则无热恶寒。还有霍乱、寒邪直中三阴证，以及内伤病。

"病发于阳"的夏秋和"病发于阴"的冬春发病，《伤寒例》有说明，谓：

《阴阳大论》云：春气温和，夏气暑热，秋气清凉，冬气冰冽。此则四时正气之序也。冬时严寒，万类深藏，君子固密，则不伤于寒，触冒之者，乃名伤寒耳。其伤于四时之气，皆能为病。以伤寒为毒者，以其最成杀厉之气也。中而即病者，名曰伤寒。不即病者，寒毒藏于肌肤，至春变为温病，至夏变为暑病。暑病者，热极重于温也。是以辛苦之人，春夏多温热病，皆由冬时触寒所致，非时行之气也。

凡时行者，春时应暖，而反大寒；夏时应热，而反大凉；秋时应凉，而反大热；冬时应寒，而反大温。此非其时而有其气，是以一岁之中，长幼之病多相似者，此则时行之气也。

夫欲候知四时正气为病，及时行疫气之法，皆当按斗历占之……

九月霜降节后，宜渐寒，向冬大寒，至正月雨水节后，宜解也。所以谓之雨水者，以冰雪解而为雨水故也。至惊蛰二月节后，气渐和暖，向夏大热，至秋便凉。从霜降以后，至春分以前，凡有触冒霜露，体中寒即病者，谓之伤寒也。九月十月，寒气尚微，为病则轻；十一月十二月，寒冽已严，为病则重；正月二月，寒渐将解，为病亦轻。此以冬时不调，适有伤寒之人，即为病也。其冬有非节之暖者，名曰冬温。冬温之毒，与伤寒大异，冬温复有先后，更相重沓，亦有轻重，为治不同，证如后章。

从立春节后，其中无暴大寒，又不冰雪；而有人壮热为病者，此属春时阳气，发于冬时伏寒，变为温病。从春分以后，至秋分节前，天有暴寒者，皆为时行寒疫也。三月四月，或有暴寒，其时阳气尚弱，为寒所折，病热犹轻；五月六月，阳气已盛，为寒所折，病热则重；七月八月，阳气已衰，为寒所折，病热亦微。其病与温及暑病相似，但治有殊耳。

这里说得很清楚，"病发于阳"的夏秋有时气之温病和非时之寒疫，"病发于阴"的冬春有时气之伤寒和非时之冬温，而张仲景却将伤寒和寒疫置于太阳病中篇论述，把温病和冬温置于太阳病下篇论述。详见太阳病。

《伤寒论》昼夜分人人知之，我们在这里揭开了《伤寒论》四时分的最大秘密，那就是阳仪、阴仪和病发于阳、病发于阴之分，张仲景以此为纲领通论《伤寒论》，纲举目张，持简驭繁，如此圣明之论，却被湮没无闻一千八百多年。

明白了《伤寒论》四时分奥秘，就明白了《伤寒论》是寒温统一的，并通治外感和内伤。

13. "病发于阳"和"病发于阴"的误治

《辨发汗吐下后病脉证并治第二十二》[①]：

师曰：病人脉微而涩者，此为医所病也。大发其汗，又数大下之，其人亡血，病当恶寒，后乃发热，无休止时。夏月盛热，欲著复衣，冬月盛寒，欲裸其身。所以然者，阳微则恶寒，阴弱则发热，此医发其汗，使阳气微，又大下之，令阴气弱。五月之时，阳气在表，胃中虚冷，以阳气内微，不能胜冷，故欲著复衣。十一月之时，阳气在里，胃中烦热，以阴气内弱，不能胜热，故欲裸其身。又阴脉迟涩，故知亡血也。（216，见辨脉篇22条）

寸口脉浮大，而医反下之，此为大逆。浮则无血，大则为寒，寒气相搏，则为肠鸣。医乃不知，而反饮冷水，令汗大出，水得寒气，冷必相搏，其人则噎。（217，见辨脉篇25条）

太阳病三日，已发汗，若吐，若下，若温针，用不解者，此为坏病，桂枝不中与之也。观其脉证，知犯何逆，随证治之。（218，见太阳篇16条上半节）

脉浮数者，法当汗出而愈，若下之，身重心悸者，不可发汗，当自汗出乃解。所以然者，尺中脉微，此里虚，须表里实，津液和，便自汗出愈。（219，见太阳篇49条）

凡病若发汗，若吐，若下，若亡血，无津液，阴阳脉自和者，必自愈。（220，见太阳篇58条）

大下之后，复发汗，小便不利者，亡津液故也。勿治之，得小便利，必自愈。（221，见太阳篇59条）

下之后，复发汗，必振寒，脉微细。所以然者，以内外俱虚故也。（222，见太阳篇60条）

本发汗，而复下之，此为逆也。若先发汗，治不为逆。本先下之，而反汗之，为逆。若先下之，治不为逆。（223，见太阳篇90条）

太阳病，先下而不愈，因复发汗，以此表里俱虚，其人因致冒，冒家汗出自愈。所以然者，汗出表和故也。得表和，然后复下之。（224，见太

---

① 李培生、刘渡舟，高等中医院校教学参考丛书《伤寒论》第741页，人民卫生出版社，1987年。

得病六七日，脉迟浮弱，恶风寒，手足温，医二三下之，不能食，而胁下满痛，面目及身黄，颈项强，小便难者，与柴胡汤，后必下重。本渴饮水而呕者，柴胡不中与也，食谷者哕。（225，见太阳篇 98 条）

太阳病二三日，不能卧，但欲起，心下必结，脉微弱者，此本有寒分也。反下之，若利止，必作结胸，未止者，四日复下之，此作协热利也。（226，见太阳篇 139 条）

太阳病，下之，其脉促（一作：纵），不结胸者，此为欲解也。脉浮者，必结胸。脉紧者，必咽痛。脉弦者，必两胁拘急。脉细数者，头痛未止。脉沉紧者，必欲呕。脉沉滑者，协热利。脉浮滑者，必下血。（227，见太阳篇 140 条）

太阳少阳并病，而反下之，成结胸，心下硬，下利不止，水浆不下，其人心烦。（228，见太阳篇 150 条）

脉浮而紧，而复下之，紧反入里，则作痞，按之自濡，但气痞耳。（229，见太阳篇 151 条）

伤寒吐下发汗后，虚烦，脉甚微，八九日心下痞硬，胁下痛，气上冲咽喉，眩冒，经脉动惕者，久而成痿。（230，见太阳篇 160 条）

太阳病，医发汗，遂发热恶寒，因复下之，心下痞。表里俱虚，阴阳气并竭，无阳则阴独。复加烧针，因胸烦，面色青黄，肤瞤者，难治。今色微黄，手足温者，易愈。（238，见太阳篇 153 条）

太阳病，得之八九日，如疟状，发热恶寒，热多寒少，其人不呕，清便欲自可，一日二三度发。脉微缓者，为欲愈也。脉微而恶寒者，此阴阳俱虚，不可更发汗更下更吐也。面色反有热色者，未欲解也；以其不能得小汗出，身必痒，属桂枝麻黄各半汤。（239，见太阳篇 23 条）

服桂枝汤，或下之，仍头项强痛，翕翕发热，无汗，心下满微痛，小便不利者，属桂枝去桂加茯苓白术汤。（240，见太阳篇 28 条）

太阳病，先发汗不解，而下之，脉浮者不愈。浮为在外，而反下之，故令不愈。今脉浮，故在外，当须解外则愈，宜桂枝汤。（241，见太阳篇 45 条）

下之后，复发汗，昼日烦躁不得眠，夜而安静，不呕不渴，无表证，脉沉微，身无大热者，属干姜附子汤。（242，见太阳篇 61 条）

伤寒若吐、若下后，心下逆满，气上冲胸，起则头眩，脉沉紧，发汗

则动经，身为振振摇者，属茯苓桂枝白术甘草汤。（243，见太阳篇67条）

发汗，若下之后，病仍不解，烦躁者，属茯苓四逆汤。（244，见太阳篇69条）

发汗吐下后，虚烦不得眠，若剧者，必反复颠倒，心中懊憹，属栀子豉汤。若少气者，栀子甘草豉汤；若呕者，栀子生姜豉汤。（245，见太阳篇76条下半节）

发汗若下之，而烦热胸中窒者，属栀子豉汤证。（246，见太阳篇77条）

太阳病，过经十余日，心下温温欲吐，而胸中痛，大便反溏，腹微满，郁郁微烦，先此时极吐下者，与调胃承气汤。若不尔者，不可与。但欲吐，胸中痛，微溏者，此非柴胡汤证。以呕故知极吐下也。（247，见太阳篇123条）

太阳病，重发汗，而复下之，不大便五六日，舌上燥而渴，日晡所小有潮热（一云：日晡所发，心胸大烦），从心下至少腹硬满而痛，不可近者，属大陷胸汤。（248，见太阳篇137条）

伤寒五六日，已发汗，而复下之，胸胁满微结，小便不利，渴而不呕，但头汗出，往来寒热，心烦者，此为未解也，属柴胡桂枝干姜汤。（249，见太阳篇147条）

伤寒，发汗，若吐若下，解后，心下痞硬，噫气不除者，属旋覆代赭汤。（250，见太阳篇161条）

伤寒，大下之，复发汗，心下痞，恶寒者，表未解也，不可攻痞。当先解表，表解乃攻痞。解表宜桂枝汤，用前方；攻痞宜大黄黄连泻心汤。（251，见太阳篇164条）

伤寒，若吐下后，七八日不解，热结在里，表里俱热，时时恶风，大渴，舌上干燥而烦，欲饮水数升者，属白虎加人参汤。（252，见太阳篇168条）

太阳病，下之后，其气上冲者，可与桂枝汤。若不上冲者，不得与之。（260，见太阳篇15条）

太阳病，下之后，脉促胸满者，属桂枝去芍药汤。（261，见太阳篇21条）

若微寒者，属桂枝去芍药加附子汤。（262，见太阳篇22条）

太阳病，桂枝证，医反下之，利遂不止，脉促者，表未解也。喘而汗

出者，属葛根黄芩黄连汤。（263，见太阳篇 34 条）

太阳病，下之微喘者，表未解故也，属桂枝加厚朴杏子汤。（264，见太阳篇 43 条）

伤寒，不大便六七日，头痛有热者，与承气汤。其小便清者（一云：大便青），知不在里，仍在表也，当须发汗。若头痛者，必衄，宜桂枝汤。（265，见太阳篇 56 条）

伤寒五六日，大下之后，身热不去，心中结痛者，未欲解也，属栀子豉汤证。（266，见太阳篇 78 条）

伤寒，下后，心烦腹满，卧起不安者，属栀子厚朴汤。（267，见太阳篇 79 条）

伤寒，医以丸药大下之，身热不去，微烦者，属栀子干姜汤。（268，见太阳篇 80 条）

伤寒，医下之，续得下利，清谷不止，身疼痛者，急当救里。后身疼痛，清便自调者，急当救表。救里宜四逆汤；救表宜桂枝汤。（269，见太阳篇 91 条）

太阳病，过经十余日，反二三下之，后四五日，柴胡证仍在者，先与小柴胡汤。呕不止，心下急（一云：呕止小安），郁郁微烦者，为未解也，可与大柴胡汤，下之则愈。（270，见太阳篇 103 条）

伤寒，十三日不解，胸胁满而呕，日晡所发潮热，已而微利，此本柴胡，下之不得利，今反利者，知医以丸药下之，此非其治也。潮热者，实也，先服小柴胡汤以解外，后以柴胡加芒硝汤主之。（271，见太阳篇 104 条）

伤寒，十三日，过经谵语者，以有热也，当以汤下之。若小便利者，大便当硬，而反下利，脉调和者，知医以丸药下之，非其治也。若自下利者，脉当微厥，今反和者，此为内实也，属调胃承气汤证。（272，见太阳篇 105 条）

伤寒，八九日，下之，胸满烦惊，小便不利，谵语，一身尽重，不可转侧者，属柴胡加龙骨牡蛎汤。（273，见太阳篇 107 条）

火逆下之，因烧针烦躁者，属桂枝甘草龙骨牡蛎汤。（274，见太阳篇 118 条）

太阳病，脉浮而动数，浮则为风，数则为热，动则为痛，数则为虚。头痛发热，微盗汗出，而反恶寒者，表未解也。医反下之，动数变迟，膈内拒痛（一云：头痛即眩），胃中空虚，客气动膈，短气躁烦，心中懊憹，阳气内陷，心下因硬，则为结胸，属大陷胸汤证。若不结胸，但头汗出，余处无汗，剂颈而还，小便不利，身必发黄。（275，见太阳篇134条）

伤寒五六日，呕而发热者，柴胡汤证具，而以他药下之，柴胡证仍在者，复与柴胡汤。此虽已下之，不为逆，必蒸蒸而振，却发热汗出而解。若心下满而硬痛者，此为结胸也，大陷胸汤主之，用前方。但满而不痛者，此为痞，柴胡不中与之，属半夏泻心汤。（276，见太阳篇149条）

本以下之，故心下痞，与泻心汤。痞不解，其人渴而口燥烦，小便不利者，属五苓散。（277，见太阳篇156条）

伤寒中风，医反下之，其人下利日数十行，谷不化，腹中雷鸣，心下痞硬而满，干呕，心烦不得安。医见心下痞，谓病不尽，复下之，其痞益甚，此非结热，但以胃中虚，客气上逆，故使硬也，属甘草泻心汤。（278，见太阳篇158条）

伤寒服汤药，下利不止，心下痞硬，服泻心汤已，复以他药下之，利不止。医以理中与之，利益甚。理中，理中焦，此利在下焦，属赤石脂禹余粮汤。复不止者，当利其小便。（279，见太阳篇159条）

太阳病，外证未除，而数下之，遂协热而利，利下不止，心下痞硬，表里不解者，属桂枝人参汤。（280，见太阳篇163条）

下后，不可更行桂枝汤，汗出而喘，无大热者，属麻黄杏子甘草石膏汤。（281，见太阳篇162条）

阳明病，能食，下之不解者，其人不能食，若攻其热必哕。所以然者，胃中虚冷故也，以其人本虚，攻其热必哕。（231，见阳明篇194条）

阳明病，脉迟，食难用饱，饱则发烦头眩，必小便难，此欲作谷疸。虽下之，腹满如故，所以然者，脉迟故也。（232，见阳明篇195条）

夫病阳多者热，下之则硬。汗多，极发其汗亦硬。（233，见不可下篇）

太阳病，寸缓关浮尺弱，其人发热，汗出，复恶寒，不呕，但心下痞者，此以医下之也。（234，见阳明篇244条上半节）

伤寒，若吐若下后，不解，不大便五六日，上至十余日，日晡所发潮热，不恶寒，独语如见鬼状。若剧者，发则不识人，循衣摸床，惕而不安（一云：顺衣妄撮，怵惕不安），微喘直视。脉弦者生，涩者死。微者，但发热谵语者，属大承气汤。（253，见阳明篇212条）

三阳合病，腹满身重，难以转侧，口不仁，面垢（又作枯，一云：向经）。（254，见阳明篇219条上半节）

谵语遗尿，发汗则谵语，下之则额上生汗，若手足逆冷，自汗出者，属白虎汤。（255，见阳明篇219条下半节）

阳明病，脉浮而紧，咽燥口苦，腹满而喘，发热汗出，不恶寒，反恶热，身重。若发汗则躁，心愦愦而反谵语。若加温针，必怵惕烦躁不得眠。若下之，则胃中空虚，客气动膈，心中懊侬，舌上胎者，属栀子豉汤证。（256，见阳明篇221条）

阳明病，下之，心中懊侬而烦，胃中有燥屎者，可攻。腹微满，初头硬，后必溏，不可攻之。若有燥屎者，宜大承气汤。（257，见阳明篇238条）

太阳病，若吐、若下、若发汗后，微烦，小便数，大便因硬者，与小承气汤和之愈。（258，见阳明篇250条）

阳明病，下之，其外有热，手足温，不结胸，心中懊侬，饥不能食，但头汗出者，属栀子豉汤证。（282，见阳明篇228条）

病人无表里证，发热七八日，脉虽浮数者，可下之。假令已下，脉数不解，今热则消谷喜饥，至六七日，不大便者，有瘀血，属抵当汤。（284，见阳明篇257条）

太阴之为病，腹满而吐，食不下，自利益甚，时腹自痛。若下之，必胸下结硬。（235，见太阴篇273条）

本太阳病，医反下之，因而腹满时痛者，属太阴也，属桂枝加芍药汤。（285，见太阴篇279条）

伤寒，大吐大下之，极虚，复极汗者，其人外气怫郁，复与之水，以发其汗，因得哕。所以然者，胃中寒冷故也。（236，见厥阴篇380条）

大汗，若大下，而厥冷者，属四逆汤。（259，见厥阴篇354条）

伤寒六七日，大下，寸脉沉而迟，手足厥逆，下部脉不至，喉咽不利，唾脓血，泄利不止者，为难治，属麻黄升麻汤。（286，见厥阴篇357条）

伤寒，本自寒下，医复吐下之，寒格，更逆吐下，若食入口即吐，属干姜黄芩黄连人参汤。（287，见厥阴篇359条）

吐利发汗后，脉平，小烦者，以新虚不胜谷气故也。（237，见霍乱篇391条）

综上观之，《伤寒论》汗、吐、下误治后的条文见下：

太阳篇 49 条

阳明篇 11 条

太阴篇 2 条

厥阴篇 4 条

霍乱篇 1 条

其中不见少阳和少阴的条文。太阳、阳明、厥阴三篇合为 64 条属于"病发于阳"，太阴、霍乱二篇合为 3 条属于"病发于阴"。看来汗、吐、下的误治主要来源于"病发于阳"诸篇，由于汗、吐、下的误治，一是导致病邪由浅表向深里传变，可以深入经络、脏腑、气血形成痼疾，往往形成外感伏邪藏匿身体内损害身体；二是导致肺的宣发、肃降功能失调，使肺的出入升降和代谢功能失常，而出现气滞、痰饮、水气、血瘀等病理产物而形成内生病邪伏匿身体内损害身体。所以伏邪有外邪和内邪之分。这就是伏邪发生的病理特点。

既然有伏邪存在，就必然有伏邪存在的表现，如颈项僵强头晕、肩背困重如压石头、肩背按压疼痛、无汗畏寒怕冷、或汗出怕风、或但头汗出、或上热下寒、或阳气怫郁、或胸痛胸闷、或水肿痰饮、或体节疼痛、或嘿嘿不欲饮食、或进食汗出、或进食无汗、或大小便不调等不同表现。

伏邪的发病部位，或只"病发于阳"，或只"病发于阴"，或表里同病。

伏邪所伏时间不等，有的几天，有的几个月，有的几年或几十年。

伏邪发病，或因新感引动，或因季节引动，或因情志引动，或因积邪太重引动，总之不一而已。

伏邪发病特点，或久病反复发作，或有周期性发作，或有时间性发作，或病位固定，或病位不固定，总之会根据患者的体质及病性不同而有不同表现。

伏邪的治疗总原则只有一个，即开通透邪法，那就是《伤寒论》给的"开通"上焦太阳阳明，谓"上焦得通，津液得下，胃气因和，身濈然汗出而解"，恢复肺的宣发、肃降及出入升降、代谢功能，通过汗、吐、下之法把病邪驱逐体外，于是就出现了各种排病现象。"上焦得通"有两个含义：一是说肺的宣发功能从外通，"汗出而解"（肺主天气，"清阳为天"，"清阳发腠理"）；二是说肺的肃降功能从里通，"津液得下，胃气因和"而解。肺主天气，天气下降，"天气下为雨""浊阴出下窍"（《阴阳应象大论》）即是"津液得下"。肺主肃降，天气下降而津液润通其下，"胃气因和"就无"胃家实"了。治疗方法尽在《伤寒杂病论》——《伤寒论》《金匮要略》之中，就不一一列举了。总之，万病不离六经，万病不治求太极。

《内经》云正气存内，邪不可干。邪气之所以内伏，必是正气不足。所以治疗伏邪，不论是从外解，还是从内解，必以扶正祛邪为常法。

太阳主外，太阴主内，排除病邪之出路，外出者从太阳在表以汗（包括泪、衄、斑疹等），内出者从太阴在里以吐下（包括咳痰涎、吐、泻、便、尿、经带、矢气、嗳气、呃逆等）。这个排病过程先是"病发于阳"的部位见热、汗、吐、呕或痰涎，后见"病发于阴"的部位而见腹泻、腹痛、小便、经带等。

"病发于阳"可以导致许多种病证，如体表外壳病、"半在里，半在外"、胃家实、蓄血证、蓄水证、热入血室等。

陶弘景《辅行诀五脏用药法要》只载汗法救误大泻肾汤、清下救误大泻心汤、吐法救误大泻肝汤、火法救误大泻肺汤、冷寒救误大泻脾汤五法，而张仲景救误之法众多。

14. 柴胡汤证

由上述可知，太阳主外表，太阴主内里，是《伤寒论》的基本理论。所以《伤寒论》第148条说：

伤寒五六日，头汗出，微恶寒，手足冷，心下满，口不欲食，大便硬，脉细者，此为阳微结，必有表，复有里也。脉沉，亦在里也。汗出为阳微。

假令纯阴结，不得复有外证，悉入在里，此为半在里、半在外也。

脉虽沉紧，不得为少阴病。所以然者，阴不得有汗，今头汗出，故知非少阴也。

可与小柴胡汤。设不了了者，得屎而解。

我们已经知道，太阳主外在表，太阴在内主里，表里的分界线是横膈膜，此言"必有表，复有里"，"此为半在里、半在外"，就是既有太阳表证，也有太阴里证，不是现行《伤寒论》教材中说的另有一个"半表半里"的病位。因为现行《伤寒论》教材说太阳主表、阳明主里，所以搞出个太阳表与阳明里之间的半表半里位置属于少阳，从而得出张仲景三阳经排列次序错简的结论，真是让人哭笑不得。

从六经病欲解时图可以看到，少阳上连接太阳主外，下连接太阴主内，不就是"半在里、半在外"吗？可是现在的注家都认为小柴胡汤证的病位是既不在表，也不在里，而是在躯壳之里、肠胃之外的半表半里部位（吴又可《温疫论》称作膜原部位），并说在这个躯壳之里、肠胃之外的半表半里部位，不在表不得用汗法，不在里不得用吐下法，从而得出少阳病有汗、吐、下三禁，完全与《伤寒论》的原意背道而驰。

《素问·五脏别论》说："夫胃、大肠、小肠、三焦、膀胱，此五者天气之所生也，其气象天，故泻而不藏。"而《素问·阴阳应象大论》说："天气通于肺。"所以是肺的宣发与肃降在决定着腑道的"通""降"的生理功能。一旦肺的宣发、肃降功能失常，就会发生"胃家实"和"脾家实"等病变。所谓"阳明之为病，胃家实"及太阳阳明病的"脾约"，就是肺病导致的"胃家实"及"脾家实"。无论是伤于寒，还是伤于热，都能使肺之宣发、肃降功能失常而发病。如此看来，小柴胡汤证的本源全在于表部，里部"胃家实"的证候是由表部引起的，所以张仲景在第148条十分肯定而明确地说"必有表，复有里也"，复为副词，训继续，相当于"再"，意思是说，必定是先有小柴胡汤表证，然后才有小柴胡汤里证，里证是表证的继发证候。因此张仲景制定的治疗原则是"上焦得通，津液得下，胃气因和，身濈然汗出而解"，即首先"开通"表部，身濈然汗出而解，表部一开通，肺的宣发、肃降功能正常了，里证也随之而愈了。所以小柴胡汤证以发汗解表为主，张仲景说小柴胡汤是发汗剂。在小柴胡汤的方后加减法中说"若不渴、外有微热者，去人参，加桂枝三两，温覆微汗愈"，就是有表发汗法；再如第104条说"小柴胡汤以解外"，有潮热里证者，可以"柴胡加芒硝汤"治里，或用大柴胡汤治里。

头汗出、微恶寒，虽然已见表邪始衰，但毕竟还有表证。而口不欲食、大便硬症状则属于"胃家实"里证。这说明阳明肺宣、肃功能失调，即气机失调，出现阳郁气结，张仲景称作"此为阳微结"。阳郁气结，不能敷布宣达四末，故"手足冷"；阳郁蒸上，则"头汗出"；阳郁气结，脉道不畅利，则脉细有力。肃降失调，出现"胃家实"症状，病在里则脉沉。

此半在外是在太阳，半在里是在太阴，在太阴而脉沉紧，与少阴无关。在少阴不得有头汗，今头汗出，所以不是少阴病。观小柴胡汤用太阴药不用少阴药可知道矣。

从"大便硬"及"得屎而解"可知，原有"胃家实"，需要通腑和胃。所以有大柴胡汤证和小柴胡加芒硝汤证。

这就告诉我们，小柴胡汤证既有"病发于阳"的表证，也有腹部里证。而且小柴胡汤证是来源于"病发于阳"的失治、误治而邪传于胸膈。如第37条说：

> 太阳病，十日已去，脉浮细而嗜卧者，外已解也。设胸满胁痛者，与小柴胡汤。脉但浮者，与麻黄汤。

邪结于胸，"上焦不行"则"下脘不通"，不但有表证，还有里证，如第96条说：

> 伤寒五六日，中风，往来寒热，胸胁苦满，嘿嘿不欲饮食，心烦喜呕。或胸中烦而不呕，或渴，或腹中痛，或胁下痞硬，或心下悸、小便不利，或不渴、身有微热，或咳者，小柴胡汤主之。

第148条的"口不欲食，大便硬"，第96条的"不欲饮食""腹中痛""小便不利"，即是里证。第97条阐述了柴胡汤证的病机：

> 血弱气尽，腠理开，邪气因入，与正气相搏，结于胁下，正邪纷争，往来寒热，休作有时，嘿嘿不欲饮食，脏腑相连，其痛必下，邪高痛下，故使呕也，小柴胡汤主之。

病邪由太阳阳明传胸胁，故云"邪高"。在胸是病在阳在表之里，邪气与阳气相抗争，故有"正邪纷争，往来寒热，休作有时"之证。心肺在上，肠胃在下，在下之腑由天气肺所生，故云"脏腑相连"。在胸则肺失宣发和肃降，从而导致"胃家实"而"结于胁下"，则"其痛必下"、或"嘿嘿不欲饮食"。此"邪气因入，与正气相搏，结于胁下"，是指少阳病位"半在外"表的半实、半阳证。"血弱气尽"，是指少阳病位"半在里"的半虚、半阴证，即脾胃虚不生气血的一面。"半在里、半在外"是言病位，"邪气因入，结于胁下"及"血弱气尽"是言病机。因为"半在里"的证，是"半在外"表证引发的，所以治疗重点是发汗解"外表"，故第149条说"必蒸蒸而振，却发热汗出而解"。

我们研究脏象理论得出这样的结论：腠理是少阳三焦腑。张仲景在《金匮要略》中说："腠者，是三焦通会元真之处，为血气所注；理者，是皮肤脏腑之纹理也。"可知血气俱弱是少阳三焦腑病了，既然能用小柴胡汤治疗，就说明小柴胡汤有补血气的功能，能够扶正祛邪，即补少阳三焦元真之气，通畅三焦腠理，从而达到人体安和的目的。

说明小柴胡汤证的病机是营卫气血俱弱，将小柴胡汤证的病位定在少阳腑腠理和胸胁。

太阳阳明心肺主体表外壳，主营卫气血的运行、出入、升降

少阳

太阴少阳脾土三焦主体内壳里，主饮食出入及营卫气血的生成

小柴胡汤证既然有里证，就必须与小建中汤里证做出鉴别，如第100条说：

伤寒，阳脉涩，阴脉弦，法当腹中急痛，先与小建中汤；不差者，小柴胡汤主之。

小柴胡汤证是邪传胸膈，既有表证，又有里证，所以必须与结胸证和痞证做出鉴别，如第149条说：

伤寒五六日，呕而发热者，柴胡汤证具。而以他药下之，柴胡证仍在者，复与柴胡汤。此虽已下之，不为逆，必蒸蒸而振，却发热汗出而解。

若心下满而硬痛者，此为结胸也，大陷胸汤主之。

但满而不痛者，此为痞，柴胡不中与之，宜半夏泻心汤。

请看，张仲景把柴胡汤证阐述得明明白白，何故要曲解呢？

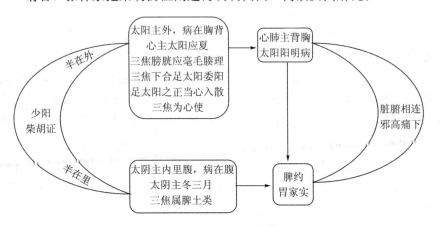

图 3-31　小柴胡汤证示意图

这在《内经》里也有论述，《素问·奇病论》说："帝曰：有癃者，一日数十溲，此不足也。身热如炭，颈膺如格，人迎躁盛，喘息，气逆，此

有余也。太阴脉微细如发者，此不足也。其病安在？名为何病？岐伯曰：病在太阴，其盛在胃，颇在肺，病名曰厥，死不治。此所谓得五有余，二不足也。帝曰：何谓五有余？二不足？岐伯曰：所谓五有余者，五病之气有余也，二不足者，亦病气之不足也。今外得五有余，内得二不足，此其身不表不里，亦正死明矣！"马莳注："曰身热如炭，曰颈膺如格，曰人迎躁盛，曰喘息，曰气逆，此得五有余也。微细如发（右手气口太阴之脉），病癃一日数十溲（小便不通畅而频数），此二不足也。"所谓"其盛在胃，颇在肺"，在阳明肺就是在表，"胃家实"就是在里，此肺虚胃实，上虚下实（《灵枢·大惑论》谓"上气不足，下气有余，肠胃实而心肺虚"），证候既不单纯在其表，又不单纯在其里，故云"不表不里"，就是"半在里，半在外"，"必有表，复有里"。从这里可知，肺失宣肃，可导致大小二便为病，癃不一定都是实证，也有虚证。如果导致横膈膜呼吸功能丧失则为死证。

15. 少阳统内外

太阳主外，太阴主内，而少阳三焦内与太阴合成黄庭太极主人体一身元气，外与膀胱合主毫毛腠理，并代心君行事，统人体一身阳气，所以称少阳"半在外，半在里"。于此才能深刻理解"凡十一脏，取决于胆（关键是内寄三焦相火）"的真正含义。故《中藏经·论三焦虚实寒热生死逆顺脉证之法》说：

三焦者，人之三元之气也，号曰中清之腑，总领五脏、六腑、荣卫、经络、内外、左右、上下之气也。三焦通，则内外、左右、上下皆通也。其于周身灌体，和内调外，荣左养右，导上宣下，莫大于此也。……

三焦之气和，则内外和。逆，则内外逆。

张元素《脏腑虚实标本用药式》也说："三焦为相火之用，分布命门原气，主升降出入，游行天地之间，总领五脏六腑、营卫、经络、内外、上下、左右之气，号曰中清之府。上主纳，中主化，下主出。"

唐容川说："少阳者，天地生阳之气，从阴出阳，发生万物，故曰：少阳于一岁为春，属正二三月，于一日为寅卯辰时，皆阳气初出，发生之际也。……人秉此气，于是而生三焦与胆。"又说："若少阳三焦与胆皆不病，则风火清畅，生阳条达，人自不知不觉也。""伤寒六经，皆有少阳证，而仲景不列入少阳，使各从其类也。但读者如不知少阳三焦，则六经之证皆不能通矣[①]。"唐氏言少阳为三焦相火及主腠理尊经也，但言三焦腑为油网、膜网和膈膜则非也，三焦腑就是腠理，即西医说的间质组织，连接起来的腠理通道就是《内经》说的"气街"，故《难经》是"气街"是三焦腑。

16. 对睡眠的影响

"病发于阳"病在太阳阳明，往往导致"上焦不通"，"上焦不通"则会导致"脾约"及"胃家实"等，于是出现"胃不和则卧不安"的症状。《灵枢·大惑论》也说："邪气留于上焦，上焦闭而不通，已食若饮汤，卫气留久于阴而不行，故卒然多卧焉。"又说："夫卫气者，昼日常行于阳，夜行于阴，故阳气尽则卧，阴气尽则寤。故肠胃大，则卫气行留久；皮肤湿，分肉不解，则行迟。留于阴也久，其气不清，则欲瞑，故多卧矣。其肠胃小，皮肤滑以缓，分肉解利，卫气之留于阳也久，故少瞑焉。"既然与卫气行有关，而肺主卫，故与肺的宣降失常有关了。于此可知，虽然睡眠失常与脾胃肠关系最密切，而其主要根源还在于"上焦"心肺功能是不是正常。如《灵枢·大惑论》说："上气不足，下气有余，肠胃实而心肺虚。虚则营卫留于下，久之不以时上，故善忘也。"

（六）太阳病三篇

太阳病为什么分为三篇，为什么从来没有注家过问过？因为他们没有看出问题。只有明白了六经病欲解时这个大纲之后，才能明白太阳病三篇的意义。

1. 太阳病上篇

太阳病上篇共 30 条（1～30 条），用方 14 首，就有 11 首是桂枝汤方的加减方，其余 3 首方是白虎加人参汤、调胃承气汤、四逆汤。而桂枝汤的别名是阳旦汤，所以太阳病上篇最后第 30 条直称呼其名云"阳旦"。阳旦汤就是扶阳之方，这在陶弘景《辅行诀五脏用药法要》中有明确记载。为什么要为太阳扶阳？因为太阳"心部于表"（《素问·刺禁论》）主阳主

---

① 唐容川，《伤寒论浅注补正》第 279～280 页，天津科学技术出版社，2010 年。

表，表阳虚不能卫外才受到外邪的侵犯，扶阳固表可以驱逐邪气。正如《素问·刺法论》说："正气存内，邪不可干。"《素问·评热论》说："邪之所凑，其气必虚。"卫外的是阳气，所以正气虚在这里主要是指卫外的阳气。

太阳病上篇以中风为主。于此才能明白《素问·风论》所说"风者百病之长"的全面含义。

2. 太阳病中篇

太阳病中篇（共 97 条，31～127 条）是讲太阳阳明"病发于阳"的病，《素问·金匮真言论》说在阳病的部位是项背，故太阳病中篇的第一条（《伤寒论》31 条）葛根汤证的首证为"项背强几几"，紧接下去几条就讲太阳阳明合病、并病。多涉及阳明肺金系统的病变。

《素问·金匮真言论》说冬春病在阴，夏秋病在阳。其实，这是以横膈膜分上下天地阴阳：心肺在膈上为阳为天，主背；肝脾肾在膈下为阴为地，主腹。心为阳中之太阳而卫外，故主外。脾阴中之至阴而守内，故主腹主内。

夏为太阳，秋为阳明，张仲景论述病在阳的有太阳阳明并病、合病、脾约三证。

太阳病中篇太阳阳明合病、并病有以下几种情况：

太阳阳明病
1. 麻黄汤证（第 36 条，合病）
2. 葛根汤证（第 32 条，合病）
3. 葛根加半夏汤证（第 33 条，合病）
4. 太阳阳明并病（第 48 条）
5. 脾约、胃家实（阳明病篇）

太阳阳明病有失约和闭塞两种，偏于太阳者为开，多自利；偏于阳明者为阖，多呕或脾约、胃家实。

一是在表，二是胃家实。

其他是太阳阳明病误治证，如蓄血证、蓄水证等。

太阳病以伤寒和痉病为主。

3. 太阳病下篇

太阳病下篇（共 51 条，128～178 条）主要是讲"病发于阳""病发于阴"误治变证的，有结胸、脏结、痞证等。

还有太阳少阳合病、并病：

太阳少阳病 {
1. 黄芩汤证（第 172 条，合病）
2. 黄芩加半夏生姜汤证（第 172 条，合病）
3. 并病（第 142、150、171 条）
}

还有温病白虎汤证。

单从张仲景把太阳病分为三篇看，《伤寒论》之六经已经不完全同于《素问·热论》了，为什么只拿《素问·热论》来解释《伤寒论》呢？

4. 太阳感六淫

《伤寒论》的六经绝对不是高校教材中说的《素问·热论》中只感受寒邪传变的六经，而是《素问·六元正纪大论》中在天司政的六经，其六经提纲证都是以六经本气发病为主。不仅如此，而且六气俱从表部皮毛侵犯人体，太阳之阳布于外主表，所以太阳有六气之病，谓：

太阳中风

太阳温病

太阳伤寒

太阳中热

太阳痉病

太阳湿痹

5. 六经皆有表证

张仲景以"六经病欲解时"为纲创作了《伤寒论》治疗外感病，并以五运六气理论作为外感病发病的机理认识外感病的种类及其传变规律。六经各有主时阶段的主气为病或客气加临主气后的杂气为病，都能形成各经的表证。如太阳病表证有上述六种，阳明病表证有麻黄汤证、葛根汤证、桂枝汤证、白虎汤证等，少阳病表证有桂枝汤证、白虎汤证等，太阴病表证有桂枝汤证等，少阴病表证有麻黄细辛附子汤证、麻黄附子甘草汤证、黄连阿胶汤证等，厥阴病表证有麻黄升麻汤证、桂枝汤证及风引汤证等。

外感六淫 {
病发于阳——误下形成结胸
病发于阴——误下形成痞证
}

寒邪伤人有两个传变途径：

第一，由表传里，逐渐形成里证。《素问·缪刺论》说：

夫邪之客于形也，必先舍于皮毛；留而不去，入舍于孙脉；留而不去，入舍于络脉；留而不去，入舍于经脉，内连五脏，散于肠胃，阴阳俱感，五脏乃伤。此邪之从皮毛而入，极于五脏之次也。

故《素问·阴阳应象大论》说："天之邪气，感则害人五脏。"

第二，寒邪直入里之胃、小肠、大肠、膀胱、三焦及三阴。《素问·评热论》说：

邪之所凑，其气必虚。阴虚者，阳必凑之。

推而论之，阳虚者，阴必凑之。

6. 少阳和太阴

为什么《伤寒论》三阴三阳六经病少阳病和太阴病条文最少？少阳病篇只有 10 个条文，方证俱全的条文只有第 266 条一条。太阴病篇只有 8 个条文，方证俱全的条文也只有第 276、279 两条三方，第 277 条只笼统说"宜服四逆辈"。如此简略，似乎可有可无，令人疑惑而费解。

篇名	太阳	阳明	少阳	太阴	少阴	厥阴	总计
条文数	178	84	10	8	45	56	381

其实不是如此，从《伤寒论》表面看来，少阳病和太阴病的条文最少，但从实质来看，少阳病和太阴病的条文最多，特别是少阳病更多，只是散见于其他篇之中。少阳病多在三阳，如少阳太过的白虎汤证见于太阳病和阳明病，少阳不及的阳旦汤证（桂枝汤类证及建中汤类证）见于太阳病，少阳内郁的二旦汤（小柴胡汤类证及黄芩汤类证）见于太阳病和阳明病。太阴病多在三阴，既有四逆汤辈，又有理中丸类方，以及附子汤、吴茱萸汤等方。太阴太过寒实四逆汤证见于少阴病和厥阴病，太阴虚寒胃中冷见于阳明病，太阴不及热证见于阳明病和少阴病、厥阴病。

（七）少阳三焦寄于肝胆

张仲景在六经欲解时图告诉我们，少阳三焦主四季之春，四季之春本主于肝胆，《素问·至真要大论》说"厥阴从中气少阳"，可知肝胆的生发作用全靠寄予其中的中气少阳三焦相火。虽说"凡十一脏，取决于胆"，事实是皆取决于少阳三焦相火。

（八）一个少阳统三阴

1. 一个少阳统三阴

从六经病欲解时图可以看清楚，太阴主冬三月寒水，冬春"病发于阴"，是一个少阳统帅着三阴，而且这个阴是有少阳和太阴结合为里阴部，证明少阳相火真正位置是在太阴脾水，在黄庭太极，不在少阴肾，而如今的医家大师动不动就说少阳相火在肾是肾阳元阳，不知少阳相火这个真阳元阳的真位置是与太阴脾水合，实在是太误人子弟了，是中医之大悲啊！

少阳标本皆阳，是一个纯阳乾主天日，如《素问·生气通天论》说："阳气者，若天与日，失其所，则折寿而不彰。故天运当以日光明。是故阳因而上，卫外者也。"

而太阴标本皆阴，是一个纯阴坤主地水。既然"天运当以日光明"，那么地道当以水湿柔了，故老子在《道德经》中盛赞柔水。

三阴病，就是少阳三焦相火病。《金匮要略·水气病脉证并治》说："寸口脉沉而迟，沉则为水，迟则为寒，寒水相搏。趺阳脉伏，水谷不化，脾气衰则鹜溏，胃气衰则身肿。少阳脉卑，少阴脉细，男子则小便不利，妇人则经水不通；经为血，血不利则为水，名曰血分。"寸口主肺，阳明肺金燥寒，秋冬收藏之象，故脉沉迟，阳气不足，水气不化，肺气不宣，不能通调水道，故产生水肿。趺阳脉伏而不起，是太阴脾胃衰弱。脾胃气衰，则水谷不化，大便鹜溏，脾不运化，水湿浸于肌肤则产生水肿。少阳脉卑，少阳三焦相火衰也，《辨脉法》说："形冷、恶寒者，此三焦伤也。"《灵枢·本输》说："少阳属肾，肾上连肺，故将两脏。"所以少阳病则肺肾皆病。少阴脉细，肾阳衰而气血不足。肺肾俱病，故见男子小便不利，妇人经水不通。

少阳三焦相火虚衰，厥阴从中气少阳，故厥阴亦寒。

2. 相火本位与元气

少阳三焦相火的本位在哪里？《伤寒论》六经病欲解时告诉我们，合

五运六气解读《伤寒论》

于主内主腹部的太阴，这与《素问·六节脏象论》所说三焦相火属于太阴土类是一致的，即《黄庭经》所说的黄庭，不在少阴肾。

元气不是相火，现今有人把相火当做元气是不对的。相火是人身一轮红太阳，元气离不开水，元气是太阳蒸发水的产物。太阳是万物基本温度的保证，水是万物基本湿度的保证，万物都离不开太阳和水。元气是三焦相火和脾水的化合产物。日就是少阳相火，水就是太阴湿土，水、火、土合为一家而生万物，即《老子》说的"三生万物"，即《周易参同契》说的"三物一家，都归戊己"，"三性既合会，本性共宗祖[1]"。张伯端《悟真篇》称此为"戊己自居生数五，三家相见结婴儿，婴儿是一含真气，十月胎圆入圣基[2]"。真气就是元气，离不开太阴土，而有三焦来敷布，如《难经·六十六难》说："三焦者，原气之别使也，主通行三气，经历于五脏六腑。"华佗对三焦讲得很好，《中藏经·论三焦虚实寒热生死逆顺脉证之法》说：

三焦者，人之三元之气也，号曰中清之腑，总领五脏、六腑、荣卫、经络内外左右上下之气也。三焦通，则内外左右上下皆通也。其于周身灌体，和内调外，荣左养右，导上宣下，莫大于此也。又名玉海、水道，上则曰三管，中则曰霍乱，下则曰走哺，名虽三，而归一，有其名而无形者也，亦号曰孤独之腑。……

三焦之气和，则内外和。逆，则内外逆。故云，三焦者，人之三元之气也，宜矣！

张元素《脏腑虚实标本用药式》也说："三焦为相火之用，分布命门原气，主升降出入，游行天地之间，总领五脏六腑、营卫经络、内外上下左右之气，号曰中清之府。上主纳，中主化，下主出[3]。"黄庭太极图见图3-20。

再如《灵枢·九针十二原》说人体元气"四关"在腕、踝、肚脐、剑突下四个部位[4]，腕、踝四肢属脾，肚脐属脾，还是属于脾土，可知人体的元气本位是在脾土。

① 潘启明，《周易参同契通析》第109页、52页，上海翻译出版公司，1990年。
② 张伯端著、石明辑注，《悟真篇三家注》第17页，华夏出版社，1989年。
③ 张元素，《脏腑标本虚实寒热用药式校释》，中医古籍出版社，2005年。
④ 田合禄，《中医太极三部六经体系——针灸真原》第241页，山西科学技术出版社，2011年。

三、从五运六气角度解析六经病欲解时

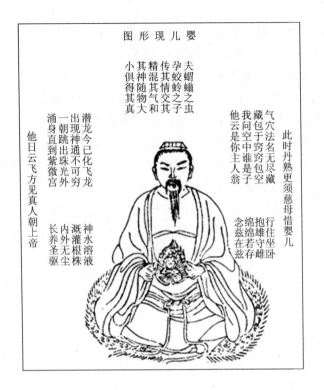

图 3-32　婴儿现形图

3. 三阴以太阴为主

从六经病欲解时可以知道，太阴涵括少阴和厥阴，所以少阴病和厥阴病都有胃肠道证，而四逆汤一方统治三阴之病。

（九）水火木金四象

《素问·天元纪大论》说："天地者，万物之上下也。左右者，阴阳之道路也。水火者，阴阳之征兆也。金木者，生成之终始也。"左少阳厥阴为木为生为阳升，右阳明为金为成为阴降，故云"左右者，阴阳之道路也"，"金木者，生成之终始也"。太阳主夏火，太阴主冬水，故云"水火者，阴阳之征兆也"。

（十）二至病

二至指夏至、冬至。夏至在五月，也就是午月。从脏气法时说，夏天五月是太阳心火主时时段（心为阳中之太阳），此为阳盛极而一阴生的时候。而太阴主冬天十一月，十一月也就是冬至月，也就是子月，是阴盛极而一阳生的时候。在这样的时空环境里有什么特征呢？

1. 《内经》论述

《素问·六元正纪大论》说：

少阴所至，为热生，中为寒。

太阳所至，为寒生，中为温。

少阳司天之政，"民病寒中，外发疮疡，内为泄满。"

这是指少阴、少阳本气火热和太阳本气寒说的，夏天热盛而寒中，冬天寒盛而热中。

《素问·脉解》说：

阳明所谓洒洒振寒者，阳明者午也，五月盛阳之阴也，阳盛而阴气加之，故洒洒振寒也。所谓胫肿而股不收者，是五月盛阳之阴也。阳者衰于五月，而一阴气上，与阳始争，故胫肿而股不收也。所谓上喘而为水者，阴气下而复上，上则邪客于脏腑间，故为水也。所谓胸痛少气者，水气在脏腑也；水者阴气也，阴气在中，故胸痛少气也。所谓甚则厥，恶人与火，闻木音则惕然而惊者，阳气与阴气相薄，水火相恶，故惕然而惊也。所谓欲独闭户牖而处者，阴阳相薄也，阳尽而阴盛，故欲独闭户牖而居。所谓病至则欲乘高而歌，弃衣而走者，阴阳复争而外并于阳，故使之弃衣而走也。

太阴所谓病胀者，太阴子也，十一月万物气皆藏于中，故曰病胀。所谓上走心为噫者，阴盛而上走于阳明，阳明络属心，故曰上走心为噫也。所谓食则呕者，物盛满而上溢，故呕也。所谓得后与气则快然如衰者，十二月阴气下衰而阳气且出，故曰：得后与气则快然如衰也。

2. 《伤寒论》论述

《伤寒论·辨脉法第一》是怎么描述这种现象的：

五月之时，阳气在表，胃中虚冷，以阳气内微，不能胜冷，故欲著复衣；十一月之时，阳气在里，胃中烦热，以阴气内弱，不能胜热，故欲裸其身。

问曰：凡病欲知何时得？何时愈？答曰：假令夜半得病者，明日日中愈；日中得病者，夜半愈。何以言之？日中得病，夜半愈者，以阳得阴则解也。夜半得病，明日日中愈者，以阴得阳则解也。

《伤寒例》又说："冬至以后，一阳爻升，一阴爻降也；夏至以后，一阳气下，一阴气上也。"

这是张仲景突出"时极"的思想，即阴极、阳极的思想，反映出张仲景重"四时"的观点，这属于五运六气理论。由五月"胃中虚冷"、十一月"胃中烦热"，以及"阳明者午也，五月盛阳之阴也，阳盛而阴气加之"，"太阴子也，十一月万物气皆藏于中"，而知"二至病"都在脾胃，属于阳明病，《伤寒论》阳明病有论述，见下文。

一年里的五月夏至，就是一天中的日中；一年里的十一月冬至，就是一天中的夜半。张仲景在这里说"五月之时，阳气在表，胃中虚冷"，这个时候正是盛夏季节，为什么会怕冷而"欲著复衣"呢？因为夏五月之时，盛阳向上、向外，一方面阳气得到了消耗而虚，一方面盛极则反，而一阴生于内。天人相应，善言天者，必有验于人，故在人则"阳气在表，胃中虚冷"。屈原《天问》说："何所冬暖？何所夏寒？"《灵枢·九针十二原论》说："阳病发于冬，阴病发于夏。"《素问·阴阳应象大论》说："阳病治阴，阴病治阳。"所以《素问·四气调神大论》说："春夏养阳，秋冬养阴。"如《素问·金匮真言论》说："长夏善病洞泄寒中。"夏中寒，多发霍乱、伤寒、疟疾、痢疾等消化系统肠胃病。冬中热，多发心肺系统疾病、白喉、猩红热等。李时珍《本草纲目》称此为"夏月伏阴""冬月伏阳"，并在《四时用药例》中说春夏内寒宜用热药，秋冬内热宜用寒药，谓"春月宜加辛温之药……以顺春升之气"，"长夏宜加甘苦辛之药，以顺化成之气"，"冬月宜加苦寒之药，以顺冬沉之气"，此即"所谓顺时气而养天和也"。到了冬天十一月，正是隆冬封藏的季节，盛寒在外，阳气潜藏于内，即所谓一阳生于内，故在人则表现出"阳气在里，胃中烦热"。《伤寒论》30条曰："更饮甘草干姜汤，夜半阳气还，两足当温。"为什么"夜半阳气还"呢？因为夜半是少阳三焦、胆所主时区，也就是相火所主时区，故曰"夜半阳气还"。故冬善病"痹厥、飧泄、汗出"。俗语说"冬

五运六气解读《伤寒论》

吃萝卜夏吃姜，不找医生开药方"，就是这个道理。因为萝卜是凉性的，姜是温性的。夏天一阴生于内，"胃中虚冷"，所以要吃姜来温暖脾胃。冬天一阳生于内，"胃中烦热"，所以要吃萝卜来清除胃中烦热。这一现象就在我们的生活中，不过百姓日用而不知罢了，如夏五月的井水是清凉的，严冬的井水是温的。就一日而言，就是日中和夜半，日中得病"胃中虚冷"，等到夜半阳藏胃中，病就好了。反之，夜半得病"胃中烦热"，等到日中阴起胃中，病就好了。就一月而言，就是晦朔月和满月。《素问·阴阳类论》说："冬三月之病，病合于阳者，至春正月脉有死征，皆归出春。冬三月之病，在理已尽，草与柳叶皆杀，春阴阳皆绝，期在孟春。……夏三月之病，至阴不过十日。"冬三月，脾胃内热，如再受热邪（病合于阳），伤损脾胃之阴，到了春夏之交阳盛之时，重伤其阴，便会有死亡的危险。夏三月，脾胃内寒，如再受寒邪，重寒伤脾，心腹满，下利不止，则脾病可能出现死征，死期不过十日。

郑钦安《医理真传》记载："病人先二三日发吐未愈，遂渐畏寒，又二三日逢未刻（坤卦位配脾）即寒冷，冷后即发热，大汗出，至半夜乃已（太阴在子），日日如此人渐不起，气促。"即诊断为阳虚证。而将"病人每日半夜候，两足大热如火至膝，心烦，至午即愈者"诊断为阴虚。

有人会说，这个道理很抽象不好懂。那么请看《内经》是怎么说的，"善言天者，必有验于人"，反过来，于人不懂，我们就看天道嘛。大家都知道一个普通的常识，即夏天的井水和泉水是凉的，冬天的井水和泉水是温的，就是这个道理。

夏中寒的代表图符是离卦及太极图中的黑点，冬中热的代表图符是坎卦及太极图中的白点。

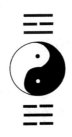

图 3-33　夏至冬至寒中热中示意图

3. 腹诊

《灵枢·论疾诊尺》说："四时之变，寒暑之胜，重阴必阳，重阳必阴，故阴主寒，阳主热，故寒甚则热，热甚则寒，故曰寒生热，热生寒，此阴阳之变也。"胃中寒热有什么表现呢？《灵枢·师传》说："夫中热消瘅，则便寒；寒中之属，则便热。胃中热则消谷，令人悬心善饥，脐以上皮热。肠中热，则出黄如糜。脐以下皮寒，胃中寒，则腹胀；肠中寒，则肠鸣飧泄。胃中寒，肠中热，则胀而且泄；胃中热，肠中寒，则疾饥，小腹痛胀。"《灵枢·寒热病》说"热中善饥""寒中肠鸣腹痛"，《灵枢·禁服》说"虚则热中，出糜（大便黏溏不爽）、少气、溺色变"，"胀满寒中，食不化"。《素问·调经论》说："有所劳倦，形气衰少，谷气不盛，上焦不行，下脘不通，胃气热，热气熏胸中，故内热。"又说："阴盛生内寒……厥气上逆，寒气积于胸中而不泻，不泻则温气去，寒独留，寒独留则血凝泣，血凝泣则脉不通，其脉盛大以涩，故中寒。"李东垣《脾胃论》说，热中可用黄芪、人参、甘草、芍药、五味子甘酸温之类药物，寒中就不能用这类甘酸温之类的药物了。

4. 手鱼际诊

胃中寒热的诊断部位在手鱼际，如《灵枢·经脉》说："凡诊络脉，脉色青则寒且痛，赤则有热。胃中寒，手鱼之络多青矣；胃中有热，鱼际络赤。其暴黑者，留久痹也。其有赤、有黑、有青者，寒热气也。其青短者，少气也。凡刺寒热者，皆多血络，必间日而一取之，血尽而止，乃调其虚实。"

5. 临床治疗

那幺在临床中，张仲景是如何处理这种特殊病证的呢？《伤寒论》关于寒中的条文有：

122条：病人脉数，数为热，当消谷引食，而反吐者，此以发汗，令阳气微，膈气虚，脉乃数也。数为客热，不能消谷，以胃中虚冷，故吐也。

190条：阳明病，若能食，名中风；不能食，名中寒。

191条：若中寒者，不能食，小便不利，手足濈然汗出，此欲作固瘕，

156

必大便初鞕后溏。所以然者，以胃中冷，水谷不别故也。

194条：阳明病，不能食，攻其热必哕，所以然者，胃中虚冷故也。以其人本虚，攻其热必哕。

196条：阳明病，法多汗，反无汗，其身如虫行皮中状者，此以久虚故也。

197条：阳明病，反无汗而小便利，二三日呕而咳，手足厥者，必苦头痛。若不咳不呕，手足不厥者，头不痛。

226条：若胃中虚冷，不能食者，饮水则哕。

243条：食谷欲呕，属阳明也，吴茱萸汤主之。得汤反剧者，属上焦也。（吴茱萸、人参、生姜、大枣）

309条：少阴病，吐利，手足逆冷，烦躁欲死者，吴茱萸汤主之。

378条：（厥阴病）干呕吐涎沫，头痛者，吴茱萸汤主之。

225条：（阳明病）脉浮而迟，表热里寒，下利清谷者，四逆汤主之。

317条：少阴病，下利清谷，里寒外热，手足厥逆，脉微欲绝，身反不恶寒，其人面色赤，或腹痛，或干呕，或咽痛，或利止脉不出者，通脉四逆汤主之。

按：中寒，又称里寒或寒中。中寒趋上则呕，用吴茱萸汤；中寒趋下则下利，用四逆汤；在中可用理中丸。

附喻嘉言治"里寒外热"的医案

辨徐国祯伤寒疑难急症治验

徐国祯伤寒六七日，身热目赤，索水到前复置不饮，异常大躁，将门牖洞启，身卧地上，辗转不快，更求入井。一医汹汹，急以承气与服。余诊其脉，洪大无伦，重按无力。谓曰：此用人参、附子、干姜之症，奈何认为下症耶？医曰：身热目赤，有余之邪躁急若此，再以人参、附子、干姜服之，逾垣上屋矣。余曰：阳欲暴脱，外显假热，内有真寒，以姜、附投之，尚恐不胜回阳之任，况敢以纯阴之药重劫其阳乎？观其得水不欲咽，情已大露，岂水尚不欲咽，而反可咽大黄、芒硝乎？天气燠蒸，必有大雨，此症顷刻一身大汗，不可救矣。且既认大热为阳证，则下之必成结胸，更可虑也。惟用姜附，所谓补中有发，并可以散邪退热，一举两得，至稳至当之法，何可致疑？吾在此久坐，如有差误，吾任其咎。于是以附子、干姜各五钱，人参三钱，甘草二钱，煎成冷服，服后寒战，戛齿有声。以重绵和头覆之，缩手不肯与诊，阳微之状始著。再与前药一剂．微汗热退而安。

按：关于寒盛伤阳而火热内郁的病证，《伤寒论》论述颇多，如栀子豉汤证、柴胡汤证、黄芩汤证、泻心汤证、承气汤证、通脉四逆加猪胆汁汤证等。

古人治疗这类医案也不少，如柳宝诒《温热逢源》所载热郁少阴案：

此证邪伏少阴，喻氏仿仲景少阴病治例，用麻黄附子细辛汤及麻黄附子甘草汤两方以透邪，增入生地以育阴扶正，其用意颇为切当。惟温邪既动，必有热象外现；其甚者邪热蒙陷，已有痉厥之象。此时麻附细辛，断难遽进。然非此大力之药，则少阴之沉寒，安能鼓动。治当师其意而变其制，如用麻黄汁制豆豉，附子汁制生地，至凉肝息风治标之药，仍宜随症参入。似此面面周到，庶可收功。

附案：及门生金石如，戊戌三月初旬，患时感。初起恶寒发热，服疏散药一剂，未得汗解，而热势转淡，神情呆钝，倦卧耳聋，时或烦躁，足冷及膝，指尖耳边鼻准亦冷，两便不利，腰俞板硬，不能转侧，脉迟细而弱，呕恶不能纳水饮，惟嚼酱姜稍止，舌苔厚燥微灰。此由新感引动伏邪，而肾阳先馁，不能托邪化热，故邪机冰伏不出；其已化之热，内陷厥阴，欲作痉厥；证情极为险重。赵生静宜先往，用栀、豉、桂枝、羚羊角，合左金法，小便得通，足温呕止；余则证情如故，邪仍不动。议用麻、附，合洋参、生地等扶正托邪，而余适至，遂令赶紧煎服。两进之后，尺脉始弦，而神情之呆钝，腰脊之板痛仍尔也。拟用麻黄制豆豉，附子制大生地，桂枝制白芍，合人参、牛膝、元参、淡芩、羚羊、生牡蛎等味出入。三剂后，以舌苔灰厚而干，又加大黄。服后忽作寒栗战汗，而腰脊顿松，随得大解，而里热亦泄，神情爽朗，调理一月而愈。此证就邪之深伏而未化热者论之，则只宜温托，大忌寒凉；然痉厥神糊，舌苔灰燥，若再助其热，势必内陷厥阴，而为昏狂蒙闭之证，无可挽也。就邪之已动而化热者论之，则只宜清泄，何堪温燥；然脉情迟细，神呆形寒，经腑俱窒，若专用凉化，则少阴之伏邪不出，迁延数日，势必内溃，而为厥脱之证，其去生愈远矣。再四筹审，决无偏师制胜之理。不得已，取喻氏法以治其本，合清泄法以治其标，一面托邪，一面化热。幸赖少阴之气，得扶助而伸。凡经邪腑邪，已化未化之邪，乘肾气之动，一齐外达。故战汗一作，大便一行，而表里诸病若失也。

按：此乃柳宝诒师喻嘉言之意而治，其中寓意多多，极具启发性，读

五运六气解读《伤寒论》

者可以慢慢品味。

176 条：伤寒，脉浮滑，此表有热，里有寒，白虎汤主之。（太阳病）

按：所有的伤寒注家，都认为"里有寒"显然有误，应作"里有热"。真是天大的误会，梦呓之语。其实这里的"表有热，里有寒"，正是对"五月之时，阳气在表，胃气虚冷"的表述。这在《内经》里也有表述，如少阳司天之政，曰"风热参布，云物沸腾，太阴横流，寒乃时至，凉雨并起。民病寒中，外发疮疡，内为泄满"。白虎汤由知母、石膏、炙甘草、粳米四味组成，张仲景用知母、石膏清热，用炙甘草、粳米甘温温中。既然有人说白虎汤证是表里俱热，为什么张仲景不用甘寒生津养胃呢？反用炙甘草、粳米甘温药呢？真是误人子弟呀！

白虎汤是治少阳相火的主方，相火刑克肺金，病位在阳明燥金。少阳相火必克肺金，故叶天士曰"夏暑发自阳明"。

219 条：三阳合病，腹满，身重，难以转侧，口不仁，面垢，谵语，遗尿。发汗则谵语，下之则额上生汗，手足厥冷。若自汗出者，白虎汤主之。（阳明病）

按：腹满身重是太阴病，是太阴脏寒，当温里。脾开窍于口，所以"口不仁"也是太阴病。手足厥冷，也是太阴病。三阳合病，是阳在表。阳热在表，里有寒，故用白虎汤主之。暑热炎上向外，故"脉浮大上关上""自汗出""口不仁，面垢"。热扰心神或逆传心包则"谵语"。《灵枢·经脉》说肺病虚则"小便遗数"，即"遗尿"。热扰神昏则"但欲眠睡"。开目则卫阳出外热散，合目则卫阳入内增热而汗出（参第 268 条）。暑热犯肺，肺失宣发和肃降，三焦不运，水道阻滞，一是导致"胃家实"而"腹满"，一是营卫不行则"身重，难于转侧"。又脾主髀，所以"难以转侧"。

222 条：若渴欲饮水，口干舌燥者，白虎加人参汤主之。（阳明病）

350 条：伤寒，脉滑而厥者，里有热，白虎汤主之。（厥阴病）

按：这个"里有热"的"里"，是指厥阴，少阳与厥阴相表里，故本条张仲景放在厥阴病篇，为什么伤寒家要把它理解成胃"里有热"呢？这与"里有寒"的"里"不在一个层次上。就拿阴阳来说吧，背为阳，腹为阴。阳中之阳，心也；阳中之阴，肺也。阴中之阳，肝也；阴中之阴，肾也；阴中之至阴，脾也。阴阳之中又有阴阳，不明此理，动手便错。

169 条：伤寒，无大热，口燥渴，心烦，背微恶寒者，白虎加人参汤

主之。（太阳病）

按：背微恶寒，是壮火食气，故增加人参以益气生津。

170 条：伤寒，脉浮，发热无汗，其表不解，不可与白虎汤；渴欲饮水，无表证者，白虎加人参汤主之。（太阳病）

按：伤寒，脉浮，发热无汗，是麻黄汤证，故不能用白虎汤。无表证，是指无麻黄汤证。

168 条：伤寒，若吐若下后，七八日不解，热结在里，表里俱热，时时恶风，大渴，舌上干燥而烦，欲饮水数升者，白虎加人参汤主之。（太阳病）

按："热结在里，表里俱热"，指厥阴与少阳之表里，见厥阴病 350 条，必有太阴里寒，故用白虎加人参汤主之。请注意"时时恶风"，乃恶寒之互词，指示有太阴病存在。相火亢盛，不但"壮火食气"，且能伤津，故用人参益气生津。

正因为如此，张仲景才在 168 条白虎加人参汤服法中注明"此方立夏后、立秋前乃可服。立秋后不可服。正月二月三月尚凛冷，亦不可与服之，与之则呕利而腹痛"（见《唐本伤寒论》，不见于《宋本伤寒论》）。立夏到立秋之间为夏三月，阳气在表，胃中虚冷，外热里寒，可服白虎加人参汤。因为白虎加人参汤治外热里寒。立秋以后，逐渐外寒里热，故不能服白虎加人参汤了。张仲景说得明白，奈何人们不懂其理，反"疑是后人所加"，弃而不用，可叹可悲啊！《金匮玉函经》白虎汤后也记载在立夏后到立秋前可用之，春三月及立秋后不可与的条文，并言"诸亡血虚家，亦不可与白虎汤，得之腹痛而利者，急当温之"。

宋·林亿等在 176 条原文下按说："前篇云：热结在里，表里俱热者，白虎汤主之。又云：其表不解，不可与白虎汤。此云：脉浮滑，表有热，里有寒者，必表里字差矣。又阳明一证云：脉浮迟，表热里寒，四逆汤主之。又少阴一证云：里寒外热，通脉四逆汤主之。以此表里自差，明矣。"其实，这正是张仲景对至阳、至阴的论述，白虎汤证热极（脉浮滑，厥阴少阳表里俱热，口渴舌燥而烦，欲饮）必有里寒，四逆汤证寒极（脉沉而微细，但欲寐，吐利，四肢厥逆）必有阳气外越上浮，怎么能用四逆汤证来证明白虎汤证的里寒呢？真是岂有此理。而如今的《伤寒论》教材多随其说，岂不误人子弟！

伤寒家们在这里混淆了三个层次界限。第一，176 条的"表有热，里有寒"是白虎汤证（太阳病），时间在夏至前后，"表有热"是主证，是热证中的"里有寒"。第二，阳明病225条的"表热里寒"及少阴病317条的"里寒外热"，"里寒"是主证，是四逆汤寒证中的"里寒"，"表热"是寒盛导致阳气不能收藏而浮越于外，俗称阴盛格阳、虚阳外越。阴盛可有三种表现：一是纯阴盛；二是阴盛导致阴火上浮，多胸膈头面部位出现疾病，如心肺病、咽喉病、五官病、脑血管病、神经病等；三是阴盛导致阴火外越，出现周身部位疾病，如疮疡、斑疹、发热、汗出、肿块、浮肿等，笔者统称之为少阳三焦相火衰而心火——阴火盛，并非虚阳上浮、外越。请参阅拙著《中医内伤火病学》（后改名为《医易火病学》）。第三，太阳病168条白虎加人参汤证的"热结在里，表里俱热"及厥阴病350条白虎汤证的"里有热"，是少阳与厥阴相表里的"里有热"。不能把三者放在一个层面讨论而混淆是非。白虎汤证属于"至阳"热病，四逆汤证属于"至阴"寒病，为什么要混为一谈？这样的伤寒大家还是不要为好，这是治人命的书啊，不能有半点含糊。

有白虎加人参汤，也有四逆加人参汤，一个壮火伤气，一个寒极伤气，故都用人参益气培元固本。

310条：少阴病，下利，咽痛，胸满，心烦，猪肤汤主之。

按：猪肤汤由猪肤、白蜜、白粉三味组成，张仲景用咸寒之猪肤治少阴君火，用白粉、白蜜温中。

303条：少阴病，得之二三日以上，心中烦，不得卧，黄连阿胶汤主之。

按：黄连阿胶汤由黄连、黄芩、芍药、鸡子黄、阿胶五味组成，张仲景则用鸡子黄、阿胶温中。

390条：吐已下断，汗出而厥，四肢拘急不解，脉微欲绝者，通脉四逆加猪胆汤主之。

按：通脉四逆汤是四逆汤重用干姜而成，再加猪胆汁就是通脉四逆加猪胆汁汤。四逆辈是治太阴脏寒的主方，寒极一阳来复，会出现"胃中烦热"，故用苦寒猪胆汁治之。《素问·六元正纪大论》说："太阴雨化，施于太阳。"于是当太阳司天之政时寒盛，"民病寒，反热中"。

315条：少阴病，下利，脉微者，与白通汤。利不止，厥逆无脉，干呕烦者，白通加猪胆汁汤主之。服汤后暴出者死，虚续者生。

按：白通加猪胆汁汤由葱白、干姜、附子、人尿、猪胆汁组成，张仲景用咸寒之人尿和苦寒之猪胆汁治"胃中烦热"导致的"干呕烦"。

这就是张仲景对夏至、冬至二至的治方，明此则对《伤寒论》思过半矣。

（十一）创立辨证体系

从《伤寒论》六经病欲解时可以得知，张仲景创立了多种辨证体系：

第一，确立了一年或一日分为四时阴阳的"脏气法时"的"时脏对应辨证"体系。

第二，纵横三部六经、三焦辨证。

如辨横向三部为表证、里证、还是半在外半在里证。如 46 条、124 条"表证仍在"，61 条、170 条"无表证"，252 条、257 条"无表里证"，74 条"有表里证"，148 条"此为半在里半在外"。还有横向阳仪表部的太阳少阳合病、并病。

辨纵向三部为"病发于阳""病发于阴"及上焦证、中焦证、下焦证。如 243 条"属上焦"，230 条"上焦得通"，159 条"理中焦"，145 条"无犯胃气及上二焦"，124 条"热在下焦"，159 条"利在下焦"，282 条"下焦虚有寒"。还有纵向上焦部的太阳阳明合病、并病。

第三，营卫气血辨证。

上焦太阳阳明以心营血肺卫气的病变为主，心主太阳，热在营血，必及心肺，故有热在营分（营热炽盛、热闭心窍证）和热在血分（斑疹、出血证）证；传入中焦少阳太阴则以气分证为多见，传入下焦可见动风、动血、蓄血证及阴阳虚极的死证了。故叶天士说温病"辨营卫气血"，"与伤寒同"，只是治法"与伤寒大异"罢了。

第四，八纲辨证，即阴阳、表里、寒热、虚实辨证。

第五，病和证的辨证。在辨清三部证的前提下，仲师又分辨三阴三阳六经的病证。如阳仪的 220 条"太阳证"、5 条"少阳证"，阴仪的 204 条"阳明证"、5 条"阳明证"、390 条"少阴证"等。三阴三阳辨证比三部辨证更进了一层，定出了疾病的浅深位置，知道了某经正气的盛衰程度。

在辨清三阴三阳病的前提下，仲师又根据疾病的性质不同，找出其个性，辨出汤证。如 34 条、166 条"桂枝证"，101 条、103 条、104 条、123 条、149 条、267 条"柴胡证"，132 条、133 条"结胸证"，30 条"阳旦

五运六气解读《伤寒论》

证"等。通过辨汤证，根据疾病的虚实寒热，也就定出了治疗方法，寒则热之，热则寒之，虚则补之，实则泻之，在表者发之，在上者越之，阴病治阳，阳病治阴。方药随之，覆杯而愈。16 条总结说："观其脉证，知犯何逆，随证治之。"

这样仲师在临床辨证时，从整体出发，先分辨出部证，由部证辨出三阴三阳病证，由三阴三阳病证再辨出汤证，形成了一个完整的辨证论治系统。对临证有很重要的指导意义。

分纵横三部六经，生理、病理尽在其中，统括外感、内伤于一体，统治百病。如俞根初在《重订通俗伤寒论》中说："以六经钤百病，为确定之总诀。"何秀山按："病变无常，不出六经之外，《伤寒论》之六经，乃百病之六经，非伤寒所独也[①]。"柯琴在《伤寒论翼》中也说："六经之为病，不是六经之伤寒，乃是六经分司诸病之提纲，非专为伤寒一症立法也。""仲景之六经，为百病立法，不专为伤寒一科，伤寒杂病，治无二理，咸归六经之节制，六经各有伤寒，非伤寒中独有六经也[②]。"

纵横太极三部六经，有整体性、系统性、层次性，病性、病位、病势、虚实寒热均在其中求索，理、法、方、药齐备，易学易懂，便于临床应用。

所以，中医太极三部六经体系可以涵盖六经辨证、三焦辨证、八刚辨证、脏腑辨证及卫气营血辨证于一炉。

（十二）从发生学论人之三本及治病二统

笔者从发生学角度研究胎儿和出生后的婴儿成人人体生理差异，发现了人体真正的生理三本，先天之本不是肾而是心，后天之本非脾一个，还有一个肺。

1. 人之三本

胎儿期只有血液单循环，没有心肺小循环，不与外界接触。胎儿依靠母亲的血液供给生命的营养物质，从脐静脉进入心脏，然后输送到全身。

① 俞根初著，徐荣斋重订，《重订通俗伤寒论》第 35 页，上海卫生出版社，1957 年。
② 柯琴，《伤寒来苏集·伤寒论翼》第 1 页、自序 2 页，上海科学技术出版社，1978 年。

三、从五运六气角度解析六经病欲解时

婴儿出生断脐后，从首次自主呼吸（或啼哭）开始，即由胎儿的血液单循环变为婴儿的双循环，开始接触外界，从外界吸收营养，启动了肺功能和脾胃肠膀胱三焦土类功能。如《素问·宝命全形论》说：

天覆地载，万物悉备，莫贵于人；人以天地之气生，四时之法成……夫人生于地，悬命于天，天地合气，命之曰人。人能应四时者，天地为之父母……人生有形，不离阴阳。

《素问·六节脏象论》说：

天食人以五气，地食人以五味；五气入鼻，藏于心肺，上使五色修明，音声能彰；五味入口，藏于肠胃，味有所藏，以养五气，气和而生，津液相成，神乃自生。

这就是人体之外的物质，有天之"五气"和地之"五味"之分。天之"五气"，即《素问·阴阳应象大论》说的"寒暑燥湿风"。地之"五味"，则与五方五季有关。

胎儿出生以后：

①脐带剪断，胎盘供血中断。

②肺启动呼吸。

造成胎儿血循环发生一系列变化：

①脐动脉退化成脐外侧韧带。

②脐静脉退化成肝圆韧带。

③肝静脉导管闭锁成为静脉韧带。

④动脉导管闭锁成为动脉韧带。

⑤卵圆孔关闭形成隐静脉裂孔。

于此可知，出生时空只标示对出生后成为个体人的婴儿、成人的影响，不可能对胎儿有影响。因此把出生时空与胎儿相结合的理论是错误的，应该是出生时空影响婴儿至成年人。

从生埋来说，胎儿的成长及生命决定于母血的供养，所以在胎儿时期，首先是心血液循环系统供给全身营养，心脏在起主导作用，是胎儿先天之本。

婴儿出生后，打开肺呼吸，启动血液小循环，或称肺循环，肺吸入五气，五味进入脾土（包括脾、胃、小肠、大肠、三焦、膀胱），气味合和而生神。据此可知，从婴儿到成人，五脏之本在肺天和脾地。所以从生理来说，人有三本：心、肺、脾也。肺为五脏之天，孰有大于天者哉！脾为百骸之母，孰有大于地者哉！心是胎儿血液循环之关键，孰有大于此关哉！

婴儿及成人的身体的运作机制，首先是肺呼吸，肺通过呼吸的扩张和收缩，一是推动循环系统的运动，二是推动各脏腑系统的运动。消化道吸收到的各种营养物质，由门静脉进入肝心肺之后而输送到全身各处。

至此可知，供给胎儿营养的血液是经脐静脉输入心脏的，然后输送到胎儿全身，所以先天胎儿时期是心最重要，婴儿之后是肺脾最重要。先天之本心为君主，统摄先天有形之体，后天之本肺为宰相，统摄后天无形之体，先后天之本心肺居横膈膜之上，可见其重要性了。

因为心为先天之本，为五脏之主，称君主之官，所以心之募穴叫巨阙，其腑小肠募穴叫关元。

后天第一重要之本是肺，通于天气，称宰相之官，主宰胃肠道，所以肺之募穴叫中府，其腑大肠募穴叫天枢。其次是脾之本，纳五味，养形体，所以脾之募穴叫章门，其腑胃募穴叫中脘。五气、五味相和而生神，所以两天枢穴之中的肚脐穴叫神阙。出生后，后天养先天，所以《内经》称后天之本肺脾之腑的募穴中脘为上纪、关元为下纪，突出胃和小肠在消化中的重要作用。

医家常言肾为先天之本，非也。当是心为先天之本，肺、脾为后天之本。心主胎儿血液单循环，是胎儿生命生存过程的保障。肺脾主后天，肺的鼻和皮肤主司吸纳天之五气，脾主司地之五味，五气和五味合于肠胃黄庭太极而生神，由黄庭太极肠胃吸收的营养物质经门静脉进入肝心，从而代替母血供给婴儿以营养物质，形成后天养先天。《素问·上古天真论》说，人到七八岁才能"肾气实"，并说肾"受五脏六腑之精而藏之，故五脏盛，乃能泻"，知肾成于五脏之最后者，何能为先天之本？非要说它是"本"的话，只能是生殖之本。

心肺小循环这二本通于外界天地，肺主阳明，心主太阳，所以《伤寒论》有太阳阳明合病、并病之论，通论外感病，病及脾胃肠膀胱三焦土类，而得"脾约""胃家实"。人体与外界相通者有二：一是皮肤，有主皮毛的肺系统和阳气卫外的心系统，即太阳阳明系统，司天五气，统称为表部与外界联系，皮肤吸收阳光和大自然中的大气及各种能量和排泄废物。二是消化管道（包括咽喉、食道、脾胃、小肠、大肠、膀胱、三焦等），司地五味，统称为里部与从外界进入的水谷联系，消化道吸收水谷的营养和排泄废物。在表部谓"病发于阳"，在里部谓"病发于阴"。这样看来，外感宗张仲景和内伤宗李东垣之说，都没有出"心肺小循环通于外界天地"的范畴。

2. 治病二统

从《伤寒论》病理来说，"病发于阳"的太阳阳明病在横膈膜以上胸部主表的心肺二本系统，"病发于阴"的太阴少阳病在横膈膜以下腹部主里的脾本系统（包括脾、胃、小肠、大肠、三焦、膀胱）。这就是《伤寒论》的治病二统：一统是"病发于阳"，一统是"病发于阴"。至此我们可以知道，人体生理有三本，而《伤寒论》治病有二统。

所以一部《伤寒论》重点在救心肺保脾土，"救心肺"要"四气调神"，"保脾"就是养中气（即黄庭丹田之气、真气），《素问·刺法论》谓之"全神养真"。先天父母遗传为有形之体，后天自然天地遗传为无形之用，先后天珠联璧合，乃形成人这个生命体。

（十三）从三本论人之真气及病入膏肓

真气之名，《内经》多处言之。《难经》所言原气同之。原气，又称元气，藏于丹田，所以又叫丹田之气。

真气是中医基础理论中的重要概念。在新世纪全国高等中医药院校规划教材《中医基础理论》中说："元气、原气、真气三者的内涵是同一的，都是指先天之气。"把"真气"指作"先天之气"不妥，有必要加以商讨。

1. 真气为后天之气

《灵枢·刺节真邪》说：

真气者，所受于天，与谷气并而充身者也。

其言"所受于天"，指受天之"五气"。所谓"谷气"，指地之"五味"。如《素问·六节脏象论》说：

天食人以五气，地食人以五味；五气入鼻，藏于心肺，上使五色修明，音声能彰；五味入口，藏于肠胃，味有所藏，以养五气，气和而生，津液相成，神乃自生。

五气为天气，主于肺。五味为地气，主于脾。五气和五味之和合，即天地之气交。故《素问·宝命全形论》说：

天覆地载，万物悉备，莫贵于人。人以天地之气生，四时之法成……人生于地，悬命于天，天地合气，命之曰人。人能应四时者，天地为之父母。

这就是笔者常说的出生后天地自然遗传于人的后天无形生命体，营养来源于天之五气和地之五味，故本于肺、脾。而父母媾精遗传于人的先天有形生命体，是靠血液循环供给营养而生存，故本于心。有形生命体和无形生命体合一，才是一个完整的生命体，后天滋养先天。

人所吸入的天气和食入的五味和合所生之气，即是真气，俗称丹田之气。表现于外为神气。那么这个气交部位在哪里呢？《素问·六节脏象论》说在"肠胃"。这个"肠胃"是土类的代表。《素问·六节脏象论》说：

脾、胃、大肠、小肠、三焦、膀胱者……此至阴之类，通于土气。

由此可知，土类包括脾、胃、大肠、小肠、三焦、膀胱六者，位于脐腹部。故《灵枢·阴阳系日月》说："腰以上为天，腰以下为地，故天为阳，地为阴。"《素问·六微旨大论》说："上下之位，气交之中，人之居也。故曰：天枢之上，天气主之；天枢之下，地气主之；气交之分，人气从之，万物由之，此之谓也。"天枢在腰脐部，《难经》称其部位在脐下肾间。《难经·六十六难》说：

脐下肾间动气者，人之生命也，十二经之根本也，故名曰原。三焦者，原气之别使也，主通行三气，经历于五脏六腑。原者，三焦之尊号也，故所止辄为原。五脏六腑之有病者，皆取其原也。

这个"脐下"指躺着的脐下，不是站着的脐下。夫脐中之穴名神阙，乃指神气之宫殿，阙者宫殿也。所谓"肾间"，指两肾之间，不是指肾中。《黄庭经》称此为"黄庭"，即丹田，《难经》称此为命门。《黄庭内景经》说：

上有魂灵下关元，左为少阳右太阴，后有密户前生门，出日入月呼吸存。

元气所合列宿分，紫烟上下三素云。灌溉五华植灵根，七液洞流冲庐间，回紫抱黄入丹田，幽室内明照阳门。

图示见图3-34。

《难经·八难》说："诸十二经脉者，皆系于生气之原。所谓生气之原者，谓十二经之根本也。谓肾间动气也，此五脏六腑之本，十二经脉之

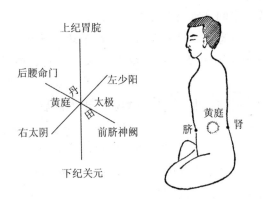

图 3-34　黄庭示意图

根，呼吸之门，三焦之源，一名守邪之神。"《难经·三十六难》说："命门者，诸精神之所舍，原气之所系也。"十二经脉的经气皆根源于此，故《素问·离合真邪论》说："真气者，经气也。"《灵枢》称其为五脏六腑之原。《灵枢·九针十二原》说：

五脏有六腑，六腑有十二原，十二原出于四关，四关主治五脏。五脏有疾，当取之十二原。十二原者，五脏之所以禀三百六十五节气味也。五脏有疾也，应出十二原。十二原各有所出，明知其原，睹其应，而知五脏之害矣。……凡此十二原者，主治五脏六腑之有疾者也。

这里的"三百六十五节"，指人体三百六十五气穴，即气出入于皮肤之处。此"节"主于肺。《素问·灵兰秘典论》说："肺者，相傅之官，治节出焉。"又《素问·至真要大论》说："天地合气，六节分而万物化生矣。"肺主吸入四季诸气，故也主一年"六节"。

这里说的"气、味"，即指"天食人以五气，地食人以五味"的气、味。本于后天肺、脾，所以"真气"源于后天之本，为后天之气，不是先天之气。

后天之气，要靠后天去养，那么如何调养呢？《素问·刺法论》说：

是故刺法有全神养真之旨，亦法有修真之道，非治疾也。故要修养和神也。道贵常存，补神固根，精气不散，神守不分，然即神守而虽不去，亦能全真。人神不守，非达至真，至真之要，在乎天玄，神守天息，复入本元，命曰归宗。

所谓"天玄"，即《素问·阴阳应象大论》和《素问·天元纪大论》

之"在天为玄"。玄,《广韵·先韵》:"玄,寂也。"即寂静、清静。《淮南子·主术》说:"天道玄默,无容无则。"《素问·生气通天论》说:"苍天之气清净,则志意治,顺之则阳气固,虽有贼邪,弗能害也,此因时之序。故圣人传精神,服天气而通神明。"《素问·四气调神大论》说:"天气,清净光明者也。"所谓"苍天之气清净",即天玄也。天气清静则人神不乱,故云"服天气而通神明"。所谓"神守天息",就是神通天气,天气生神,故云"玄生神"。故《素问》专设《四气调神大论》一篇专论四季如何调神。所谓"粗守形,上守神"的神,就指这个神。所谓"全神养真",就是"服天气而通神明"的养真气。这在《素问·上古天真论》就有论述,谓:

夫上古圣人之教下也,皆谓之虚邪贼风,避之有时,恬淡虚无,真气从之,精神内守,病安从来……

上古有真人者,提挈天地,把握阴阳,呼吸精气,独立守神,肌肉若一,故能寿敝天地,无有终时,此其道生。

《文子》说:"得天地之道,故谓之真人。"何谓"得天地之道"?就是《素问·八正神明论》说的"法天则地,合以天光",就是顺应四时而调神。《素问·四气调神大论》说:"夫四时阴阳者,万物之根本也,所以圣人春夏养阳,秋冬养阴,以从其根,故与万物沉浮于生长之门。逆其根,则伐其本,坏其真矣。故阴阳四时者,万物之终始也,死生之本也,逆之则灾害生,从之则苛疾不起,是谓得道。"提挈,就是掌握的意思,与"把握"为互词。精气,就是清净之气。《春秋繁露·通国身第二十二》:"气之清者为精。"独立,超脱世俗干扰而独行。"呼吸精气"即"服天气"。"独立守神"为了"全神养真"。肌肉为有形先天之体,与滋养他的后天神气结合为一,即《素问·上古天真论》和《素问·八正神明论》说的"形与神"合,才能与天地同寿。所谓"形与神"合,就是"合人形于阴阳四时虚实之应",顺"四气调神"。故《灵枢·邪客》:"如是者,邪气得去,真气坚固,是谓因天之序。"千万不要忘了谨守"天之序"。

2. 病入膏肓

膏肓一词,出自《左传》,《左传·成公十年》:"疾不可为也,在肓之上,膏之下,攻之不可,达之不及,药不至焉,不可为也。"后人遂用"病入膏肓"来形容病情严重,无药可救的程度。但古人却把膏肓解释为:

心尖脂肪叫"膏"，心脏与膈膜之间叫"肓"，这个解释是不恰当的。笔者认为，膏指膏之原，肓指肓之原，见前《灵枢·九针十二原》引文。

"四关"在哪里呢？经文说得明白，太渊、大陵在手腕；太白、太溪、太冲在足踝；鸠尾穴在剑突下心募巨阙穴处；脖胦即肓俞在肚脐，可知"四关"是指腕、踝、剑突下、肚脐四个部位（高树中《一针疗法》），既不是两肘两膝（马莳《黄帝内经灵枢注证发微》），也不是太冲、合谷两穴（徐凤《针灸大全》中《标幽赋》注）。

巨阙是心的募穴，巨阙就是心君的居住地。从巨阙、鸠尾到中庭、膻中、紫宫都属于皇宫，即心君居住的地方。

鸠尾为一要关，主于心，故有的针灸书称鸠尾为心的募穴。再者，鸠尾为任脉之别，而任脉通肺经列缺，所以鸠尾与心、肺有密切关系。

肓原在肚脐，肚脐是黄庭、丹田所在地，元气之源。故肚脐为一要关，主于三焦。肓，从亡、从肉。亡，训外出、奔，引申为行。肉间为腠理。肓的意思，就是通行于腠理。这不正是《难经》所说三焦原气的功能吗？张仲景在《辨脉法》中也说："脐筑湫痛，命将难全。"成无己注："脐为生气之原，脐筑湫痛，则生气欲绝，故曰命将难全。"

鸠尾关属于心君，三焦代其行令。这就是说，三焦是"四关"要塞的统帅，因为这"四关"是三焦元气通行五脏六腑及经络的要道。三焦与手厥阴心包络为表里，所以膏肓俞穴在背部第四胸椎厥阴俞之旁。《礼记·礼运》说："天降膏露，地出醴泉。"上焦开发，若雾露之灌溉，故称膏露。

为什么病入膏、肓就难治呢？因为，膏原心为先天之本，肓原黄庭为肺、脾后天之本。人之三本在心、肺、脾，人之原气在三本。病入三本，心肺脾衰竭，故难治。心为君主，主不明则天下危。脾和肺主肚脐丹田，生气绝则无命。故《内经》云"失神者死，得神者生"，"有胃气则生，无胃气则死"。

下面看看张仲景在《伤寒论》中对不治证的论述吧。

太阳病不治证

132 条：脉浮大，下之则死。

133 条：烦躁者死。

167 条：痛引少腹入阴筋者死。

阳明病不治证

210 条：喘满下利者死。

211 条：脉短者死。

212 条：脉涩者死。

少阴病不治证

296 条：躁烦、四逆者死。

297 条：头眩，时时自冒者死。

298 条：脉不至，不烦而躁者死。

299 条：息高者死。

300 条：烦躁不得卧寐者死。

厥阴病不治证

333 条：除中必死。

343 条：厥不还者死。

344 条：躁不得卧者死。

345 条：发热下利至甚，厥不止者死。

346 条：发热而利，其人汗出不止者死。

347 条：亡血者，下之死。

362 条：下利，手足厥冷……脉不还，反微喘者死。

368 条：下利后脉绝，手足厥冷……脉不还者死。

369 条：伤寒下利，日十余行，脉反实者死。

以上死证共 20 条，烦躁、喘满、脉短、脉涩、脉不至、脉不还、烦躁不得卧寐、息高、汗出不止、亡血等都是关于太阳心的死证，下之、少腹入阴筋、下利、除中等都是关于太阴脾的死证，都属于病入膏肓证。

3. 真气运行

黄庭丹田的真气不但通行十二经脉，也通行奇经八脉，故运行真气可以健体治病，是治未病的最好方法。

(1) 膏、肓两关

李少波的真气运行法，重视的就是《灵枢·九针十二原》中"四关"中膏原和肓原两关，而且第一注意的是膏原心窝部，第二注意的是肓原丹田，其通小周天亦以肓原丹田为本。于此可知，李少波的真气运行法没有离开人体三本——心、肺、脾。

先天有形生命体之神，谓之阴神，或称元神，主于心，通于头脑。后天无形生命体之神，谓之阳神，或称识神，主于脾，通腹脑，主意识。由任督二脉贯通谐调头脑元神和腹脑识神，就是小周天的作用。

（2）腕、踝两关

关于肓原丹田为十二经脉之根本，而十二经脉之井穴却出于四肢末端及十二经脉开始于肺经的道理，医家从来就没有说清楚过，只有明白了肺、脾为后天之本的道理后，才能明白其中奥妙。

大家知道，胚胎内胚层发育生成肺呼吸系统、脾胃肠消化道系统及肝、腺系统，正是后天之本肺、脾的发源地，并包括肝系统在内。而肺、脾之本所主的肓原丹田就在这里，丹田为十二经脉之根，而脾主四肢，所以十二经脉皆出于四肢末端井穴。然肺主"天食人以五气"，肺门打开，才能启动脾门，肺实为肓原本中之本，所以十二经脉从肺经开始流注十二经脉，为子午流注之法。

婴儿落地肺门打开而自主呼吸开始，紧接着脾门打开而能食，心肺小循环功能启动，此时上焦得通，津液得下而藏于肾，津液得下而胃气因和，神乃自生，气血旺盛，血母心包络和气父三焦得通。气血旺，水土肥，草木得以生长，此时才有肝木之长，故《素问·阴阳类论》说："子所言（肝最）贵，最其下也。"所以子午流注起于肺系统，次入脾系统，次入心系统，次入肾系统，次入三焦系统，最后入肝系统。

肺为水之上源，脾胃为水谷之海，肓原丹田为生化气血之源，故云十二经脉所出之穴为井穴。从开始这个层面讲，如同万物始生于春天，故《难经·六十三难》以春喻"井为始"。

井者，掘土地为井；有人云井为山泉，山泉也不离土地，总属脾土。从内胚层层面言，脾土、肺金、肝木同源也。

肺所吸入之五气，脾所食入之五味，均来源于春、夏、秋、冬四季，四季中春木秋金为万物生成之终始，春天阳生阴长，故阴井为木，秋天阳杀阴藏，故阳井为金。或云：肺金为天阳，水之上源，故阳井为金；脾土为地阴，木生之源，故阴井为木。从这个四季层面讲，故《难经·六十四难》以春乙（甲乙配春木）、秋庚（庚辛配秋金）论阳井金、阴井木。肝木和肺金，均属于内胚层，故能同源于井。

肺之五气和脾之五味来源于四季，故五输穴配应一年之四季，如《灵枢·顺气一日分为四时》云：冬刺井，春刺荥，夏刺俞，长夏刺经，秋刺合。《难经·七十四难》改为：

春刺井者，邪在肝；

夏刺荥者，邪在心；

季夏刺俞者，邪在脾；

秋刺经者，邪在肺；

冬刺合者，邪在肾。

二者依据不同，《灵枢》以子时一阳来复为主而云藏，《难经》以寅时阳气出为主而云春肝。所以《难经·六十五难》论井穴、合穴出入的意义按四时论之。故《灵枢·岁露》说："人与天地相参也，与日月相应也。"《灵枢·邪客》说："人与天地相应。"《素问·至真要大论》说："天地之大纪，人神之通应也。"《灵枢·营卫生会》："人与天地同纪。"《素问·气交变大论》说："善言应者，同天地之化。"

肓原丹田之所以能化生气血，全赖于三焦相火的腐熟，故《难经·六十六难》云"三焦者，原气之别使也"，"原者，三焦之尊号也"，《难经·八难》更称为"三焦之原""呼吸之门"。其原穴在腕、踝，故称腕、踝为两关。

肓原丹田是十二经脉、奇经八脉之根本，所以《内经》《难经》均说肓原真气通行五输穴，五运六气和子午流注均用五输穴健身治病。而肓原本于肺、脾矣。

小周天谐调膏原和肓原，走任督二脉，打通小周天之后，真气按着十二经脉依次运行就是大周天，大周天谐调腕、踝两关十二经脉。大周天是真气运行的高级阶段，其次序是：肺经→大肠经→胃经→脾经→心经→小肠经→膀胱经→肾经→心包经→三焦经→胆经→肝经，再到肺经，不断循环。

从上述可知，真气的运行能通四关，本原于人之三本——心、肺、脾。

4. 十二经脉

《素问·阴阳应象大论》和《素问·五运行大论》说：

东方生风，风生木，木生酸，酸生肝……在天为风，在地为木。

南方生热，热生火，火生苦，苦生心……在天为热，在地为火。

中央生湿，湿生土，土生甘，甘生脾……在天为湿，在地为土。

西方生燥，燥生金，金生辛，辛生肺……在天为燥，在地为金。

北方生寒，寒生水，水生咸，咸生肾……在天为寒，在地为水。

请看，这里将天之"五气"风寒热湿燥、地之"五味"酸苦甘辛咸和五方、五脏、五行结合起来了。

《素问·金匮真言论》说：

东方青色，入通于肝……其应四时，上为岁星……其音角，其数八。

南方赤色，入通于心……其应四时，上为荧惑星……其音徵，其数七。

中央黄色，入通于脾……其应四时，上为镇星……其音宫，其数五。

西方白色，入通于肺……其应四时，上为太白星……其音商，其数九。

北方黑色，入通于肾……其应四时，上为辰星，其音羽，其数六。

这里则将五季五色和五脏、五星、成数结合起来了。

《素问·五常政大论》说：

发生之纪，是为启陈……其象春，其经足厥阴少阳。

赫曦之纪，是为蕃茂……其象夏，其经手少阴太阳，手厥阴少阳。

敦阜之纪，是为广化……其象长夏，其经足太阴阳明。

坚成之纪，是为收引……其象秋，其经手太阴阳明。

流衍之纪，是为封藏……其象冬，其经足少阴太阳。

这里又将五季和五脏系统的十二经脉结合起来了。

将它们合起来则是：

春，肝，风，酸，木星，其经足厥阴少阳。

夏，心，热，苦，火星，其经手少阴太阳、手厥阴少阳。

长夏，脾，湿，甘，土星，其经足太阴阳明。

秋，肺，燥，辛，金星，其经手太阴阳明。

冬，肾，寒，咸，水星，其经足少阴太阳。

于此不难看出，天五气和地五味结合的黄庭丹田确实是十二经脉之根，十二经脉皆来源于后天之木，其气通于天之五星，故人生肺脾开动则有经络，人死肺脾不开动则无经络。

十二经脉来源于天地，而天阳对地阴，天阴对地阳，所以头左侧和左上肢对应右下肢，头右侧和右上肢对应左下肢。

5. 饮食输布

《素问·经脉别论》说：

食气入胃，散精于肝，淫气于筋。

食气入胃，浊气归心，淫精于脉。脉气流经，经气归于肺，肺朝百脉，输精于皮毛。毛脉合精，行气于腑，腑精神明，留于四藏。气归于权衡，权衡以平，气口成寸，以决死生。

饮入于胃，游溢精气，上输于脾，脾气散精，上归于肺，通调水道，下输膀胱，水精四布，五经并行。合于四时，五脏阴阳，揆度以为常也。

过去对于饮入于胃，散精于脾，然后上归于肺，次下输膀胱的生理过程不理解，现在知道了肺脾同为后天之本后，明白了这个道理。

《素问·经脉别论》这段话本原于《素问·六节脏象论》"天食人以五气，地食人以五味"，均入后天之本肺脾之处，并有肝相连，肺脾肝同处一处。所以饮食入胃，食之精华散肝、入心、归肺，与吸入之气合一成真气，然后输布于脏腑。而饮之精华散脾归肺，次下输膀胱，在少阳三焦相火的气化作用下，其真气输布十二经脉，浊气由小便排出体外。

脾胃井 ⟨ 阴井肝木（散精于肝）
阳井肺金（散精于肺）

因为五气、五味来源于四时，四时配应五脏，故云"合于四时，五脏阴阳，揆度以为常也"。

肺脾肝属于胚胎的内胚层。

6. 心肾

心系统和肾系统属于胚胎的中胚层，故中医云心肾相交。心病治肾，肾病治心。

（十四）正气存内，邪不可干

如何做到《素问·刺法论》说的"正气存内，邪不可干"？需要"全神养真"。

《素问·刺法论》说：

是故刺法有全神养真之旨，亦法有修真之道，非治疾也。故要修养和神也。道贵常存，补神固根，精气不散，神守不分，然即神守而虽不去，亦能全真。人神不守，非达至真，至真之要，在乎天玄，神守天息，复入本元，命曰归宗。

"全神"才能"养真"，所以要首先明白"神"的涵义。

1. 先天有形之神

《灵枢·本神》说：

故生之来谓之精，两精相搏谓之神。

这个神来源于父母之精，有形为阴，称为阴神。《灵枢·天年》称此为"以母为基，以父为楯"，属于胚胎发育期。

2. 后天无形之神

《素问·六节脏象论》说：

天食人以五气，地食人以五味；五气入鼻，藏于心肺，上使五色修明，音声能彰；五味入口，藏于肠胃，味有所藏，以养五气，气和而生，津液相成，神乃自生。

这个神来源于天地气味，气味相合而生神。这个神无形，无形为阳，称为阳神。

《素问·天元纪大论》说：

阴阳不测谓之神（《系辞》："阴阳不测谓之神。"）……神在天为风，在地为木（《素问·阴阳应象大论》）……

《素问·气交变大论》说：

天地之动静，神明为之纪，阴阳之往复，寒暑彰其兆。

此神属于天之五气。

《灵枢·平人绝谷》说：

神者，水谷之精气也。

《素问·八正神明论》说：

血气者，人之神，不可不谨养。

《灵枢·营卫生会》说：

血者，神气也。

此神属于地之五味。

3. 先天后天结合之神

《灵枢·天年》说："何者为神？……血气已和，营卫已通，五脏已通，神气舍心，魂魄毕具，乃成为人。"

《素问·六节脏象论》说天之五气与地之五味在肠胃化生为血气，故《灵枢·营卫生会》云"血气者，人之神"，《灵枢·平人绝谷》云"神者，水谷之精气也"。此"血气"经门静脉入肝，然后进入心肺，使营卫通畅，五脏得养，先天之形体得到后天五气、五味之滋养，即先天之神得到后天之神的奉养，才能成为一个完整的人，所谓"形与神俱，而尽终其天年"也。这个先后天合一之"神"，就是人生命力的外在表现，故《灵枢·天年》云"失神者死，得神者生"。

综合以上所说，《素问·刺法论》所说之神与天玄、天息有关，可知是言无形之神。

所谓"天玄"，即《素问·阴阳应象大论》和《素问·天元纪大论》之"在天为玄"。玄，《广韵·先韵》："玄，寂也。"即寂静、清静。《淮南子·主术》说："天道玄默，无容无则。"《素问·生气通天论》说："苍天之气清净，则志意治，顺之则阳气固，虽有贼邪，弗能害也，此因时之序。故圣人传精神，服天气而通神明。"《素问·四气调神大论》说："天气，清净光明者也。"所谓"苍天之气清净"，即天玄也。天气清静则人神不乱，故云"服天气而通神明"。所谓"神守天息"，就是神通天气，天气生神，故云"玄生神"。故《素问》专设《四气调神大论》一篇专论四季如何调神。

这个无形之神，据《素问·天元纪大论》说在天生风寒暑湿燥火六气，在地生木火土金水五行，六气和五行都是阴阳所化生，故云"阴阳不测谓之神"。

这里的"刺法"指十二脏腑的刺法，谓：

心者，君主之官，神明出焉，可刺手少阴之源。（源，即原穴，阴经原穴即俞穴，心原是神门穴）

肺者，相傅之官，治节出焉，可刺手太阴之源。（肺原穴是太渊）

肝者，将军之官，谋虑出焉，可刺足厥阴之源。（肝原穴是太冲）

胆者，中正之官，决断出焉，可刺足少阳之源。（胆原穴是丘墟）

膻中者，臣使之官，喜乐出焉，可刺心包络所流。（心包经所流是荥火穴劳宫，疑当取原穴大陵。）

脾为谏议之官，知周出焉，可刺脾之源。（脾原穴是太白）

胃为仓廪之官，五味出焉，可刺胃之源。（胃原穴是冲阳）

大肠者，传道之官，变化出焉，可刺大肠之源。（大肠原穴是合谷）

小肠者，受盛之官，化物出焉，可刺小肠之源。（小肠原穴是腕骨）

肾者，作强之官，伎巧出焉，刺其肾之源。（肾原穴是太溪）

三焦者，决渎之官，水道出焉，刺三焦之源。（三焦原穴是阳池）

膀胱者，州都之官，津液藏焉，气化则能出矣，刺膀胱之源。（膀胱原穴是京骨）

这里用的全是原穴，归于三焦原气。

《灵枢·九针十二原》说："五脏有六腑，六腑有十二原，十二原出于四关，四关主治五脏。五脏有疾，当取之十二原。十二原者，五脏之所以禀三百六十五节气味也。五脏有疾也，应出十二原。十二原各有所出，明知其原，睹其应，而知五脏之害矣。……凡此十二原者，主治五脏六腑之有疾者也。"

《八难》说："诸十二经脉者，皆系于生气之原。所谓生气之原者，谓十二经之根本也。谓肾间动气也，此五脏六腑之本，十二经脉之根，呼吸之门，三焦之源，一名守邪之神。故气者，人之根本也，根绝则茎叶枯矣；寸口脉平而死者，生气独绝于内也。"《六十六难》说："脐下肾间动气者，人之生命也，十二经之根本也，故名曰原。三焦者，原气之别使也，主通行三气，经历于五脏六腑。原者，三焦之尊号也，故所止辄为原。五脏六腑之有病者，皆取其原也。"《三十八难》说："三焦也，有原气之别焉，主持诸气。"

即是说，少阳三焦相火是产生原气的源泉，五脏六腑十二经络有病，首先应取原穴治疗。这种理论的研究与阐述，在临床中也得到了验证，即子午流注针法的应用，取五输穴的原穴。

这个生气之原，即是黄庭太极，又称丹田。这个丹田之气，就是真气。所谓"全神养真"，就是"服天气而通神明"的养真气。这在《素问·上古天真论》就有论述，谓：

夫上古圣人之教下也，皆谓之虚邪贼风，避之有时，恬淡虚无，真气从之，精神内守，病安从来……

上古有真人者，提挈天地，把握阴阳，呼吸精气，独立守神，肌肉若一，故能寿敝天地，无有终时，此其道生。

何谓真气？《素问·离合真邪论》说："真气者，经气也。"何谓经气？经气就是十二经的原气，这个"原气"根于"生气之原"，即黄庭太极、丹田之气。何谓真人？《文子》说："得天地之道，故谓之真人。"故《灵枢·根结》说："真气稽留，邪气居之。"《素问·刺法论》说："真气不正，故有邪干。"《素问·评热病论》说："邪之所凑，其气必虚。"真气稽留，就是经气稽留。正气虚，就是原气虚。何谓"得天地之道"？就是《素问·八正神明论》说的"法天则地，合以天光"，就是顺应四时而调神。《素问·四气调神大论》说："夫四时阴阳者，万物之根本也，所以圣人春夏养阳，秋冬养阴，以从其根，故与万物沉浮于生长之门。逆其根，则伐其本，坏其真矣。故阴阳四时者，万物之终始也，死生之本也，逆之则灾害生，从之则苛疾不起，是谓得道。道者，圣人行之，愚者佩之。"提挈，就是掌握的意思，与"把握"为互词。精气，就是清净之气。《春秋繁露·通国身第二十二》："气之清者为精。"独立，超脱世俗干扰而独行。"呼吸精气"即"服天气"。"独立守神"为了"全神养真"。肌肉为有形先天之体，与滋养它的后天神气结合为一，即《素问·八正神明论》说的"形与神"合，才能与天地同寿。所谓"形与神"合，就是"合人形于阴阳四时虚实之应"，顺"四气调神"。

（十五）人之三本与丹田

笔者提出人之三本：心为先天之本，肺、脾为后天之本。而心、肺、脾这三本与丹田有直接关系，是健身及发病的关键。

1. 膻中丹田

先天心和后天肺合为胸中丹田，道家称作中丹田，《抱朴子内篇·地真》："心下绛宫金阙，中丹田也。"《东医宝鉴》引："中丹田为膻中，在两乳头连线中间。"《素问·灵兰秘典论》说："膻中者，臣使之官，喜乐出焉。"即指心包络代心君行事，膻中是心包络的募穴。李东垣称作包络命门，位在膻中。因此可知，膻中丹田、包络命门，实际就是先天心命门、心丹田。而心的募穴巨阙在剑突下，所以有人称心丹田在巨阙。巨阙穴处正是《灵枢·九针十二原》四关膏之原关所在处。

心主血，肺主气，所以先天心命门、心丹田主气血的运行及输布。先天心命门、心丹田中的气，又称宗气、大气。《靖庵说医》说："膻中者，大气之所在也。大气亦谓之宗气。"《素问·平人气象论》说："胃之大络，名曰虚里（相当于心尖搏动部位），贯膈络肺，出于左乳下，其动应衣（手），脉宗气也。……乳之下，其动应衣，宗气泄也。"《灵枢·刺节真邪》说："宗气留于海，其下者，注于气街；其上者，走于息道。"《灵枢·五味》说："其大气之抟而不行者，积于胸中，命曰气海。"《灵枢·邪客》说："宗气积于胸中，出于喉咙，以贯心脉，而行呼吸焉。营气者，泌其津液，注之于脉，化以为血，以荣四末，内注五脏六腑，以应刻数焉。"就是说，膻中丹田的主要功能是走息道而司呼吸、贯心脉而行气血。而"营气者，泌其津液，注之于脉，化以为血，以荣四末，内注五脏六腑，以应刻数焉"，即《灵枢·营气论》所说："营气之道，内谷为宝。谷入于胃，乃传之肺，流溢于中，布散于外，精专者，行于经隧，常营无已，终而复始，是谓天地之纪。故气从太阴出注手阳明，上行注足阳明，下行至跗上，注大指间，与太阴合；上行抵脾，从脾注心中；循手少阴，出腋中臂，注小指，合手太阳；上行乘腋，出颐内，注目内眦，上颠，下项，合足太阳；循脊，下尻，下行注小指之端，循足心，注足少阴；上行注肾，从肾注心外，散于胸中；循心主脉，出腋，下臂，出两筋之间，入掌中，出中指之端，还注小指次指之端，合手少阳；上行注膻中，散于三焦，从三焦注胆，出胁，注足少阳；下行至跗上，复从跗注大指间，合足厥阴，上行至肝，从肝上注肺，上循喉咙，入颃颡之窍，究于畜门。其支别者，上额，循颠，下项中，循脊，入骶，是督脉也；络阴器，上过毛中，入脐中，上循腹里，入缺盆，下注肺中，复出太阴。此营气之所行也，逆顺之常也。"此即后世说的子午流注法。

2. 神阙丹田

神阙丹田，即黄庭丹田，是后天之本天气肺和地气脾合成，前文已经详细论述过，不再赘述。

黄庭丹田与《灵枢·九针十二原》说的四关——膏之原、肓之原、腕、踝有关。

李东垣《脾胃论》论述内伤病直接与二丹田有关系。首先是脾胃虚衰病在黄庭丹田，直接诊断是脐部有压痛，而后继发心火——阴火病，阴火病就是心丹田、心命门之病，心包络代之称包络命门相火病。

膻中丹田的子午流注和黄庭丹田四关都用五输穴针法。

无论是膻中丹田，还是神阙丹田，都与肺有密切关系。

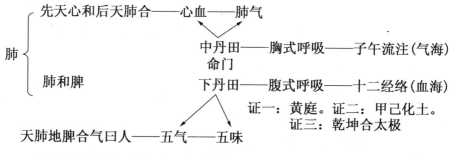

膻中丹田属于《伤寒论》中"病发于阳"部分，黄庭丹田属于《伤寒论》中"病发于阴"部分。

（十六）拯救《伤寒论》——正本清源探伤寒

俗云"贵人多磨难"，如《孟子·告子下》说"天将降大任于斯人也，必先苦其心志，劳其筋骨，饿其体肤，空乏其身"。而中医学《伤寒论》这部经典巨著，从诞生到今日，就经历了种种罹难，其中有两次大灾难。

第一次大劫难的罪魁祸首是方有执，方氏著《伤寒论条辨》，侈言错简，对《伤寒论》大加改订，创立风伤卫、寒伤营及风寒两伤营卫的"三纲鼎立"学说，将《伤寒论》原著改得面目全非，体无完肤。

第二次大劫难是第1版至第7版《伤寒论》高校教材，虽然摒弃了方有执"三纲鼎立"说，却又陷入了纲要证、本证、兼证、变证、类似证之混乱，同样是将《伤寒论》原著改得面目全非，体无完肤，致使毕业了的中医院校学生不会用《伤寒论》治病，以致发展成人们只知道有经方，不知道有《伤寒论》的存药废医的状况，加之经方派的推波助澜，大有湮没《伤寒论》的趋势，乃中医之悲哀！

现在的《伤寒论》教材认为，三阳经是腑证、热证、实证，发展到三阴经则为里、虚、寒证，完全无视《伤寒论》三阴经中热实证的存在。其次是认为，只有太阳为表，其余都为里。

（十七）小结

综合以上论述可知，我们揭开了《伤寒论》的诸多奥秘：

其一，如张仲景在序言中所说，是用《内经》《难经》《阴阳大论》等理论为根源撰写《伤寒论》的，特别是阴阳学说、五运六气理论，贯穿于《伤寒论》全书。

其二，揭开了少阴和厥阴的天文背景，即天地之道的阳气来复。

其三，揭开了心主夏巳午未太阳三时、脾主冬亥子丑太阴三时的奥秘。

其四，揭开了太阳心主外主表、太阴脾主内主里的奥秘，扬弃了太阳膀胱主表、阳明胃主里说。

其五，最大的秘密是以四时阴阳理论揭开了"病发于阳""病发于阴"的真实面目，以及《伤寒论》中的阳仪、阴仪系统，找到了太阳阳明合并病及太阳少阳合并病的根源。《伤寒论》寒温统一，那些没用的无休止的争论可以休矣。张仲景从地道四时阴阳建立了阳仪、阴仪系统，分为青龙、白虎两证。此"金木者，生成之终始也"。从天道四时阴阳建立了"病发于阳""病发于阴"系统，分为外感、内伤两类。此"善治者，治皮毛"，"上工治其萌芽"也。合天地之道以论人道之疾病，而撰著《伤寒杂病论》。笔者据此创建了大表部和大里部理论，融汇于"中医太极三部六经体系"之中。

其六，揭开了"胃家实""脾约"的真实面目，以及其治疗原则。

其七，揭开了《伤寒论》以生理论病理的奥秘。

其八，只有"全神养真"才可以不得外感病。

其九，发现了人之二本是心、肺、脾，以及《伤寒论》治病二统。所以一部《伤寒论》只有两点：

伤寒：一是保先天之本心，救表用桂枝汤——阳旦汤。二是保后天之本肺、脾相合形成的黄庭太极中气，救里用四逆汤回阳救逆（及理中丸、大小建中汤）。

温病：一是保先天之本心，救表用黄连阿胶汤——朱雀汤。二是保后天之本肺、脾相合形成的黄庭太极中气，用白虎汤、白虎加人参汤、竹叶石膏汤（大小白虎汤）。

我们要学习李学勤教授《走出疑古时代》及《重写学术史》的精神，是该重写《伤寒论》学术史的时候了。

读《伤寒论》，抱着以人为本的脏腑表里经络思维模式的现行《伤寒论》教材，能思考出什么呢？若以天人合一的五运六气"脏气法时"思维模式思考《伤寒论》又是什么光景呢？思考中医，首先要正本清源，本源都不清楚，只能是越思考越错，从而走向歧路。

通过以上的解读分析，可以清楚地看到，张仲景的《伤寒杂病论》与《黄帝内经》是一脉相承的，张仲景在序言中说撰用《内经》并非虚语，《伤寒杂病论》不但忠实地继承了《黄帝内经》医学理论，还在临床中得到了发展，怎么能说《伤寒论》不是一部理论性著作，只是一部临床著作呢？日本江部洋一郎在《经方医学》说"《黄帝内经》和《伤寒论》本属两个完全不同的体系，若用同样的认识去理解两者，或者套用《内经》的观点去解析《伤寒论》，必然会自相矛盾"① 的说法是错误的，是他没有读懂《伤寒论》的自我开脱。实际上，《伤寒论》是一部理论和临床相结合的理、法、方、药齐备的医学巨著。张仲景到底是"经方"大师，还是"理法方药"齐备的医圣呢？看完本书就不言而喻了。

正本清源解伤寒，

五运六气是本源。

病发阴阳分天地，

两仪升降辨温寒。

洞悉六经欲解时，

彻开伤寒千古案。

《伤寒论》四时阴阳系统：

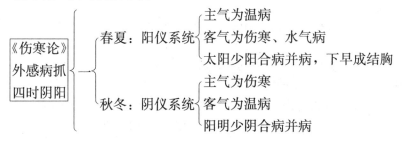

---

① 江部洋一郎等，《经方医学》第一卷第236～237页，学苑出版社，2010年。

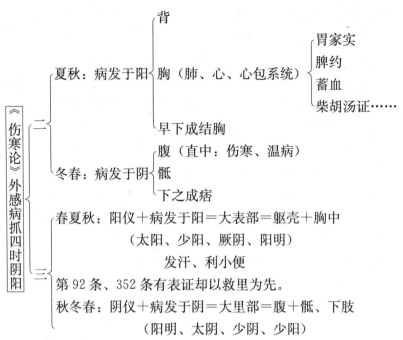

《伤寒论》外感病抓四时阴阳

二
夏秋：病发于阳
背
胸（肺、心、心包系统）
胃家实
脾约
蓄血
柴胡汤证……
早下成结胸

冬春：病发于阴
腹（直中：伤寒、温病）
骶
下之成痞

三
春夏秋：阳仪＋病发于阳＝大表部＝躯壳＋胸中
（太阳、少阳、厥阴、阳明）
发汗、利小便
第 92 条、352 条有表证却以救里为先。
秋冬春：阴仪＋病发于阴＝大里部＝腹＋骶、下肢
（阳明、太阴、少阴、少阳）

寒、燥、湿三气为阴邪伤人春夏阳仪系统太阳、少阳、厥阴的阳气，所以厥阴为伤寒的最低面，所以厥阴病篇共 56 条，就有 24 条条首言"伤寒"者。

风、暑、热三气为阳邪伤人秋冬阴仪系统阳明、太阴、少阴的阴气，所以少阴为温病的最低面，所以少阴病篇共 45 条，却连一条条首都没有言"伤寒"者。

把阳仪、阴仪竖排起来则为：

阳仪　　　　阴仪

火调谐风寒之间太阳少阳合并病
太阳
少阳
厥阴

湿气调谐燥热之间
阳明 → 上焦　燥热在上（太阳阳明合、并病）
太阴 → 中焦　湿火在中
少阴 → 下焦　风寒在下

我们按《内经》和《伤寒论》把六经次序排于下：

太阳 → 阳明 → 少阳 → 太阴 → 少阴 → 厥阴
上焦心肺　　中焦脾三焦　　下焦肝肾
燥热在上　　湿火在中　　风寒在下

中医太极纵横三部六经的结构是：

阳仪	太极	阴仪
表阳部	阴阳合部	里阴部病

上焦部　　　　　太阳　　　　　　　　阳明

中焦太极部　　　　　　　　少阳太阴

下焦部　　　　　厥阴　　　　　　　　少阴

横向
表里
分
{
表部阳——厥阴肝系统和太阳心系统——春夏系统——风寒伤阳
里部阴——阳明肺系统和少阴肾系统——秋冬系统——风热伤阴
太极阴阳合部——太阴脾系统和少阳三焦系统——暑夏时段
——湿热伤中
}

纵向上下分
{
上焦部——太阳心系统和阳明肺系统——燥热在上
中焦部——太阴脾系统和少阳三焦系统——湿火在中
下焦部——厥阴肝系统和少阴肾系统——风寒在下
}

这样我们就将伤寒和温病统一起来了，统一在太极三部六经之中，有很强的系统性。

外感六淫，只有薛生白《湿热病篇》将其分为三类：伤寒、温病及湿热。薛生白说："湿热之病，不独与伤寒不同，且与温病大异。"并创立了湿热正局与变局的辨证论治理论体系，不同于叶天士卫气营血、吴鞠通三焦辨证论治体系。

外感病，无论是伤寒，还是温病，首先都要感伤太阳阳明，即"病发于阳"，发病于大表部，大表部之病最多。表证不等于太阳病，包括三阳病在内。在表不解或误治，则内传。

读《伤寒论》外感病必须明白此理，否则读不懂《伤寒论》。

至此我们可以知道，《伤寒论》理论体系的核心内容有四大系统：

一是扶正卫外的预防医学理论，重点是太阳病上篇。

二是发病治病二统体系，谓"病发于阳""病发于阴"。以人体解剖生理阐发病理，以四时阴阳阐发病因病机。

三是辨证论治理论体系，包括多种辨证论治方法。

四是理法方药的临床运用规律体系。

1. 大表部发病

表部皮肤除与空气接触外，皮肤还与外部物体接触。大表部有皮毛、肌肉、经络、血脉、筋骨等层次。

《灵枢·五变》说：

百病之始期也，必生于风雨寒暑，循毫毛而入腠理……奇邪淫溢，不可胜数。

于此可知，六淫皆致外感病，故《伤寒论》有：

太阳中风、太阳温病、太阳伤寒、太阳中热、太阳痉病、太阳湿痹。

《素问·汤液醪醴论》说：

夫病之始生也，极微极精，必先结于皮肤。

《素问·皮部论》说：

是故百病之始生也，必先于皮毛，邪中之则腠理开，开则入客于络脉，留而不去，传入于经，留而不去，传入于腑，廪于肠胃。

外感病必始于皮毛，失治误治则内传。传入胸中则见胸胁苦满、咳喘、心中窒塞、胸痹、心痛、肺痿等。

《素问·骨空论》《素问·生气通天论》皆说"风者，百病之始也"，《素问·玉机真藏论》《素问·风论》皆说"风者，百病之长也"。故《金匮要略》说"夫人禀五常，因风气而生长，风气虽能生万物，亦能害万物，如水能浮舟，亦能覆舟"。所以，无论是伤寒，还是温病，都先用桂枝汤治风。

2. 大表部诊断

①上背部疼痛或皮肉增厚发硬，背俞穴周围，尤其肺俞、心包俞、心俞区肌肉紧张。

②胸部：胸闷，心中懊恼，心中烦热痛，胸胁苦满，心下痞硬。

③背俞区皮肤出现红斑。

④营卫气血循行阻滞，躯体四肢疼痛，斑疹，疮疡。中府、膻中、巨阙有压痛。

⑤胃家实、脾约等。

⑥左脉大于右脉，邪气实。

⑦左关脉独大，肝乘肺或肝乘脾。

⑧心肺有病，鼻为之不利。

《素问·阴阳类论》说：

二阳一阴，阳明主病，不胜一阴，软而动，九窍皆沉。

二阳一阴发病，主惊骇、背痛、善噫、善欠，名曰风厥。（《素问·阴阳别论》）

三阳一阴，太阳脉胜，一阴不为止，内乱五脏，外为惊骇。

按：二阳是阳明肺系统，一阴是厥阴肝系统。肝乘肺。三阳是太阳，一阴是厥阴，太阳主夏主心，厥阴主春主肝，如果太阳感受寒邪，厥阴不能生发阳气去驱逐太阳的寒邪，就要发生"内乱五脏，外为惊骇"之病。《素问·阴阳应象大论》说："天之邪气，感则害人五脏。"《素问·金匮真言论》说："夏气者，病在脏。"张景岳注："在脏言心，心通夏气，为诸脏之主也。"《生气通天论》说"阳气者，精则养神，柔则养筋。开阖不得，寒气从之，乃生大偻。陷脉为瘘，留连肉腠。俞气化薄，传为善畏，及为惊骇"，《金匮真言论》说东方通于肝"其病发惊骇"。

一阴一阳代绝，此阴气至心，上下无常，出入不知，喉咽干燥，病在土脾。

按：一阴是厥阴，一阳是少阳，阳仪系统为病，二者主春天生阳之事。绝，就是不生阳气了，则阴盛阳衰，属于太阴"脏寒"，故云"病在土脾"。阴气弥漫，故见"此阴气至心，上下无常，出入不知，喉咽干燥"证。

《素问·阴阳别论》说：

三阳为病发寒热，下为痈肿，及为痿厥腨痛；其传为索泽，其传为颓疝。

一阳发病，少气，善咳，善泄；其传为心掣，其传为隔。

二阳结，谓之消。

三阳结，谓之隔。

一阴一阳结，谓之喉痹。（厥阴少阳）

大表部的相互关系：

太阳君主心火系统 {阳明宰相肺金系统安内（腹部）
少阳三焦相火系统（腠理）
厥阴将军肝木系统安外（躯壳）

表部以阳气为主。清阳为天，清中清者，清肺以助天真。清阳出上窍，清中浊者，荣华腠理。清阳发腠理，清阳实四肢。心主营与血，肺主卫与气，所以表部最多营卫气血病，筋骨病，十二经脉病。李东垣在《兰室秘藏·妇人门·半产误用寒凉之药论》说："上焦之病，悉属于表。"

3. 大表部治疗

凡病在大表部，需要解表。张子和《儒门事亲·汗吐下三法该尽治病诠十三》说："凡解表法，皆汗法也。"《儒门事亲·凡在表者皆可汗式十五》说："凡在表者皆可汗。"《医学心悟·医门八法·论汗法》说："汗者，散也。……凡一切阳虚者，皆宜补中发汗；一切阴虚者，皆宜养阴发汗。"何廉臣《重订广温热论·第二卷验方妙用·发表法》说："凡能发汗、发瘰、发疹、发斑、发丹、发痧、发瘄、发痘等方，皆谓之发表法。"叶天士《温热论》说"斑疹皆是邪气外露之象"，柳宝诒《温热逢源》说"为热邪寻出路，如在经者，从斑汗解"。可知，斑和汗一样，都是邪气外泄的出路，推而广之，凡是体表的病态表现都可以看做是给邪气的出路。俞根初《通俗伤寒论》详列俞氏发汗十二法：谓苏羌达表汤辛温发汗法、葱豉桔梗汤辛凉发汗法、九味仓廪汤益气发汗法、七味葱白汤养血发汗法、加减葳蕤汤滋阴发汗法、参附再造汤助阳发汗法、香苏葱豉汤理气发汗法、葱豉荷米煎和中发汗法、新加三拗汤宣上发汗法、麻附五皮饮温下发汗法、小青龙汤化饮发汗法、越婢加半夏汤蠲痰发汗法等。综合观之，药物发之也好，病态反应也好，都可以给邪气外泄的机会。

《素问·至真要大论》说"其在皮者，汗而发之"，《素问·六元正纪大论》说"发表不远热"，故刘河间说"夫辛甘热药，皆能发散者"。似乎只有辛甘热能发散，其实不然，辛凉药也能发散。总而言之，汗法有三：

①辛温发汗法
②辛凉发汗法 ⎫ 太阳阳明病
③战汗法——少阳病 ⎭

用药要注意服药时间，以及药量多少。

出汗，要注意汗量的多少，出汗时间长短，是不是遍身范围，以及出汗程度——彻不彻。

出汗三要素：阴水多少，阳火盛衰，腠理三焦道路通不通。

《素问·阴阳应象大论》说："邪风之至，疾如风雨。故善治者治皮毛，其次治肌肤，其次治六腑，其次治五脏。治五脏者，半死半生也。"

邪在肌表闭塞腠理，邪在肌表不解，而入胸中、心肺，无论是风寒，还是风热，都会导致肺的宣发和肃降功能失常，从而导致气郁，气郁日久则变郁热。郁热日久则血热，此种血热，虽然日久天长，很少能出现温病卫气营血辨证中的神昏、谵语。何梦瑶在《医碥·卷一杂症·补泻论》中说："盖万病非热则寒，寒者气不运而滞，热者气亦壅而不运，气不运则热郁痰生，血停食积，种种阻塞于中矣。"刘河间在《素问玄机原病式》说："郁，怫郁也。结滞壅塞而气不通畅，所谓热甚则腠理闭密而郁结也。"《医碥·卷三杂症·郁》中说："百病皆生于郁，人若气血流通，病安从作？一有怫郁，当升不升，当降不降，当化不化，或郁于气，或郁于血，病斯作矣。凡脉见沉伏结促弦涩，气色青滞，意思不舒，胸胁胀痛，呕吐酸苦者是也。"对于这种气郁和热郁，必须应用发散法和疏导法，如小柴胡汤类方、栀子豉汤类方、火郁汤类方、升降散类方等。赵献可则以加味逍遥散为主。久郁之证，往往虚实夹杂，临证需仔细详辨。病在表，以"发之"为主。《素问·生气通天论》说："阳气者，精则养神，柔则养筋。开阖不得，寒气从之，乃生大偻。陷脉为瘘，留连肉腠。俞气化薄，传为善畏，及为惊骇。营气不从，逆于肉理，乃生痈肿。魄汗未尽，形弱而气烁，穴俞以闭，发为风疟。"寒邪郁闭于表，腠理开阖不得，所以会产生多种中医外科疾病，其治疗大法也是"发之"。郁久则化热成痈。《灵枢·痈疡》说："营卫稽留于经脉之中，则血泣不行，不行则卫气从之而不通，壅遏不得行，故热。大热不止，热盛则肉腐，肉腐则为脓，故命曰痈。"故仙方活命饮、五味消毒饮、神效托里散、托里透脓汤、犀黄丸、四神煎等外科名方都是"发之"之剂。有些方后注就明确写到"热酒……取汗""被盖出汗为度""醉盖取汗"。《金匮要略·胸痹心痛短气病脉证治》病在胸中表部之里，其栝蒌薤白白酒汤、栝蒌薤白半夏汤也用酒通发之。治心脉结代的炙甘草汤，也用酒通发之。不仅辛甘热药有发之的作用，就连金银花、连翘都有发之的作用。《王锦之方剂学讲稿》说："银花……与黄芪一起用，出汗更明显，所以它就是透毒的，把病邪透出来。银花有个发汗解表的作用……"又说："银花……在用于痈疽肿毒时宜大量，也能发汗透毒。疔疮的毒比较厉害，所以要清而透，量要大。用酒煎服就是助它的药力，因为它要通经脉，把气血疏通开，用酒助药势更好地活血脉。"仙方活命饮和四神煎都用金银花来发汗。

通表不离辛，以开通天道。《素问·至真要大论》说"以辛润之，开发腠理，致津液通气也"，《辅行诀五脏用药法要》云肺苦气上逆，急食辛以散之，开腠理以通气也。

针灸：风府、风池、风门、大椎、天宗、肺俞、心俞、厥阴俞、肝俞、至阳、中府、膻中、天池、大包、期门、巨阙。

十四经脉出入阻滞用大接经法

（1）井穴接经法

大接经刺井，如《此事难知》：

大接经从阳引阴（《卫生宝鉴》载出自云岐子《学医新说》，治中风偏枯）

足太阳膀胱经之脉，出于至阴，小指外侧，去爪甲角如韭叶，为井金，足小指之端也。十呼。

足少阴肾之脉，涌泉，足心也，起于小指之下，斜趣。三呼。

手厥阴心包脉，其直者，循中指，出其端，去爪甲如韭时陷中，为井，中冲穴也。其支者，别掌中，循小指次指出其端。

手少阳三焦之脉，起于小指次指之端，去爪甲如韭叶，为井。三呼

足少阳胆之脉，起于窍阴，小指次指之端，去爪甲如韭叶，为井。其支者，上入大指岐骨内出其端，还贯爪甲，出三毛。三呼（《卫生宝鉴》作十呼），二十呼。

足厥阴之脉，起于大指之端，入聚毛之际，去爪甲如韭叶，为井，大敦穴也，及三毛中。十呼，六呼。

手太阴肺之脉，起于大指之端，出于少商，大指内侧也，去爪甲如韭叶，为井。其支者，出次指内廉出其端。

手阳明大肠之脉，起于大指次指之端，入次指内侧之端，去爪甲角如韭叶，为井。一呼（《卫生宝鉴》作十呼），中指内交。三呼。

足阳明胃之脉，起于大指次指之端，去爪甲如韭叶，为井。其支者，入人指间出其端。一呼。

足太阴脾之脉，起于足大指端，循指内一侧，去爪甲角如韭叶，为井，隐白也。十呼。

手少阴心之脉，起于小指内出其端，循指内廉之端，去爪甲角如韭叶，为井。三呼。

手太阳小肠之脉，起于小指之端，循指之端，去爪甲一分陷中，为井。五呼。

大接经从阴引阳（《卫生宝鉴》载出自云岐子《学医新说》，治中风偏枯）

手太阴肺之脉，起于大指端，出于少商，大指内侧也，去爪甲角如韭叶，为井。（《卫生宝鉴》此下有一呼、三呼。无其支者以下之文。）其支者，出次指内廉出其端。

手阳明大肠之脉，起于大指次指之端，入次指内侧，去爪甲如韭叶，为井。一呼。

足阳明胃之脉，起于大指次指之端，去爪甲如韭叶，为井。一呼。其支者，大指出其端。

足太阴脾之脉，起于足大指端，循指内侧，去爪甲如韭叶，为井，隐白也。

手少阴心之脉，起于小指内出其端，循指内廉之端，去爪甲角如韭叶，为井。

手太阳小肠之脉，起于小指之端，去爪甲下一分陷中，为井。

足太阳膀胱之脉，出于至阴，小指外侧，去爪甲角如韭叶，为井金，足小指之端也。

足少阴肾之脉，起于小指之下，为井，涌泉穴也。

手厥阴心包之脉，其直者，循中指出其端，去爪甲角如韭叶陷中，为井，中冲穴也。其支者，别掌中，循小指次指出其端。

手少阳三焦之脉，起于小指次指之端，去爪甲角如韭叶，为井。

足少阳胆之脉，出于窍阴，足小指次指之端，如韭叶，为井。其支者，上入大指岐骨内出其端，还贯爪甲，出三毛。

足厥阴肝之脉，起于大指之端，入聚毛之际，去爪甲如韭叶，为井，大敦及三毛中。六呼。

凡此大接经，从阴引阳，从阳引阴。

田合禄按： 此是井穴大接经针灸法。

从阳引阴法是从足太阳膀胱经井穴至阴穴开始，至手太阳小肠经井穴少泽穴终止。即：

足太阳经至阴穴→足少阴经涌泉穴→手厥阴经中冲穴→手少阳经关冲穴→足少阳经足窍阴穴→足厥阴经大敦穴→手太阴经少商穴→手阳明经商阳穴→足阳明经厉兑穴→足太阴经隐白穴→手少阴经少冲穴→手太阳经少泽穴。

主治阴病在阳证。阴病指外感六淫，首伤太阳表阳，故先从太阳下手。李东垣在《脾胃论》说：

夫阴病在阳者，是天外风寒之邪乘中而外入，在人之背上腑腧、脏腧，是人之受天外客邪。亦有二说：

中于阳则流于经。此病始于外寒，络归外热，故以治风寒之邪，治其各脏之俞，非止风寒而已。六淫湿、暑、燥、火，皆五脏所受，乃筋、骨、血、脉受邪，各有背上五脏俞以除之。伤寒一说从仲景。

中八风者，有风论；中暑者，治在背上小肠俞；中湿者，治在胃俞；中燥者，治在大肠俞。此皆六淫客邪有余之病，皆泻在背之腑俞。若病久传变，有虚有实，各随病之传变，补泻不定，只治在背腑俞。

另有上热下寒。经曰：阴病在阳，当从阳引阴，必须先去络脉经隧之血。若阴中火旺，上腾于天，致六阳反不衰而上充者，先去五脏之血络，引而下行，天气降下，则下寒之病自去矣，慎勿独泻其六阳。此病阳亢，乃阴火之邪滋之，只去阴火，只损血络经隧之邪，勿误也。

李东垣又补出久病寒盛阳虚，阳不生阴不长而终引起心火盛一说，值得大家重视。

从阴引阳法是从手太阴经井穴少商穴开始，至足厥阴经井穴大敦穴终止。即：

手太阴经少商穴→手阳明经商阳穴→足阳明经厉兑穴→足太阴经隐白穴→手少阴经少冲穴→手太阳经少泽穴→足太阳经至阴穴→足少阴经涌泉穴→手厥阴经中冲穴→手少阳经关冲穴→足少阳经足窍阴穴→足厥阴经大敦穴。

主治阳病在阴证。阳病指内伤病，先从肺系入手，肺主阳明主肃降，主六腑之通降。李东垣在《脾胃论》说：

阳病在阴者，病从阴引阳，是"水谷之寒热，感则害人六腑"。又曰：

饮食失节，及劳役形质，阴火乘于坤土之中，致谷气、营气、清气、胃气、元气不得上升滋于六腑之阳气，是五阳之气先绝于外，外者天也，下流伏于坤土阴火之中。皆先由喜、怒、悲、忧、恐为五贼所伤，而后胃气不行，劳役、饮食不节继之，则元气乃伤。当从胃合三里穴中推而扬之，以伸元气，故曰从阴引阳。

若元气愈不足，治在腹上诸腑之募穴。若传在五脏，为九窍不通，随各窍之病，治其各脏之募穴于腹。故曰：五脏不平，乃六腑元气闭塞之所生也。又曰：五脏不和，九窍不通，皆阳气不足，阴气有余，故曰阳不胜其阴。凡治腹之募，皆为元气不足，从阴引阳勿误也。

若错补四末之腧，错泻四末之余，错泻者，差尤甚矣。按岐伯所说，况取穴于天上，天上者，人之背上五脏六腑之俞，岂有生者乎？兴言及此，寒心彻骨！若六淫客邪及上热下寒，筋骨皮肉血脉之病，错取穴于胃之合，及诸腹之募者必危，亦岐伯之言，下工岂可不慎哉。

李东垣补出取用六腑募穴，并辨别出外感和内伤的不同治法，大家要重视。

大接经开窍十二经井穴，是十二经脉气血交接的部位，首尾相接，气血循环，周而复始，协调平衡阴阳，是疏通十二经脉气血阴阳的枢纽。方法是用针刺或点刺各井穴，开窍最灵之法，可用于急救及中风偏枯等多种疾病。

《卫生宝鉴》载治疗中风"黄帝灸法"："疗中风、眼戴上不能视者，灸第二椎、并第五椎上各七壮，一齐下火，炷如半枣核大，立愈。"

（2）经脉连接穴接经法

	起始入口	经末出口
肺	中府	少商
大肠	商阳	迎香
胃	承泣	冲阳
脾	隐白	大包
心	极泉	少冲
小肠	少泽	听宫
膀胱	睛明	至阴
肾	涌泉	步廊
心包	天池	劳宫
三焦	关冲	耳和髎
胆	童子髎	足临泣
肝	大敦	期门
任脉	会阴	承浆
督脉	长强	龈交

药物：麻黄汤、桂枝汤、白虎汤、麻黄升麻汤、麻黄细辛附子汤、桂枝麻黄各半汤、桂枝二麻黄一汤、桂枝二越婢一汤、小柴胡汤、海蛤散、

血府逐瘀汤等。

若按伤寒、温病分，治伤寒用辛温解表有麻黄汤等，治温病用辛寒解表有白虎汤等。发汗解表剂还有如《伤寒论》第31条葛根汤方后注"覆取微似汗"。第71条："脉浮，小便不利，微热，消渴者，五苓散主之。"方后注"多饮暖水，汗出愈"。第147条："伤寒五六日，已发汗而复下之，胸胁满微结，小便不利，渴而不呕，但头汗出，往来寒热，心烦者，此为未解也，柴胡桂枝干姜汤主之。"方后注"初服微烦，复服汗出便愈"。少阴病第301、302条的麻黄附子甘草汤、麻黄附子细辛汤也是发汗剂。《金匮要略·痉湿暍病脉证并治》："湿家身烦疼，可与麻黄加术汤发其汗为宜。"又，"病者一身尽疼，发热，日晡所剧者，名风湿，可与麻黄杏仁薏苡甘草汤"。方后注"温服，有微汗，避风"。又，"风湿，脉浮身重，汗出恶风者，防己黄芪汤主之"。方后注"温令微汗，差"。《金匮要略·痰饮咳嗽病脉证并治》："病溢饮者，当发其汗，大青龙汤主之。"方后注"温服一升，取微似汗"。《金匮要略·水气病脉证并治》："里水，甘草麻黄汤亦主之。"方后注"重覆汗出，不汗，再服"。《伤寒论》第175条"风湿相搏，骨节疼烦，掣痛不得屈伸，近之则痛剧，汗出短气，小便不利，恶风不欲去衣，或身微肿者，甘草附子汤主之。"方后注"初服得微汗则解"等。连小柴胡汤都是有战汗的发汗剂。

发汗法，不只是用中药，《内经》更多讲针刺发汗。

《黄帝内经素问校释》引王玉川先生云："可汗可泄，诸家注释多以发汗、攻下为解，然而与经文原意未必相符。须知《素问·热论》所谓可汗可泄，乃指针刺疗法而言。汗，谓用针补泻以出汗；泄，谓泄其气也。如《素问·刺热》有'刺手阳明太阴而汗出'，'刺项太阳而汗出'，'刺足阳明而汗出'。《灵枢·寒热病》亦云：'病始于手臂者，先取手阳明太阴而汗出；病始于头首者，先取项太阳而汗出；病始于足胫者，先取足阳明而汗出。臂太阴可汗出，足阳明可汗出。故取阴而汗出甚者，止之于阳。取阳而汗出甚者，止之于阴。'是针刺既能发汗，又能止汗；邪在三阳者可汗，邪在手太阴经者亦可发汗。《灵枢·热病》云：'热病三日，而气口静、人迎躁者，取之诸阳，五十九刺，以泻其热而出其汗，实其阴以补其不足……其可刺者，急取之，不汗出则泄。'又，程郊倩云：'汗泄二字，俱是刺法，刺法有浅深，故云可汗可泄'（见顾尚之《素问校勘记》引），这一点，对于正确理解《热论》是很重要的[1]。"

程郊倩说"汗泄"俱是针刺很有道理，有可能是刺络脉出血的泄热方法，如《灵枢·热病》云："气满胸中喘息，取足太阴大指之端，去爪甲如韭叶，寒则留之，热则疾之，气下乃止。心疝暴痛，取足太阴、厥阴，尽刺取其血络。喉痹舌卷，口中干，烦心心痛，臂内廉痛，不可及头，取手小指次指爪甲下，去端如韭叶。目中赤痛，从内眦始，取之阴蹻。风痉身反折，先取足太阳及腘中及血络出血。"所以，"泄"与后世的以药物泻下的"泻"法是不同的。

《伤寒论》所刺风池、风府、大椎、肺俞、肝俞、期门可能就是《内经》五十九刺之遗风，因为风池、风府即属于五十九刺之穴。《伤寒论》第216条就说刺期门"濈然汗出则愈"。

现代中医大师李可也用针刺发汗，如治疗急性肺炎合并急惊风，即用三棱针点刺十宣、双耳尖、百会、大椎出血，患儿大哭出声，全身汗出，四肢回温。治疗小儿流脑，急用三棱针重刺十宣、十二井、百会、大椎出血，双手中缝穴刺泄黏液、黑血。毫针雀啄术泻涌泉，点刺素髎、人中合谷，针后病孩全身透汗，呕止，苏醒。治疗疫毒痢——中毒型菌痢，急用三棱针刺十宣出血，毫针重刺素髎，患者大汗苏醒[2]。

4. 大里部诊断

胃家实、脾约、蓄血、蓄水、大小便、经孕、脐腹、腰骶、下肢等。

《素问·阴阳类论》说：

二阴二阳病在肺，少阴脉沉，胜肺伤脾，外伤四支。

二阴二阳皆交至，病在肾，骂詈妄行，巅疾为狂。

按：二阴为少阴肾，二阳为阳明肺，阴仪系统秋冬为病。少阴脉沉是寒气盛，冬病四肢，并伤脾肺。少阴之上，热气主之。热伤肺肾，故见"骂詈妄行，巅疾为狂"。

二阴一阳，病出于肾。阴气客游于心脘下，空窍堤闭塞不通，四肢

① 山东中医学院、河北医学院校释，《黄帝内经素问校释》第410页，人民卫生出版社，1982年。

② 李可，《李可老中医急危重症疑难病经验专辑》第71页、77页、144页，山西科学技术出版社，2005年。

别离。

按：二阴是少阴肾，一阳是少阳三焦相火。如果相火衰弱，则阴盛阳衰，故见"阴气客游于心脘下，空窍堤闭塞不通，四肢别离"。

二阳三阴，至阴皆在，阴不过阳，阳气不能止阴，阴阳并绝，浮为血瘕，沉为脓胕。

按：二阳是阳明肺，三阴是太阴脾，阴仪系统为病。阳明从中气太阴，太阴病"脏寒"，故云"至阴"，即极寒。二者寒燥秋冬之气为病，故云"阳气不能止阴，阴阳并绝"。

《素问·阴阳别论》说：

二阳之病发心脾，有不得隐曲，女子不月；其传为风消，其传为息贲者，死不治。

一阳发病，少气，善咳，善泄；其传为心掣，其传为隔。

二阴一阳发病，善胀、心满、善气。（少阳属肾，肾上连肺，故将两脏）

二阳结，谓之消。

三阴结，谓之水。（太阴脾主水）

大里部相互关系：

少阳三焦相火系统 { 太阴脾土系统 / 阳明肺金系统 / 少阴肾水系统

5. 大里部治疗

针灸：中脘、天枢、关元、石门、中极、神阙、章门、京门、滑肉门、大巨、大肠俞、小肠俞等。

药物：五泻心汤、四承气汤、三甲散、达原饮等。

6. 病愈规律

病在大表部，则从三阳而解，先表后里，由太阳阳明排出体外，或从汗，或从二便。

病在大里部，则从里向下排出体外，或由里出表而解。

总之，主管排泄的脏腑是肺、肾、三焦。

在病愈过程中，病人可能有为时短暂的旧证复发现象出现，如曾有过痔疮，恢复期可能短暂复发一次。

四、运气之轮常转——五运六气是本源

为什么人人都说学习《伤寒论》很难啊，临床应用就更难了，大有"蜀道难，难于上青天"之叹！笔者认为，那是因为没有掌握学习《伤寒论》的理论基础，所以撞得鼻青脸肿而摸不着头脑。笔者认为，五运六气理论是张仲景撰写《伤寒论》的理论基石，是《伤寒论》组方的重要根据。而六气标本中气理论又是五运六气的重要内容，所以陈修园说："六气之标本中气不明，不可以读《伤寒论》[①]。"甚至戴人发出"不读五运六气，捡遍方书何济"之感叹！《保幼新编》说："医师不知运气，如面墙而立。"

五运六气是中医理论的核心，五运六气是"推天道以明人事"（《素问·天元纪大论》），《素问·阴阳应象大论》说："治不法天之纪，地之理，则灾害至矣。"《素问·六节脏象论》和《灵枢·官针》也说："不知年之所加，气之兴衰，虚实之所起，不可为工矣。""天之纪"和"年之所加"指五运六气言。五运六气成就了金元四大家，章巨膺先生曾说："没有五运六气，便没有金元四家。"

西医和跟着西医走的中医院校教材，注重的是人这个主体，在主体人身上打转转，总之是养生治病不离这个有形之形体。而《内经》却是把人这个主体融汇到无形大自然客体之中，从"无"生"有"，是从天人合一角度考虑养生治病。

众所周知，第一个注解《伤寒论》的成无己是用五运六气解读《伤寒论》的，成无己把《图解运气图》放置到《注解伤寒论》[②]的卷首不是很说明这一点吗？

在成无己用五运六气解读《伤寒论》的影响下，继之者历代亦不乏其

---

① 唐容川，《伤寒论浅注补正》第20页，天津科学技术出版社，2010年。
② 成无己，《注解伤寒论》（第2版），人民卫生出版社，2004年。

人，如金元时期的刘河间、张子和等对《伤寒论》六经与六气的关系就多有论述，至明代张介宾对五运六气有深入研究，大大发挥了脏腑经络与六气标本中气的关系，给清代医家用五运六气研究《伤寒论》奠定了理论基础。所以到了清代，张志聪、张令韶就用运气标本中气理论全面解释《伤寒论》，继之者有陈修园、黄元御、唐宗海、陆九芝、郑钦安等，逐渐形成了较为系统的六经气化学说。

第二，桂林古本《伤寒杂病论》载有《六气主客第三》一篇，专讲五运六气理论，可能是张仲景原有文意。

第三，张仲景在《伤寒论》序文中说《素问》《阴阳大论》等古典医著是他撰写《伤寒论》的重要依据，而四时阴阳和脏气法时却是五运六气的核心理论。《伤寒例》还明确记载有"四时、八节、二十四气、七十二候决病法"，更是五运六气理论的重要组成部分。

第四，陶弘景《辅行诀五脏用药法要》佐证《伤寒论》应用了五运六气理论。

外感邪气，不但要明白邪气的性质是风、寒、暑、湿、燥、火中的何气，还要明白邪气的相位，如冬天感受寒邪，可以说是外感单纯的寒邪，是在泉本位寒邪——四时正气自病，若是夏天感受寒邪，即在司天位置受

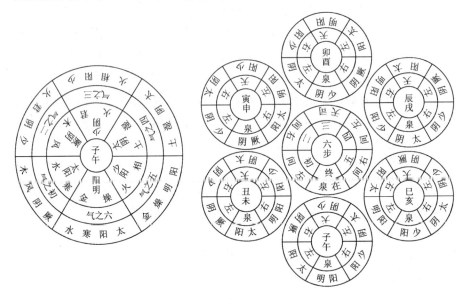

图4-1　六气客主加临旋转之轮

邪，属于非时之气为病，并加临于夏天主气火热之上，治法异于冬天感寒，是"杂气"为病，当按杂气治疗。所以治疗外感病，必须熟悉五运六气理论，玩转运气之轮，才能成为一个"上工"。

《素问·天元纪大论》说："欲知天地之阴阳者，应天之气，动而不息，故五岁而右迁；应地之气，静而守位，故六期而环会。动静相召，上下相临，阴阳相错，而变由生也。""然天地者，万物之上下也。左右者，阴阳之道路也。水火者，阴阳之征兆也。金木者，生长之终始也。气有多少，形有盛衰，上下相召，而损益彰矣。"这就是《内经》论述的运气常转之法轮，从来没有停息过。

五、外感病概说

（一）外感病的种类

外感病可按病因和时间分为两大类。

1. 以病因分类

（1）六淫分类

有风、寒、暑、湿、燥、火之不同，如伤寒、中风、中暑、伤湿、伤燥等。

（2）按六淫阴阳属性分类

有风寒、风热、湿热、寒湿、燥热五大类，风寒伤人阳气，风热伤人阴气，有系统性而合理，便于临床应用。《伤寒论》六经也是按阴阳划分的，六邪气的阴阳属性与六经的阴阳属性有对应性，用起来得心应手。在《脏气法时论》的指导下，又有病位深浅层次性。

2. 按发病时间分类

按发病时间可分为四时正气为病和时行之气为病两大类，这在《伤寒例》里讲得很清楚，谓：

> 春气温和，夏气暑热，秋气清凉，冬气冰冽，此则四时正气之序也……其伤于四时之气，皆能为病，以伤寒为毒者，以其最具杀厉之气也。中而即病者，名曰伤寒，不即病者，寒毒藏于肌肤之中，至春变为温病，至夏变为暑病。是以辛苦之人，春夏多温热病，皆由冬时触寒所致……
>
> 凡时行者，春时应暖而复大寒，夏时应热而反大凉，秋时应凉而反大热，冬时应寒而反大温，此非其时而有其气，是以一岁之中，长幼之病多相似者，此则时行之气也。

《伤寒例》在此明确指出，虽然外邪都能导致外感病的发生，但有主气四时正气为病和客气时行之气为病之不同，四时正气即四时主气虽为正常的气候变化，但因体质、环境等因素有人触冒其气之后，皆能导致外感病的发生，一般属于普通外感病，比较轻，所谓"人之伤于寒也，则为病热，热虽甚不死"者也；若两感于邪虽然病重致死，但不传染；其病位以本系统为主。

至于时行客气，乃四时反常的气候变化所致，如果人体不能适应其反常气候的变化，就容易触冒而病，而且病重，多属疫病，为传染病；其发病以相克系统为主。此种病才是导致张仲景族人死亡三分之二的元凶，不可能是四时正气为病，而现在的《伤寒论》教材却只讲寒气正气为病。若再遇上24年同化年，其死亡率会高。如《素问·六微旨大论》说："天符为执法，岁会为行令，太乙天符为贵人……邪之中也……中执法者，其病速而危；中行令者，其病徐而持；中贵人者，其病暴而死。"四时正气为病和时行之气为病，其病的发生发展及传变规律是不同的。

（1）四时正气为病

四时正气为病多本系统发病，如寒邪伤人，多足太阳膀胱经和足少阴肾经即肾系统的脏腑、经络为主病（相克为次），这就是现在《伤寒论》教材所讲的内容。如《素问·五常政大论》说：

流衍之纪（寒水太过年），是谓封藏。寒司物化，天地严凝，藏政以布，长令不扬。其化凛，其气坚，其政谧，其令流注，其动漂泄沃涌，其德凝惨寒雰，其变冰雪霜雹，其谷豆稷，其畜彘牛，其果栗枣，其色黑丹黅，其味咸苦甘，其象冬，其经足少阴、太阳，其藏肾心，其虫鳞倮，其物濡满，其病胀，上羽而长气不化也。

发生之纪（风木太过年）……其象春，其经足厥阴、少阳……

赫曦之纪（火太过年）……其象夏，其经手少阴、太阳……

敦阜之纪（土太过年）……其象长夏，其经足太阴、阳明……

坚成之纪（金太过年）……其象秋，其经手太阴、阳明……

请看，《内经》运气学讲得很清楚，四时正气为病首先所伤的是本系统，所谓"天之邪气，感则伤人五藏"是也，《素问·热论》所讲即属此范畴，在《伤寒论》称为"某某之为病"。

（2）非时行之气为病

非时行之气为病就不同了，往往是非其时而有其气，为病也重，如

《伤寒例》说：从春分以后到秋分之前，感非时之寒则发为寒疫，从秋分以后到春分之前，感非时之热则发为冬温、瘟疫。对于这一重要病情，现在的《伤寒论》各种教材却只字不提，岂不是咄咄怪事？岂不是抓芝麻丢了西瓜？

《伤寒例》所说的时行病，也称"外感天行病"，就是非其时而有其气，即夏行冬令、冬行夏令之类，多属于现代医学的流感，中医称作疫病。

如《外台秘要》卷第三说："《病源》，夫天行时气病者，是春时应暖而反大寒，夏时应热而反大凉，秋时应凉而反大热，冬时应寒而反大温者，此非其时而有其气，是以一岁之中，病无长少，率多相似者，此则时行之气也。从立春节后，其中无暴大寒，又不冰雪，而人有壮热为病者，此属春时阳气发于冬时，伏寒变为温病也；从春分以后至秋分节前，天有暴寒者，皆为时行寒疫也。一名时行伤寒，此是节候有寒伤于人，非触冒之过也。若三月四月或有暴寒，其时阳气尚弱，为寒所折，病热犹小轻也。五月六月，阳气已盛，为寒所折，病热则重也。七月八月，阳气已衰，为寒所折，病热亦小微也。其病与温及暑病相似，但治有殊耳。"这种外感病在陶弘景《辅行诀五脏用药法要》[①] 中也有记载，称作"外感天行病方"，谓："外感天行，经方之治，有二旦、六神等汤。昔南阳张机，依此诸方，撰为《伤寒论》一部，疗治明悉，后学咸尊奉之。"其治外感天行方剂的大小阳旦汤、大小阴旦汤、大小青龙汤、大小白虎汤、大小玄武汤、大小朱雀汤几乎都被张仲景吸纳到《伤寒论》中，谁说《伤寒论》是专治寒邪之书而没有传染性疫病？为什么在铁的事实面前还要说瞎话？张仲景在《伤寒论》自序中就说其族人多死于建安疫病。那么历史上是不是记载建安期间有疫病发生呢？有。《后汉书·五行志》记载"献帝初平四年（癸酉年，公元 193 年）六月，寒风如冬时"。[②] 此乃夏行冬令，导致"阴阳失位，寒暑错时，是故生疫"[③]。按照《伤寒例》说当有寒疫病发生。笔者解读《伤寒论》就是要把疫病阐释出来，还《伤寒论》庐山真面目。

东汉时期是我国疫病发作频次多的一个时期，多达 23 次。尤其是建安

① 王雪苔，《〈辅行诀脏腑用药法要〉校注考证》，人民军医出版社，2008 年。
② 范晔，《后汉书·五行志》第 3313 页，中华书局，1965 年。
③ 曹植，《说疫气》第 177 页，人民文学出版社，1984 年。

五运六气解读《伤寒论》

年间（公元 196～220 年），疫情特别严重，民众死亡惨重。对此，文献多有记载，如《三国志·文帝纪》裴松之注："《魏书》曰：帝初在东宫，疫疠大起，时人雕伤。"又云："疫疠数起，士人雕落。"而文帝曹丕生于灵帝中平四年（公元 187 年），文帝 10 岁相当建安二年，说明建安年间确实有严重疫情发生。建安七子之一的王粲曾作《七哀诗》记述当时的情景：

> 出门无所见，白骨蔽平原。
>
> 路有饥妇人，抱子弃草间。
>
> 顾闻号泣声，挥泪独不还。
>
> 未知身死所，何能两相完。

可见当时疫情甚重。现摘录史料于下：

建安十三年（戊子年，公元 208 年）：《三国志·蜀志·先主传》载赤壁战时，"时又疾疫，北军多死，曹公引归"。《三国志·吴志·孙权传》也记当时"士卒饥疫死者大半"。

建安十四年（己丑年，公元 209 年）：《三国志·武帝纪》："十四年秋七月辛未。令曰：自顷已来，军数征行，或遇疫气，吏士死亡不归，家室怨旷，百姓流离。""十二月……公至赤壁与备战，不利，于是大疫，吏士多死者，乃引军还。"

建安二十二年（丁酉年，公元 217 年）：《后汉书·五行志》："献帝建安二十二年（冬）大疫。"曹植在《说疫气》一文中记载："建安二十二年，厉气流行，家家有僵尸之痛，室室有号泣之哀；或阖门而殪，或覆族而丧。"

建安二十四年（己亥年，公元 219 年）：《三国志·吴志·孙权传》："二十四年，是岁大疫，尽除荆州民租税。"

张仲景的《伤寒卒病论》就是在这样的历史背景下问世的，所以张仲景在序言中说："余宗族素多，向余二百，建安纪年以来，犹未十稔，其死亡者，三分有二，伤寒十居其七。"有感于此，张仲景"乃勤求古训，博采众方，撰用《素问》《九卷》《八十一难》《阴阳大论》《胎胪药录》，并平脉辨证，为《伤寒杂病论》合十六卷"。由此可知，张仲景亲历疫灾，痛伤亲人死亡，于是因疫病而作《伤寒卒病论》一书，《伤寒卒病论》是我国第一部疫病临床实用书。戴天章在《瘟疫明辨》序言中曾说，张仲景大青龙汤、阳旦汤、越婢汤、黄芩汤、白虎汤、大小柴胡汤、三承气汤、麻黄升麻汤等都是治疫之方①。赖文等研究认为,《伤寒论》是世界上第一部流行性感冒研究专著②。笔者根据《素问·本病论》所说"甲子阳年,土运太窒……后三年化成土疫,晚至丁卯,早至丙寅,土疫至也"的规律,可排定下式:

丙戌	丁亥	戊子	己丑
		(208)	(209)
甲午	乙未	丙申	丁酉
			(217)
丙申	丁酉	戊戌	己亥
			(219)

由此可知,建安十三年(公元208年)和十四年(公元209年)疫病的发生,正是建安十一年(公元206年)丙戌年伤于"寒"的结果。建安十一年,其运丙为阳干,是水运太过,后三年至己丑年(公元209年)将化为水疫,早可提前到戊子年(公元208年)发作,故前引戊子年多水一疫。其气戌年为太阳寒水,运与气同为寒水,是天符年。《素问·六微旨大论》说:"天符为执法","其病速而危。"《素问·六元正纪大论》说:"其运寒,其化凝惨溧冽,其变冰雪霜雹。其病大寒留于溪谷。"正是"伤寒"之时。后三年己丑是岁会年,又是太乙天符年,湿土发病,"其病暴而死"。建安二十二年(公元217年)发湿土疫,建安二十四年(公元219年)发水疫。这证明张仲景说其族人多死于建安年间伤寒疫病是史实。

张仲景以春秋二分分地道阴阳,从9月到来年的2月是"冬温"疫病的发病季节,从3月到8月是"寒疫"的发病季节。由此看来,2003年我国所发生的"非典"疫病,应是"寒疫"。正如喻嘉言所说:"盖以春、夏、秋为寒疫,冬月为瘟疫③。"

张仲景还另提出"温疫"之病,是对《内经》疫病说的发展。他阐述"温疫"的发病机理是"阳脉濡弱,阴脉弦紧者,更遇温气",所谓"阳脉濡弱",就是指阳气尚弱的脉象;所谓"阴脉弦紧",就是指寒气重的脉

---

① 戴天章著、李顺保校注,《瘟疫明辨》,学苑出版社,2003年。
② 赖文等,《东汉末建安大疫考——兼论仲景〈伤寒论〉是世界上第一部流行性感冒研究专著》,载《上海中医药杂志》1998(8):2。
③ 周扬俊,《温热暑疫全书》第79页,上海中医学院出版社,1993年。

五运六气解读《伤寒论》

象；所谓"更遇温气"，就是指又遇到温热之气的引发。由此看来，张仲景所说的"温疫"可能指在"冬温"气候中发生流行传染的病，或遇春温夏热时令之气的引发而发生温疫。

张仲景虽然亲身经历了东汉末年的"寒疫"，但他的《伤寒论》是在《内经》等医籍理论基础上写成的，不单为寒疫而设，还可以治疗温疫，因此说《伤寒论》是中医临床治疗疫病的第一书。张仲景继承《内经》论疫理论，认为寒疫必有郁热，温疫必有中寒，故其用药往往寒热杂用，其辨证按三部六经体系，详细内容请参看拙著《中医太极三部六经体系——伤寒真原》[①]。

时行"邪气之客于身也，以胜相加，至其所生而愈，至其所不胜而甚，至于所生而持，自得其位而起。必先定五脏之脉，乃可言间甚之时，死生之期也"（《脏气法时论》，包括四季五行、月五行、日五行、时辰五行），即以五行相克或阴阳相胜为传变途径。如《素问·气交变大论》说：

岁水太过，寒气流行，邪害心火。

岁木太过，风气流行，脾土受邪。

岁火太过，炎暑流行，金肺受邪。

岁土太过，雨湿流行，肾水受邪。

岁金太过，燥气流行，肝木受邪。

《素问·标本病传论》讨论了这种"以胜相加"的情况，谓：

夫病传者，心病先心痛，一日而咳（心火克肺金）；三日胁支痛（肺金气逆则克肝木）；五日闭塞不通，身痛体重（肝木克脾土）。三日不已，死（三日不愈，五脏已伤其四则死）。冬夜半，夏日中。

这就是医家以"气化说"解《伤寒论》的道理。《伤寒论》称此为"某某病"。今日伤寒家不明此理，提出了不同的六经辨证观点，如经络说、脏腑说、气化说、地面说、阶段说等，并互相攻击争论。今天笔者将其统一在四时正气为病和时行之气为病两类外感之中，争论可以休矣。

就非时行之气为病，也有轻重之分，时胜邪者病轻，如夏行秋令，时火能克燥金，则病轻；邪胜时者病重，如夏行冬令，寒水能克夏火，则病重。

非时行之气为病最重要的是疫病——传染病，《伤寒论》称为寒疫和

五、外感病概说

---

① 田合禄，《中医太极三部六经体系——伤寒真原》，山西科学技术出版社，2010年。

冬温。关于传染性疫病，请读者参阅拙著《疫病早知道——五运六气大预测》一书。

邓铁涛教授在《〈伤寒论〉之渊源》一文中认为，"汉初医学之主流分医经与经方两大派，而张仲景之学则集合两大派而继承之。两派之学经过世代相传有所筛选，到了张仲景，通过自己的实践，撰用了医经派的《素问》《九卷》《八十一难》《阴阳大论》的理论及经方派的《胎胪药录》与平脉辨证的经验而编写成《伤寒杂病论》"，张仲景《伤寒杂病论》"突出一个论字，把理法方药贯穿起来，形成辨证论治的体系，为我国临床医学奠定良好的基础，仲景之功甚伟"，可是就有人要把这位医圣拉下马，降为一个经方家，可悲可叹啊！那些人用西医研究医学的方法研究《伤寒论》，只看到分子、细胞啊，看不到整体，因此他们只看到《伤寒论》的处方和证候，看不到三阴三阳体系，更看不到"一阴一阳之谓道"这个高层次的太极体系。他们抓住了枝叶而丢掉了根本。或者说他们看到的只是人这个主体，看不到大自然这个客体，更不知把人这个主体融汇到大自然客体之中。邓铁涛教授认为，"《伤寒例》应是仲景之作"，是对《伤寒论》的总论性著作，是学习《伤寒论》的最好导读性著作，可是就有人只抓住其中的"今搜采仲景旧论"几个字大做文章，借"错简"之口删去《伤寒例》，"这刚好把《伤寒杂病论》之'论'字抛弃，退回到有方无论之古代去了"。

3. 以病名分类

如伤寒、温病、春温、风温、瘟疫、寒疫、温毒、冬温、暑温、伏暑、秋燥、湿热等。

（二）外感病传变方式

1. 从表到里的传变方式

从表到里的传变方式，又可分为两种：

（1）《素问·皮部论》所说从皮传腑

是故百病之始生也，必先于皮毛。邪中之，则腠理开，开则入客于络脉，留而不去，传入于经，留而不去，传入于腑，廪于肠胃。

邪客于皮，则腠理开，开则邪入客于络脉，络脉满，则注于经脉，经脉满，则入舍于腑脏也。

孙思邈《千金要方》引华佗则谓：

夫伤寒始得，一日在皮，当摩膏火灸之即愈。

若不解者，二日在肤，可依法针，服解肌散发汗，汗出即愈。

若不解，至三日在肌，复一发汗即愈。

若不解者，止，勿复发汗也。

至四日在胸，宜服藜芦丸，微吐之则愈。若病困，藜芦丸不能吐者，服小豆瓜蒂散，吐之则愈也。视病尚未醒醒者，复一法针之。

五日在腹，六日入胃。入胃乃可下也。若热毒在外，未入于胃，而先下之者，其热乘虚入胃，即胃烂也。然热入胃，要须下去之，不可留于胃中也。胃若实热为病，三死一生，皆不愈。胃虚热入烂胃也，其热微者，赤斑出。此候五死一生；剧者黑斑出，此候十死一生。但论人有强弱，病有难易，得效相倍也。

(2)《素问·热论》所说的六经传变

伤寒一日，巨阳受之……二日阳明受之……三日少阳受之……三阳经络，皆受其病，而未入于脏者，故可汗而已。四日太阴受之……五日少阴受之……六日厥阴受之……三阴三阳，五脏六腑皆受病，荣卫不行，五脏不通，则死矣。

其调治方法尽在《伤寒论》中。

(3)《灵枢·百病始生》所说从皮传募原

《灵枢·百病始生》说：

虚邪之中人也，始于皮肤，皮肤缓则腠理开，开则邪从毛发入，入则抵深，深则毛发立，毛发立则淅然，故皮肤痛。留而不去，则传舍于络脉，在络之时，痛于肌肉，其病时痛时息，大经乃代。留而不去，传舍于经，在经之时，洒淅喜惊。留而不去，传舍于输，在输之时，六经不通，四肢则肢节痛，腰脊乃强。留而不去，传舍于伏冲之脉，在伏冲之时，体重身痛。留而不去，传舍于肠胃，在肠胃之时，贲响腹胀，多寒则肠鸣飧泄，食不化，多热则溏出糜。留而不去，传舍于肠胃之外，募原之间，留着于脉，稽留而不去，息而成积。或着孙脉，或着络脉，或着经脉，或着输脉，或着于伏冲之脉，或着于膂筋，或着于肠胃之募原，上连于缓筋，邪气淫泆，不可胜论。

在临床中，传募原成积聚的人很多，多在脐周腹部内有压痛内积。

《素问·皮部论》《素问·热论》《灵枢·百病始生》及孙思邈《千金要方》的传变方式基本上是一致的，无论是邪在皮肤、肌肉，还是在络脉、经脉及腰脊、四肢，都是在人体体表外壳表部，归于三阳经，在三阳经不解，则传表之里胸部，邪传在胸部，影响到心肺，肺失宣发肃降则引发肠胃病——胃家实、脾约之类，久则"传舍于肠胃之外，募原之间"而成积。

2. 本经系统为病

如《素问·五常政大论》所论述的就是这类病，可以称之为以类相从。

3. 以胜相加传变方式

非时之气为病多以胜相加为传变方式，又可分为以五行胜克相加传变和以阴阳相加传变两种。

（1）以五行胜克相加传变

如《素问·气交变大论》所论述的就是这类病。

（2）以阴阳相加传变

如风寒、风热、湿热三大类，即以阴阳相胜系统传变，风寒为阴邪而伤人阳气，风热为阳邪而伤人阴气。

客气外感病不但注意五行以胜相加，更要注意阴阳的以胜相加，如寒邪伤阳则传太阳、厥阴，热邪伤阴则传阳明、少阴。

关于《热论》所论传经问题，没有现在《伤寒论》注家所说的寒邪传里化热一说，《素问·水热穴论》说："人伤于寒而传为热，何也……夫寒盛则生热也。"经文说得很清楚，是"寒盛则生热"，即寒气过盛，则心生郁火，所郁之火，上克肺金，下乘于胃，或少阳内郁，故传阳明、少阳。如《伤寒论》第4条说："伤寒一日，太阳受之，脉若静者，谓不传。颇欲吐，若躁烦，脉数急者，为传也。"心主脉主火，脉为血府，心火（君火）走血分，"脉静"，说明心火平静，血脉没有变化，不数不急。"脉数急"，说明心火已不平静，心火内郁了，心火内郁则上克肺金，或下乘脾胃，故出现"颇欲吐，若躁烦"现象，就是疾病发生了传变。如《素问·水热穴论》说："人伤于寒，而传为热。"只有火热内郁才会发生传变。如果郁热不甚则不传，所以《伤寒论》第5条说："伤寒二三日，阳明、少阳证不见者，为不传也。"说明传与不传，必须以"脉"和"证"来判断，不能按日期判断。脉浮紧是寒邪伤太阳所致，脉浮数是寒邪外束，心火郁于血脉所至，解表散寒，数脉自愈，如《伤寒论》52条说："脉浮而数者，可发汗，宜麻黄汤。"故49条说："脉浮数者，法当汗出而愈。"又46条、47条、55条说脉浮紧、自衄解，也说明与血脉有密切关系，血热才自衄，足证有郁热存在。内郁心火必克肺金系统，肺开窍于鼻、主皮毛，衄属肺系病证。50条说"尺中迟"已是"荣气不足，血少"，49条并说"尺中脉微"属"里虚"，而尺主肾，足证肾与心血有密切关系。大家应该好好想想"少阴之上，热气主之"这句话的真正含义。栀子豉汤证即治心火内郁。

《伤寒论》第8条又说："太阳病，头痛至七日以上自愈者，以行其经尽故也。若欲作再经者，针足阳明，使经不传则愈。"这是指太阳经本系统来说的，如《素问·热论》说："七日巨阳病衰，头痛少愈。"本条何以单举头痛？因为头为诸阳之会，寒伤其阳必先伤头故也。针足阳明是为了鼓舞卫气的卫外能力，因为营卫之气生于脾胃。

（3）"合病""并病"传变

太阳阳明合病、并病传变是"病发于阳"在表的传变。

太阳少阳合病、并病传变是阳仪系统的传变。

太阳阳明、少阳阳明导致的"胃家实"是阴仪系统的传变。

至于治疗，除初感伤寒、中风、温病、疫病等分别治疗外，其后在病变中则可不管哪一种外感病所导致的病证，只"观其脉证"，"随证治之"可也，有是证，即用是方。

外感病分类
- 四时正气为病（不传染）——本脏腑系统发病（《五常政大论》）
- 非时之气为病（传染）——以胜相加传变
  - 五行以胜相加（《气交变大论》）
  - 阴阳以胜相加（《阴阳应象大论》）

《素问·宝命全形论》说"人以天地之气生，四时之法成"，所以《内经》提出"脏气法时"的命题，进而提出"合人形以法四时五行而治"的原则。《素问·四时调神大论》说："夫四时阴阳者，万物之根本也。所以圣人春夏养阳，秋冬养阴，以从其根，故与万物沉浮于生长之门。逆其根，则伐其本，坏其真矣。故阴阳四时者，万物之终始也，死生之本也。逆之则灾害生，从之则苛疾不起，是谓得道。"《素问·生气通天论》说"生气通天"。什么是四时阴阳呢？即春为阳通于肝系统，为阳中之少阳；夏为阳通于心系统，为阳中之太阳（所以笔者主张，心主太阳）；秋为阴通于肺系统，为阴中之太阴；冬为阴通于肾系统，为阴中之少阴。（《素问·四时调神大论》《素问·六节脏象论》）什么是四时五行呢？《素问·天元纪大论》说："天有五行以御五位，以生寒暑燥湿风，人有五藏化五气，以生喜怒思忧恐。"原来四时五行就是风火湿燥寒。所以四时以风寒暑湿燥火六气为本，配五脏的三阴三阳为标，这就是《内经》的五运六气理论，因此解说《伤寒论》不用五运六气理论能解释得通吗？正因为如此，成无己才在《注解伤寒论》一书中首列五运六气理论，说明成无己是用五运六气理论来解释《伤寒论》的。桂林古本《伤寒杂病论》也有《六气主客》一章。治外感病怎能不法四时呢？离开四时就谈不上风寒暑湿燥火六淫。那么现在的伤寒家为什么要舍本求末呢？大家去思考这个问题吧。

寒邪首先伤阳即是伤太阳，次及皮毛即是伤阳明，次及腠理即是伤少阳，次及肌肉即是伤太阴，次及筋骨即是伤少阴、厥阴。

4. 旺气发病与滞后传变

无论四时正气为病，还是非四时之气为病，都可能发生当时旺气为病或滞后传变发病。四时旺气发病好理解，如春温、夏热、秋燥、冬寒等，以及《素问·四气调神大论》说"逆春气则少阳不生，肝气内变。逆夏气则太阳不长，心气内洞。逆秋气则太阴不收，肺气焦满。逆冬气则少阴不藏，肾气独沉"等。

但对于滞后传变发病，人们很少注意，而《内经》有很多论述，如《素问·生气通天论》说"夏伤于暑，秋为痎疟"，"冬伤于寒，春必温病"等。我们下面就对此作进一步探讨。

天体对地球的影响有一种滞后现象，这是作灾害预测工作者必须注意的信息。如太阳运行到南回归线冬至时是阳光离北半球最远的时候，应该最冷，但实际最寒冷的时候是在大寒，而不是冬至。同理，最热的时候在大暑，而不在夏至。天地之气相差30天，即地气滞后30天。太阳在冬至从南回归线返回北上，阳气始升；太阳在夏至从北回归线南下，阴气始升。而地气却要滞后 45 天，阴阳之气才能微上。如《素问·脉要精微论》说："是故冬至四十五日，阳气微上，阴气微下；夏至四十五日，阴气微上，阳气微下。"此谓天地之气相差三节气。所以在推算灾害所至时，"从阴阳始""从五行生"，看其是否"与天地如一，得一之情，以知死生"。所谓"死生"，就是吉凶，生吉死凶。

这种滞后现象也反映在脉气和疾病发生上。王冰在《素问·六节脏象论》四时谓岁注："各从主治，谓一岁之日，各归从五行之一气而主以王也。"就是把一年分为五行五季，以五行五季把握其规律。"时，谓立春之前当至时也。气，谓当王之脉气也。春前气至，脉气亦至，故曰时立气布也[1]。"可知当旺之脉气应时而早至。当旺之脉气应时者，应天道之时也，疾病滞后才发生。如 2003 年的"非典"的发生，毛小妹博士早在疾病发生之前的 2003 年 1 月 18 日前（据香港报道：2003 年 2 月 21 日发现首例病人）就已经测量到了肺经、大肠经数据的失衡现象[2]，这就是"脉气"先至现象。

一定是先有天象，后有灾害发生，故《系辞传》说"天垂象，见吉凶"。这就是说，要想掌握疾病发生的规律，必须明了天体的运动规律，而要想明了天体的运动规律，就必须掌握由天体运动规律建立起来的历法，所以《内经》讲了多种历法，既有太阳历，也有太阴历，还有阴阳合起来的农历，以及五运六气历、六十甲子历、洛书九宫八卦历等。故《伤寒论》有"四时八节、二十四气、七十二候决病法"，治病不离时辰。

下面我们重点讲滞后发病现象。《汉书·天文志》谓：

若日之南北失节，暑过而长为常寒，退而短为常燠……暑长为潦，短为旱。

月失节度而妄行，出阳道则旱风，出阴道则阴雨。

青赤出阳道，白黑出阴道。

月为风雨，日为寒温。

月出房北，为雨为阴，为乱为兵；出房南，为旱为天丧。水旱至冲而应。及五星之变，必然之效也。

① 王冰，《黄帝内经素问》第 64 页，人民卫生出版社，1979 年。
② 毛小妹等，《医易时空医学——用电脑测量经络学运气》第 271～287 页，山西科学技术出版社，2007 年。

这是通过立杆测日影来掌握日地运动规律的。其他古籍也多如此说，如《易纬通卦验》说：

冬至之日立八神树八尺之表，日中规其晷之如度者，则岁美，人民和顺；

晷不如度者，则其岁恶，人民为韵言，政令为之不平。

晷进则水，晷退则旱。

进尺二寸则月食，退尺则日食。月食，耀贵，臣下不忠。日食，则害王命，道倾侧。故月食则正臣下之行，日食则正人主之道。

晷不如度数，则阴阳不和……晷为之进退，风雨寒暑为之不时，晷进为赢，晷退为缩……是故邪气数至，度数不得。日月薄食，列星失其次，而水旱代昌。

并详记二十四节气晷进退变化情况。《灵枢·九宫八风》也说："太乙移日，天必应之以风雨。以其日风雨则吉，岁美民安少病矣；先之则多雨，后之则多旱。""太乙移日"即冬至日。"先之"为"晷进"，"后之"为"晷退"。

请注意"水旱至冲而应及五星之变"一语，说明水旱灾害不会当时发生，而是有滞后现象，阳时失度，阴时发灾，阴时失度，阳时发灾。五星应五行，"五星之变"以五行推之，即推算灾害发生的时间，要用五行来分析。五行有相生的顺传次序及相克的逆传次序。顺传合时者吉，逆传失时者凶。因此要将"一日一夜五分之"（《素问·玉机真藏论》），将一年分五季，将一大周六十年按五运分之。进赢为太过，退缩为不及。《素问·六节脏象论》说："未至而至，此谓太过，则薄所不胜，而乘所胜也，命曰气淫；至而不至，此谓不及，则所胜妄行，而所生受病，所不胜薄之也，命曰气迫。"

《易纬稽览图》说：

降阳为风（郑玄注："上九用事。卦效后一百二十日降为卒风。其不效也，后九十一日降为灾风。天气恶不得上天中，九十一日为灾风。其阴不时，卦四方生形也，故曰降阳必为其风"），降阴为雨（郑玄注："上九用事。卦效后一百二十日降阴为雨"）。升气上，降气微。是故阳还其风必暴（郑玄注："降气积后一百三十日内阴得同类并下，故薄，故必暴也。"），阴还其雨必暴（郑玄注："降气积后一百三十日内得同类并下，故薄也。一曰：升降气为阴阳，卦升于九三、六三寒温过暴疾起时，降气而上也。降气盛至十日、七日，近三日、四日，其降也，有鸣风之发屋析木之风，是一百三十日，故曰还也")……六日八十分之七而从，四时卦十一辰而从……太阴用事，如少阳卦之效也一辰，其阴效也尽日［郑玄注："太阴，谓消也。从否卦至临，为太阴。杂卦九三，为少阳之效，杂卦九三，行于太阴之中，效微温一辰，其余皆当随太阴为寒，其阴效也尽日，为杂卦六十（十，疑为衍文）三，行于太阴中，尽六日七分"］。太阳用事，而少阴卦之效也一辰，其阳也尽日［郑玄注："太阳，谓消息也（消，疑为衍文），从泰卦至遁，为太阳。杂卦六三，行于太阳之中，效微寒一辰，其余皆当随太阳为温效，尽六日七分"］。消息及四时卦，各尽其日（郑玄注："消息尽六日七分，四时尽七十三分"）。

可见，论"寒温"皆以本月的十二消息卦第三爻阴阳二气上升的趋势说，本月消息卦所值六日七分中气候都须和此趋势相应；本月之中的四杂卦，如与本月消息卦寒温一致，则用事六日七分，如不一致，则每卦六日七分中须有一个时辰（约7分）和其第三爻所表示的"寒温"之气相应，其余几日均须和本月消息卦所显示的"寒温"之气一致。四时卦则七十三分（八十分减去一个时辰之七分）与其所主之气一致。符合以上情况即为"卦气效"，否则就为"不效"。

从十二消息卦言，京房以消卦否（申）至临（丑）为太阴（下半年），以息卦泰（寅）至遁（未）为太阳（上半年），但"上九用事"是指从乾卦（巳）到剥卦（戌），即从四月到九月间气温渐衰，寒气渐长之时，为"阳气下降"之趋势。"上六用事"是指从坤卦（亥）到夬卦（辰），即从十月到来年三月间寒气渐衰，阳气渐长之时，为"阴气下降"之趋势。三月为辰，四月为巳，辰巳间为地户。九月为戌，十月为亥，戌亥间为天门。不出天门地户的界分。阳气下降卦效为"风"，阴气下降卦效为"雨"，卦不效则为"灾风""灾雨"。消息卦及杂卦值日之时，各效六日七分，四时卦则效七十三分。这样看来，可以把十二消息看作主气，降气看作客气，论"寒温"看主气，论"风雨"看客气，客气与主气一致为和气，不一致为灾气，如2002年阴历10月初冬，主气当寒凉，而客气为少阳相火下临，故《礼记·月令》说其月行夏令当"多暴风"之灾。

京房将十二消息卦和杂卦分为两类以辨"寒温"，十二消息卦称太阳与太阴，分农历为上半年太阳和下半年太阴。杂卦称少阳与少阴，每卦第三爻的阴阳属性决定了该卦的阴阳属性，第三爻如为阳爻，则该卦为阳卦，如为阴爻，则该卦为阴卦。阳爻代表阳气即温气，阴爻代表阴气即寒气。如果某卦上爻和第三爻阴阳属性一致，则代表阳盛或阴盛的状态，盛极必衰，故阳气或阴气将呈下降趋势，而称其为"微温"或"微寒"。如果某卦上爻和第三爻阴阳属性不一致，说明第三爻的阳气或阴气还在呈上升发展趋势，且势头甚猛，故称其为"决温"或"决寒"。故十二消息卦及杂卦均分为四种寒温状态。如清代张惠言《易纬略义》卷三"六十卦侯"说：

> 春三月侯卦气考，泰也，大壮也，夬也，皆九三、上六，实气决温不至考，君不明之征……夏三月侯卦气考，乾也，姤也，遁也，皆九三、上九，实气微温而不至考，教令失中之征也……秋三月侯卦气考，否也，观也，剥也，皆六三、上九，实气决寒而不至考，当君倒赏之征……冬三月侯卦气考，坤也，复也，临也，皆六三、上六，实气微寒而不至考，君政荼缓之征也。

笔者注意的是郑玄注中的阴阳气积现象，《素问·脉要精微论》也说："阴阳之应，彼春之暖，为夏之暑，彼秋之忿，为冬之怒。"这就是阴阳渐积的过程。阳气由春积至夏三个月91天得同类之助而强，至四个月120天（从正月寅到四月巳）而盛，130天而极，故为风为暴风，灾害生矣。阴气由秋积至冬三个月91天得同类之助而强，至四个月120天（从七月申到十月亥），130天而极，故为雨为暴，灾害生矣。如此就要发生疾病了，其传变方式按五行相克传变。如《素问·玉机真藏论》：

> 五脏相通，移皆有次。五脏有病，则各传其所胜；不治，法三月，若六月，若三日，若六日，传五脏而当死。

这就是以五行相克分析灾病的情况。一年十二个月分为五行，每行2.4个月。五行按所胜而传，即是隔一而传，如肝木有病，隔心火2.4个月传其所胜脾土，就得三个月。不愈，由脾土隔肺金2.4个月传其所胜肾水，就得六个月。六个月就到了"相冲"的位置。

五行相生次序　木→火→土→金→水

　　　　　　　2.4 2.4 2.4 2.4 2.4

《春秋感精符》说："远期二十七年，中期二十九月，近期九月。"这是对"水旱至冲而应"的分析。"至冲"为六个月，加传其所胜三个月，故云"近期九月"。二年五个月又至其冲，故云"中期二十九月"。因为第三年是传其所胜之年。微则三年，甚则四年。"远期二十七年"也不出此规律。

这种"水旱至冲而应"的规律，在《内经》变成了司天、在泉和地支子午化合说。《素问·刺法论》说：

天运失序，后三年变疫。

这是为什么？笔者在拙作《中医运气学解秘》一书中是这样解的。先让我们看其后三年是什么年，再回答这个问题。

太过年　甲子　丙寅　庚辰　壬午　戊申

　　　　乙丑　丁卯　辛巳　癸未　己酉

　　　　丙寅　戊辰　壬午　甲申　庚戌

后三年　丁卯　己巳　癸未　乙酉　辛亥

请看，司天太过年的后三年，都是其在泉年而运为不及，为司天年太过运所侮，如甲土运太过反侮丁木运不及。后三年运不及而被所胜侮之，又被所不胜乘克之，故会发生灾疫。《素问·本病论》对此有进一步的论述，如庚辰年阴阳刚柔失守，其后三年化为金疫，"速至壬午，徐至癸未"。

不及年　乙丑　丁卯　己巳　辛未　癸酉

　　　　丙寅　戊辰　丙午　壬申　甲戌

　　　　丁卯　己巳　丁未　癸酉　乙亥

后三年　戊辰　丙寅　戊申　甲戌　丙子

这司天不及年的后三年，都是其在泉年而运为太过，侮其所不胜，传其所胜。

"至冲而应"则有 180 天及 210 天等之灾期，180 天是冲位，210 天是相害位（十二地支相冲：子午相冲，丑未相冲，寅申相冲，卯酉相冲，辰戌相冲，巳亥相冲；十二地支相害：子未相害，丑午相害，寅巳相害，卯辰相害，申亥相害，酉戌相害；十二地支相刑：子卯相刑为无礼之刑，寅巳申为恃势之刑，丑未戌为无恩之刑，辰午酉亥为自刑）。地支相害最重，相刑次之，相冲最轻。

《内经》的胜复之气及郁发之气都是滞后现象。胜复之作有五运胜复和六气胜复之分。六气胜复属于客气所变范畴，客气依岁气而定，岁气分上半年为天气，下半年为地气，而胜气发生在上半年，复气发生在下半年，所以也属于岁气之变。上半年以司天之气为主，下半年以在泉之气为主，所以胜复之气也发生于司天在泉。上半年有胜气，下半年必有复气，无胜则无复。若无胜复自制的平衡作用，就会发生损害而伤生。如《素问·六元正纪大论》说："夫六气正纪，有化有变，有胜有复……"《素问·至真要大论》说："初气终三气，天气主之，胜之常也；四气尽终气，地气主之，复之常也。有胜则复，无胜否。"就是说，天气所主是胜气常见的时位，地气所主是复气常见的时位。但是"胜有微甚，复有少多"，所以说"胜复之变"有早晚，"胜复之作，动不当位，或后时而至"。这是因为"气之生与其化，衰盛异也"。大概早晚差凡三十度。就是说，胜复之气虽有常见的时位，却并不一定都发生于所主时位。"时有常位，而气无必也"，此之谓也。胜气发生的时候，复气就已萌始，胜气尽而复气发作。胜复之变，随气之盛衰，可反复发作。所以说"胜至则复，无常数也，衰乃止耳。复已而胜，不复则害"，"胜至已病，病已愠愠，而复已萌也。夫所复者，胜尽而起，得位而甚，胜有微甚，复有少多，胜和而和，胜虚而虚，天之常也"。说明复气是对胜气系统的自调节反应。

胜复的传变规律，如《素问·五运行大论》说："气有余，则制己胜，而侮所不胜；其不及，则己所不胜，侮而乘之，己所胜轻而侮之；侮反受邪，侮而受邪，寡于畏也。"以木为例，如木胜则克土，而侮金。土之子金受侮极反成复气。木不足，则金成胜气，而木之子火成为复气。

《素问·六元正纪大论》说："天地之气，盈虚如何？岐伯曰：天气不足，地气随之，地气不足，天气从之……上胜则天气降而下，下胜则地气迁而上，多少而差其分，微者小差，甚者大差，甚则位易气交易，是大变生而病作矣。大要曰：甚纪五分，微纪七分，其差可见。"胜气，盛也，"太过则其至先"，"太过者化先天"。不但先至，且至而不去，会影响到它后面的气位，如《素问·至真要大论》说"胜复之作，动不当位，或后时而至"。盛微小差，盛甚大差，小差者七分，大差者五分。一回归年分天气三气和地气三气共六气。一回归年365天，七分之约为52天，即影响到后面相邻的一个气位；五分之约为73天，可影响到后面相邻的两个气位，加上本气位为三个气位，所谓天气三位、地气三位也。《素问·六元正纪大论》说："太者之至徐而常，少者暴而亡。"就是说，胜甚者徐缓而时间长，胜微者急暴而很快消失。复气也如此。

在泉的地气不足，则司天的天气有余而胜，天气胜则降下。气流于地，于是在泉的地三气"俱病"，就以地三气称其病名。司天的天气不足，则在泉的地气有余而胜，地气胜则上升，气腾于天，于是司天的天三气

"俱病"，就以天三气称其病名。这就是所谓的"位易气交易"。这是对有胜气而复气未发言的。若复气发生，则不论上胜与下胜，其病名都是根据复气的性质来定。如《素问·至真要大论》说："上胜而下俱病者，以地名之；下胜而上俱病者，以天名之。所谓胜至，报气屈伏而未发也。复至，则不以天地异名，皆如复气为法也。"

六、张仲景论营卫气血
辨证和三焦辨证

现行《伤寒论》教材，只讲三阴三阳六经辨证和阴阳、表里、寒热、虚实八纲辨证，对于《伤寒论》的三焦辨证和营卫气血辨证视而不闻，更不知有三部辨证，岂不是管窥之见？

（一）张仲景三焦辨证

《伤寒论》中有明确的三焦辨证。

如第243条云"属上焦"，第230条云"上焦得通"。

第159条云"理中焦"，第145条云"无犯胃气及上二焦"。

第124条云"热在下焦"，第159条云"利在下焦"，第282条云"下焦虚有寒"。

又如《辨脉法》云：

寸口脉阴阳俱紧者，法当清邪中于上焦，浊邪中于下焦。清邪中上，名曰洁也；浊邪中下，名曰浑也。

阴中于邪，必内栗也，表气微虚，里气不守，故使邪中于阴也。

阳中于邪，必发热、头痛、项强、颈挛、腰痛、胫酸，所谓阳中雾露之气，故曰清邪中上。

浊邪中下，阴气为栗，足膝逆冷，便溺妄出，表气微虚，里气微急，三焦相混，内外不通。

上焦怫郁，脏气相熏，口烂蚀断也。

中焦不治，胃气上冲，脾气不转，胃中为浊，荣卫不通，血凝不流。若卫气前通者，小便赤黄，与热相搏，因热作使，游于经络，出入脏腑，热气所过，则为痈脓。若阴气前通者，阳气厥微，阴无所使，客气内入，嚏而出之，声嗢咽塞，寒厥相逐，为热所拥，血凝自下，状如豚肝，阴阳

218

俱厥，脾气孤弱，五液注下。

下焦不阖，清便下重，令便数难，脐筑湫痛，命将难全。

《平脉法》云：

寸口脉微而涩，微者卫气不行，涩者荣气不逮。荣卫不能相将，三焦无所仰，身体痹不仁。荣气不足，则烦疼，口难言；卫气虚，则恶寒数欠。三焦不归其部，上焦不归者，噫而酢吞；中焦不归者，不能消谷引食；下焦不归者，则遗溲。

《金匮要略·五脏风寒积聚病脉证并治》云：

三焦竭部，上焦竭善噫，何谓也？师曰：上焦受中焦气未和，不能消谷，故能噫耳；下焦竭，即遗溺失便，其气不和，不能自禁制，不须治，久则愈。

师曰：热在上焦者，因咳为肺痿；热在中焦者，则为坚；热在下焦者，则尿血，亦令淋秘不通。大肠有寒者，多鹜溏；有热者，便肠垢。小肠有寒者，其人下重便血；有热者，必痔。

《金匮要略·脏腑经络先后病脉证》云：

吸而微数，其病在中焦，实也，当下之即愈，虚者不治。在上焦者，其吸促，在下焦者，其吸远，此皆难治。呼吸动摇振振者，不治。（按：三焦主呼吸）

《金匮要略·胸痹心痛短气病脉证并治》云：

今阳虚在上焦，所以胸痹心痛。

《金匮要略·水气病脉证并治》云：

不恶风者，小便通利，上焦有寒，其口多涎，此为黄汗。

我们可以归纳如下：

清邪中于上焦，阳中于邪，必发热、头痛、项强、颈挛、腰痛、胫酸，所谓阳中雾露之气，故曰清邪中上。

上焦怫郁，脏气相熏，口烂蚀龂也。

上焦不归者，噫而酢吞。

上焦受中焦气未和，不能消谷，故能噫耳。

热在上焦者，因咳为肺痿。

病在上焦者，其吸促。

阳虚在上焦，所以胸痹心痛。

上焦有寒，其口多涎。

上焦"病发于阳"，故有表证"发热、头痛、项强、颈挛、腰痛、胫酸"。既有伤寒表证，亦有温病表证。更多的是心肺病。

邪在表部之表不解，则传表部之里胸胁心肺，郁热熏灼，可引起口腔牙龈腐烂。上焦不通，肺失宣发和肃降则吸促。

上焦寒热均能导致肺病，肺寒有甘草干姜汤证、炙甘草汤证、《千金》生姜甘草汤证等，肺热有麦门冬汤证、《千金》甘草汤证和苇茎汤证等。

上焦寒热还可以引起心病，如上焦阳虚会出现胸痹心痛证。

《平脉法》说："寸口脉弱而缓，弱者阳气不足，缓者胃气有余，噫而吞酸，食卒不下，气填于膈上也。"上焦阳气不足，是太极少阳阳虚不升而脾胃寒，中寒则不消谷，胃肠有不消化食物，故云"胃气有余"而实，乃阳虚而食实。谷食不消则出现嗳气吞酸消化不良症。

中焦不治，胃气上冲，脾气不转，胃中为浊，荣卫不通，血凝不流。若卫气前通者，小便赤黄，与热相搏，因热作使，游于经络，出入脏腑，热气所过，则为痈脓。若阴气前通者，阳气厥微，阴无所使，客气内入，嚏而出之，声嗢咽塞，寒厥相逐，为热所拥，血凝自下，状如豚肝。阴阳俱厥，脾气孤弱，五液注下。

中焦不归者，不能消谷引食。

热在中焦者，则为坚。

吸而微数，其病在中焦，实也，当下之即愈，虚者不治。

中焦"中寒"则不能消谷，故不能食。少阳阳虚，脾胃气虚，食停胃肠而实则"胃气上冲"嗳气吞酸，水谷不化则营卫不生，营卫不生则不通，所以气滞血凝。《金匮要略·腹痛寒疝宿食病脉证治》云："夫中寒家，喜欠，其人清涕出，发热色和者，善嚏。"及"中寒，其人下利，以里虚也，欲嚏不能，此人肚中寒。"歬同剪，《集韵》："歬，俗作剪。"《字汇·刀部》："歬，即剪也。"歬者断，不通也。卫气不通则留而为热，故作痈脓。阳衰阴盛，营气不通，客气内入，里气拒之，就会打喷嚏。声嗢，声混浊而难出的样子。阴气上逆则咽喉噎塞而声混浊难出。营卫不通则热，热则血凝，则大便下血如豚肝。脾胃虚衰则水湿下注，故下利不止。

中焦热则胃实便硬。

中焦实则会影响到呼吸。

浊邪中于下焦，浊邪中下，阴气为栗，足膝逆冷，便溺妄出。

下焦不阖，清便下重，令便数难，脐筑湫痛，命将难全。

下焦不归者，则遗溲。

下焦竭，即遗溺失便，其气不和，不能自禁制，不须治，久则愈。

热在下焦者，则尿血，亦令淋秘不通。

病在下焦者，其吸远。

下焦阴邪内盛则发寒栗，足膝逆冷，大小便失禁。如果下利不止，脐腹部绞痛，其病危重难治。

如果下焦有热，则尿血或出现淋癃病。

少阳三焦腑在腠理，属于络脉处，其本气是相火，主寒热。

此乃薛生白《湿热论》和吴鞠通《温病条辨》三焦辨证之源。

张仲景的三焦辨证有寒有热，而薛生白和吴鞠通的三焦辨证则以热为主，寒湿只与湿热比较而言。

表 6-1　三焦辨证

三焦	张仲景三焦辨证	薛生白三焦辨证		吴鞠通三焦辨证
上焦	太阳阳明病"病发于阳"（表部） 清邪中于上焦 上焦怫郁，脏气相熏，口烂蚀断 上焦不归者，噫而酢吞 上焦受中焦气未和，不能消谷，故能噫耳 热在上焦者，因咳为肺痿 病在上焦者，其吸促 阳虚在上焦，所以胸痹心痛 上焦有寒，其口多涎	阳明之表 湿在肌肉胸中 〉初起 太阴之表四肢 湿热入于肺络 湿热邪灼心包 〉中期 湿热阻遏心脉 余邪留滞经络（后期）		温邪郁遏太阴经气 温邪壅遏肺气 邪盛伤津 血从上溢 湿热阻闭太阴 邪陷心包

三焦	张仲景三焦辨证	薛生白三焦辨证	吴鞠通三焦辨证
中焦	太阴少阳病"病发于阴"（里部）中焦不治，胃气上冲，脾气不转，胃中为浊，荣卫不通，血凝不流。若卫气前通者，小便赤黄，与热相搏，因热作使，游于经络，出入脏腑，热气所过，则为痈脓。若阴气前通者，阳气厥微，阴无所使，客气内入，嚏而出之，声嗢咽塞，寒厥相逐，为热所拥，血凝自下，状如豚肝。阴阳俱厥，脾气孤弱，五液注于中焦不归者，不能消谷引食 热在中焦者，则为坚 吸而微数，其病在中焦，实也，当下之即愈，虚者不治	湿伏中焦膜原（初起） 胃液受劫 热结胃腑 太阴阳明同病（中期） 热邪充斥三焦 中气亏损 湿热内滞太阴（后期）	胃经热盛 胃腑热结 湿热阻遏中焦 附《温疫论》九传： 邪客膜原 半表半里（初起） 但表不里 表而再表 先表后里 但里不表 里而再里 中期 先里后表 表里 表里分传 九传 表里再分传 表里互胜 顺传 逆传（后期）
下焦	浊邪中于下焦，浊邪中下，阴气为栗，足膝逆冷，便溺妄出 下焦不阖，清便下重，令便数难，脐筑湫痛，命将难全 下焦不归者，则遗溲 下焦竭，即遗溺失便，其气不和，不能自禁制，不须治，久则愈 热在下焦者，则尿血，亦令淋秘不通 病在下焦者，其吸远 少阴病 厥阴病	湿流下焦 厥阴风火（中期） 温热传入厥阴 湿热直犯少阴（后期） 小肠、膀胱	邪入少阴 厥阴虚风

（二）营卫气血辨证

1. 关于营卫的生理病理

关于营卫的生理病理，《内经》多有论述。如《素问·痹论》说："荣者水谷之精气也，和调于五脏，洒陈于六腑，乃能入于脉也，故循脉上下，贯五脏络六腑也。卫者水谷之悍气也，其气慓疾滑利，不能入于脉也，故循皮肤之中，分肉之间，熏于肓膜，散于胸腹。逆其气则病，从其气则愈，不与风寒湿气合，故不为痹。"《灵枢·本脏》说："卫气者，所以温分肉，充皮肤，肥腠理，司开阖者也……卫气和则分肉解利，皮肤调柔，腠理致密矣。"

2. 关于营卫失常所致外感病证

四时不正之气侵入人体，卫气即起而与争，其病发寒热。《灵枢·刺节真邪》云："虚邪之中人也，洒淅动形，起毫毛而发腠理……与卫气相搏，阳胜者，则为热，阴胜者，则为寒。"卫气司汗孔之开阖，营气化津液以为汗。外感表证，营卫不和，或卫气运行失常，则汗出过多或无汗。《灵枢·营卫生会》云："人有热，饮食下胃，其气未定，汗则出，或出于面，或出于背，或出于身半，其不循卫气之道而出，何也？岐伯曰：此外伤于风，内开腠理，毛蒸理泄，卫气走之，固不得循其道。此气慓悍滑疾，见开而出，故不得从其道，故命曰漏泄。"如果阳邪偏胜，则腠理开阖失常，营卫失调，其病热。《素问·调经论》云："阳盛生外热奈何？岐伯曰：上焦不通利，则皮肤致密，腠理闭塞，玄府不通，卫气不得泄越，故外热。"《素问·气穴论》曰："荣卫稽留，卫散荣溢，气竭血著，外为发热。"如果邪气与营卫之气相搏，更迭胜负，其病寒热往来，发为疟疾。《素问·疟论》云："此得之夏伤于暑，热气盛，藏于皮肤之内，肠胃之外，此荣气之所舍也。此令人汗空疏，腠理开，因得秋气，汗出遇风，及得之以浴，水气舍于皮肤之内，与卫气并居，卫气者，昼日行于阳，夜行于阴，此气得阳而外出，得阴而内薄，内外相薄，是以日作。""其间日发者，由邪气内薄于五脏，横连募原也，其道远，其气深，其引迟，不能与卫气俱行，不得皆出，故间日乃作也。"详尽地说明了疟疾的病因、病机、发作周期，并据此在《素问·刺疟》提出刺疟之法及腧穴。如果邪气引起营卫运行不利，壅遏肉理，其病为痈肿。故《素问·生气通天论》云："营气不从，逆于肉理，乃生痈肿。"《素问·气穴论》曰："邪溢气壅，脉热肉败，营卫不行，必将为脓。"由于外因所致者，《灵枢·痈疽》云"寒邪客于经络之中则血泣，血泣则不通，不通则卫气归之，不得复反，故痈肿"；"营气稽留于经脉之中，则血涩而不行，不行则卫气从之而不通，壅遏而不得行，故热。大热不止，热胜则肉腐，肉腐则为脓"。由于内因所致者，《灵枢·玉版》云："病生之时，有喜怒不测，饮食不节，阴气不足，阳气有余，营气不行，乃发为痈疽。"外邪侵袭、情志过极、饮食不节等因素，皆可导致正邪相干，营卫不利，血行涩滞，稽留化热，热胜肉腐成脓。更有甚者，风毒之邪客于人体，导致营卫"其道不利""其气不清"，即运行乖逆，功能失常，其病疠风（麻风）。《素问·风论》云："风气与太阳俱入，行诸脉俞，散于分肉之间，与卫气相干，其道不利，故使肌肉愤膜而有疡，卫气有所凝而不行，故其肉有不仁也。疠者，有荣气热胕，其气不清，故使鼻柱坏而色败，皮肤疡溃，风寒客于脉而不去，名曰疠风。"

外感热病失治或误治，轻者营卫不和，病传六经，重者营卫不行，脏腑俱病。《伤寒例》云："三阴三阳，五脏六腑皆受病，则荣卫不行，脏腑不通，则死矣。"内伤诸病，伤及营卫，脏腑失调，精神内伤，甚则身必败亡。《素问·疏五过论》云："凡未诊病者，必问尝贵后贱，虽不中邪，病从内生，名曰脱营……病深者，以其外耗于卫，内夺于营，良工所失，不知病情，此亦治之一过也[1]"。

3. 关于营卫失常所致内伤杂病

营卫生成不足，或运行涩滞，其病不仁不用。《素问·逆调论》云："荣气虚则不仁，卫气虚则不用，荣卫俱虚则不仁且不用。"《灵枢·刺节真邪论》，"卫气不行，则为不仁。"营卫不足，温养濡润功能低下而致感觉、运动功能减退的肉苛之病。《素问·气穴论》云："积寒留舍，荣卫不居，卷肉缩筋，肋肘不得伸，内为骨痹，外为不仁，命曰不足，大寒留于溪谷也。"《素问·痹论》曰："其不痛不仁者，病久入深，营卫之行涩，经络时疏，故不通，皮肤不营，故为不仁。"营卫不足，运行涩滞，筋骨

---

① 引自王洪图《黄帝内经研究大成》，北京出版社，1997年。

肌肤失养，风寒湿邪气乘虚而入，为痹证发病的主要内因之一。如果营卫虚衰，气血不能周行于身，其病为半身不遂之偏枯。《灵枢·刺节真邪》云："虚邪偏容于身半，其入深，内居荣卫，荣卫稍衰，则真气去，邪气独留，发为偏枯。"如果营卫逆行，可致气机阻塞，升降失常，其病为胀。《灵枢·卫气失常》云："卫气之留于腹中，稸积不行，苑蕴不得常所，使人支胁胃中满，喘呼逆息。"《灵枢·五乱》曰："清气在阴，浊气在阳，营气顺脉，卫气逆行，清浊相干，乱于胸中，是谓大悗。"《灵枢·胀论》谓："营气循脉，卫气逆为脉胀，卫气并脉循分为肤胀。"如果卫气与邪气相搏结，运行涩滞乃至留积，息肉乃生，久之其发肠覃。《灵枢·水胀》云："肠覃何如？岐伯曰：寒气客于肠外，与卫气相搏，气不得荣，因有所系，癖而内著，恶气乃起，息肉乃生。其始生也，大如鸡卵，稍以益大，至其成，如怀子之状，久者离岁，按之则坚，推之则移，月事以时下，此其候也。"如果老年营卫虚衰，气血不足，五脏功能减退，其病不寐。《灵枢·营卫生会》云："老者气血衰，其肌肉枯，气道涩，五脏之气相搏，其营气衰少而卫气内伐，故昼不精，夜不瞑。"不仅老年人，一般人如果邪气入阴，令卫运行失常，阴阳不通，皆可病不寐。《灵枢·邪客》云："今厥气客于五脏六腑，则卫气独卫其外，行于阳，不得入于阴。行于阳则阳气盛，阳气盛则阳满，不得入于阴，阴虚，故目不瞑。"《灵枢·寿夭刚柔》说："营之生病也，寒热，少气，血上下行。卫之生病也，气痛时来时去，怫气贲响，风寒客于肠胃之中。寒痹之为病也，留而不去，时痛而皮不仁。"此外，《灵枢·大惑论》亦有类似的论述。

对于营卫的生理病理，周东浩等先生曾在《中国中医药报》上撰文加以详细归纳讨论[①]，读者可以参阅，这里就不赘述了。

4. 营卫生理病理与三焦

《内经》之后，张仲景详细论述了营卫气血旺盛与衰减的生理病理变化，都与三焦有关。现就有关《伤寒论》中的论述，引录于下：

《辨脉法》云：

阳脉浮，阴脉弱者，则血虚。血虚则筋急也。其脉沉者，荣气微也。

---

① 周东浩等，《营卫钩玄》，载 2005 年 11 月 28 日《中国中医药报》；《〈黄帝内经〉卫气循行浅析》，载 2004 年 3 月 8 日《中国中医药报》。

其脉浮，而汗出如流珠者，卫气衰也。荣气微者，加烧针，则血流不行，更发热而躁烦也。

若脉浮大者，气实血虚也。

寸口脉浮而紧，浮则为风，紧则为寒。风则伤卫，寒则伤荣。荣卫俱病，骨节烦疼，当发其汗也。

中焦不治，胃气上冲，脾气不转，胃中为浊，荣卫不通，血凝不流。

《平脉法》云：

荣卫流行，不失衡铨……出入升降，漏刻周旋。

其脉沉者，荣气微也；其脉浮，而汗出如流珠者，卫气衰也。荣气微者，加烧针，则血留不行，更发热而躁烦也。

寸口脉浮而紧，浮则为风，紧则为寒。风则伤卫，寒则伤荣。荣卫俱病，骨节烦疼，当发其汗也。

寸口卫气盛，名曰高，荣气盛，名曰章，高章相搏，名曰纲。卫气弱，名曰惵，荣气弱，名曰卑，惵卑相搏，名曰损。卫气和，名曰缓，荣气和，名曰迟，缓迟相搏，名曰沉。

寸口脉缓而迟，缓则阳气长，其色鲜，其颜光，其声商，毛发长，迟则阴气盛，骨髓生，血满，肌肉紧薄鲜硬。阴阳相抱，荣卫俱行，刚柔相搏（赵本作"得"），名曰强也。

脉浮而大，浮为风虚，大为气强，风气相搏，必成瘾疹，身体为痒。痒者名泄风，久久为痂癞。

寸口脉弱而迟，弱者卫气微，迟者荣中寒。荣为血，血寒则发热；卫为气，气微者，心内饥，饥而虚满不能食也。

趺阳脉紧而浮，浮为气，紧为寒。浮为腹满，紧为绞痛。浮紧相搏，肠鸣而转，转即气动，隔气乃下。少阴脉不出，其阴肿大而虚也。

寸口脉微而涩，微者卫气不行，涩者荣气不逮。荣卫不能相将，三焦无所仰，身体痹不仁。荣气不足，则烦疼，口难言；卫气虚，则恶寒数欠。三焦不归其部，上焦不归者，噫而酢吞；中焦不归者，不能消谷引食；下焦不归者，则遗溲。

寸口脉微而涩，微者卫气衰，涩者荣气不足。卫气衰，面色黄；荣气不足，面色青。荣为根，卫为叶。荣卫俱微，则根叶枯槁，而寒栗咳逆，唾腥吐涎沫也。

趺阳脉浮而芤，浮者卫气衰，芤者荣气伤，其身体瘦，肌肉甲错，浮芤相搏，宗气衰微，四属断绝。

寸口脉微而缓，微者卫气踈，踈则其肤空；缓者胃气实，实则谷消而水化也。谷入于胃，脉道乃行，其血乃成。荣盛，则其肤必踈，三焦绝经，名曰血崩。

《伤寒论》云：

第95条：太阳病，发热汗出者，此为荣弱卫强，故使汗出，欲救邪风者，宜桂枝汤。

第54条：病人，藏无他病，时发热，自汗出，而不愈者，此卫气不和也。先其时发汗则愈，宜桂枝汤。

第53条：病常自汗出者，此为荣气和，荣气和者，外不谐，以卫气不共荣气谐和故尔。以荣行脉中，卫行脉外，复发其汗，荣卫和则愈，宜桂枝汤。

第97条：血弱气尽，腠理开，邪气因入，与正气相搏，结于胁下，正邪纷争，往来寒热，休作有时，嘿嘿不欲饮食，脏腑相连，其痛必下，邪高痛下，故使呕也，小柴胡汤主之。

气寒、气热、气虚、气实、气郁、气滞、气逆、血虚、血实、血寒、血热、气血俱虚、气血俱实，无不通贯《伤寒论》[①]。此乃叶天士温病营卫气血辨证之源。

《金匮要略·中风历节病脉证并治》云：

荣气不通，卫气独行，荣卫俱微，三焦无所御，四属断绝，身体羸瘦，独足肿大，黄汗出，胫冷。假令发热，便为历节也。

这是张仲景对营卫气血的论述，可知《伤寒论》着眼于营卫气血阴阳。

营卫气血是人体健康的基本物质，《素问·至真要大论》说："气血正平，长有天命。"天命就是天赋的寿命，即自然寿命。气血和平了，就能活到自然寿命。《素问·生气通天论》说："气血以流，腠理以密……长有天命。"就是说，气血运行畅通，经络无阻碍，腠理固密（所谓阴平阳密。三焦主腠理），就能活到天赋寿命。当然这是内因了，还有外因，即是顺应天之四时阴阳了。

风寒与营卫的关系，张仲景在《辨脉法》中说"风则伤卫，寒则伤荣"，第一个注解《伤寒论》的大家成无己继承张仲景之说，谓"寒则伤荣"为麻黄汤证，"风则伤卫"为桂枝汤证，此说已成了后世大多数《伤

---

① 柴瑞震，《伤寒论心悟》第154页，中国中医药出版社，2011年。

寒论》注家的共同认识，认为风为阳邪，其性疏泄则伤卫阳，寒为阴邪，其性凝滞则伤荣阴，称之为这是"以类相从"的认识。至清代末唐容川则提出"以胜相加"的观点，认为阴寒则伤卫阳，阳风则伤阴荣。其实这两种认识只是一个事物的两个方面，不可持一而论，因为《素问·皮部论》说："百病之始生也，必先中于皮毛。"《灵枢·刺节真邪》云："虚邪之中人也，洒淅动形，起毫毛而发腠理……与卫气相搏，阳胜者则为热，阴胜者则为寒。"毫毛腠理通行营卫气血，寒伤卫阳则营血凝滞，风伤营阴则营弱卫强，营不能为卫之守。卫气就是阳气。《灵枢·本脏》说："卫气者，所以温分肉、肥腠理、充皮肤、司开阖者也。"凡外感病邪侵犯人体，首先是伤卫气，外邪与卫气搏斗，搏斗的胜负取决于邪气的强弱和卫气的盛衰，卫气胜于邪气则病衰向愈，邪胜于卫气则疾病会向深里发展。《素问·调经论》云："阳盛生外热奈何？岐伯曰：上焦不通利，则皮肤致密，腠理闭塞，玄府不通，卫气不得泄越，故外热。"这是寒伤卫阳则营血凝滞的症状。《素问·气穴论》说："荣卫稽留，卫散荣溢，气竭血著，外为发热。"这是风伤营阴则营弱卫强，营不能为卫之守的症状。卫阳伤了，"司开阖"的功能失灵，不是阖而不开，就是开而不阖，阖而不开就是伤寒证，开而不阖就是中风证。麻黄汤的功能是温分肉、开腠理，桂枝汤的功能是充皮肤、肥腠理（阖腠理）。寒伤营卫，腠理闭，营阴不泄，故脉浮而阴阳俱紧。风伤营卫，腠理开，营阴外泄，故脉浮而缓弱。寒为阴邪而伤卫阳，故不云卫强。风为阳邪则并卫阳，故云卫强。

表 6-2　营卫气血辨证

	《伤寒论》 卫气营血辨证	《温热论》 卫气营血辨证	《湿热论》 卫气营血辨证
卫分	卫气盛，名曰高。卫气和，名曰缓。风则伤卫汗出如流珠者，卫气衰。卫气弱，名曰慄微者卫气不行。卫气衰，面色黄，恶寒数欠卫为气，气微者，心内饥，饥而虚满不能食荣卫俱微，则根叶枯槁，而寒栗咳逆，唾腥吐涎沫。荣卫不通，血凝不流。荣弱卫强，故使汗出 时发热，自汗出，而不愈者，此卫气不和也	温邪上受，首先犯肺 肺主气属卫	阴湿伤表 阳湿伤表 暑湿郁表

	《伤寒论》卫气营血辨证	《温热论》卫气营血辨证	《湿热论》卫气营血辨证
气分	脉浮大者，气实血虚 血弱气尽，腠理开，邪气因入 中寒，胃中虚冷，下焦虚有寒，脏寒，内有久寒，上焦有寒 面色赤，口燥咽干，瘀热在里，胃气生热，日晡潮热，往来寒热，瘀热在里，胃气生热，日晡潮热，往来寒热，谵语，里有热，热在上焦，热在中焦，热在下焦 气逆	气热烁津，邪正剧争	湿热阻遏膜原 湿热入经伤筋 湿重于热 湿郁化热 热重于湿 湿热俱盛 湿热化燥里结阳明，波及厥阴 湿热灼伤气津 湿热伤阳
营分	荣气盛，名曰章。荣气和，名曰迟 脉沉者，荣气微。荣气弱，名曰卑 涩者荣气不逮 荣气不足，则烦疼。荣气不足，面色青 荣为血，血寒则发热。寒则伤荣 病常自汗出者，此为荣气和，以卫气不共荣气谐和故尔 荣气不通，卫气独行，荣卫俱微，三焦无所御，四属断绝，身体羸瘦，独足肿大，黄汗出，胫冷	营分受热，则血液受劫，心神不安	邪陷心包 气营（血）两燔 营阴亏耗肝风上扰 津枯邪滞神昏痉厥 邪陷营分热入血室
血分	阴脉弱者，则血虚 蓄血、瘀血、血少、亡血 衄血、便血、下血 阳盛则衄、血气流溢、吐血、血散脉中、瘀热、热入血室、谵语 便脓血、以有热必清脓血 热气有余必发痈脓	热入血分，耗血动血 扰乱心神，内有瘀血	湿热化燥伤血动血 热邪深入络伤便血 湿热深入厥阴，络脉凝瘀 热伤肾阴，少阴热利

六、张仲景论营卫气血辨证和三焦辨证

叶天士《外感温热篇》说："（温病）辨营卫气血，虽与伤寒同，若论治法，则与伤寒大异也。"

七、外感病传变规律

任何事物的发展都有其规律，所谓规律，就是指事物发展的必然趋势，包括开始、发展变化及预后。所以事物的发展规律，必须有先后次序，体现出发展过程的层次性，要条理清楚，逻辑性强，才具有可行的操作性。就外感病来说，如《素问》和《伤寒论》的太阳、阳明、少阳、太阴、少阴、厥阴六经主时阶段，就体现了表里、病发阴阳的三焦层次。叶天士《温热论》论温病有卫分、气分、营分、血分 4 个阶段，体现了疾病由浅入深的病位层次。薛生白《湿热论》和吴鞠通《温病条辨》论温病则有上焦、中焦、下焦 3 个阶段，体现了疾病由上到下及由浅入深的病位层次。现将外感病传变规律论述如下。

（一）《伤寒论》传变规律

张仲景《伤寒论》是中医第一本外感病专著，他在《内经》理论指导下详细论述了外感病的传变规律，现阐述如下。

1. "病发于阳"太阳阳明病传变规律

外感病从皮毛逐次传入脏腑，这是外感病的普遍规律，如《金匮要略·脏腑经络先后病脉证》说：

一者，经络受邪，入脏腑，为内所因也。

二者，四肢九窍，血脉相传，壅塞不通，为外皮肤所中也。

张仲景首先论述得外感病的条件是正气内虚，若正气不虚，"五脏元真通畅，人即安和"不病，所谓"正气存内，邪不可干"也。正气不太虚，即便是外感"客气邪风"，也只是皮肤受邪，仅在血脉流传，使四肢九窍闭塞不通，病在人体外壳。如果体虚重了，由皮肤传入经络受邪，进一步传入脏腑，则病重难治了。所以《金匮要略·中风历节病脉证并治》说：

邪在于络，肌肤不仁；邪在于经，即重不胜；邪入于府，即不识人；邪入于藏，舌即难言，口吐涎。

所以张仲景提出首先是养生防病，即使得病了，也要早治。如《金匮要略·脏腑经络先后病脉证》说："若人能养慎，不令邪风干忤经络……不遗形体有衰，病则无由入其腠理。"若受了邪风要早治，"适中经络，未流传脏腑，即医治之。四肢才觉重滞，即导引、吐纳、针灸、膏摩，勿令九窍闭塞"。治疗必须明理，首先抓"生之本"之阴阳，阴阳根据其量分为三阴三阳六经，三阴三阳上奉天之阴阳——风寒暑湿燥火，内应人之阴阳——脏腑经络，故《伤寒论》以三阴三阳六经为目而论外感病。

柯韵伯在《伤寒论翼·太阳病解第一》中说："人皆知太阳经络行于背，而不知背为太阳之所主。竞言太阳主营卫，而不究营卫之所自。祗知太阳主表，而不知太阳实根于里。知膀胱为太阳之里，而不知心肺是为太阳之里。因不明《内经》之阴阳，所以不知太阳之地面耳。《内经》以背为阳，腹为阴，五脏以心肺为阳，而属于背，故仲景以胸中、心下属三阳；肝脾肾为阴而属于腹，故仲景以腹中之症属三阴，此阴阳内外相输之义也。营卫行于表，而发源于心肺，故太阳病则营卫病，营卫病则心肺病矣。"柯氏并说"心主太阳"，心应夏。柯氏此言极是，《内经》此说见于《素问·金匮真言论》。不过笔者得补充说，不只是太阳主表主背，阳明亦主表主背。《素问·天元纪大论》说："阳明之上，燥气主之。"燥乃秋气，应于肺金，肺主皮毛主表，故《素问·金匮真言论》说："背为阳，阳中之阳心也；背为阳，阳中之阴肺也。"又说："夏病在阳，秋病在阳。"所以《伤寒论》称麻黄汤证是太阳阳明合病。《伤寒论》第7条所谓"病发于阳"，即指主背阳的太阳阳明发病。因为心肺在胸中，故知胸中心肺为太阳阳明之里。心主营，肺主卫，故柯氏说营卫病，即是心肺病。所以病在太阳阳明之表不解，则顺传太阳阳明之里胸中心肺心下。又因《素问·阴阳应象大论》说："天气通于肺。"《素问·五脏别论》说："夫胃、大肠、小肠、三焦、膀胱，此五者天气之所生也，其气象天，故泻而不藏。"所以是肺的宣发与肃降在决定着腑道的"通""降"生理功能，一旦肺的宣发、肃降功能失常，就会发生"胃家实"（注意是"胃家"，包括上面的五腑，不独指胃）、"脾约"的病变。无论是伤寒，还是温病，都能使肺之宣发、肃降功能失常而发病，所以叶天士、王孟英说"不从外解，则里结而顺传于胃"（《外感温热篇》）。

人感受外邪则"病发于阳"，属于太阳阳明病，感受寒邪则起于皮部，感受风邪则起于肌部，在体表外壳不解，则顺传于胸，在胸或传胁膈、心下，或传肺、心包、心，或传咽、鼻，如果导致肺的宣发、肃降失调，在外则出现体表外壳十二经脉疾病，在内则顺传肠胃出现"胃家实""脾约"或蓄血、热入血室等，或横结膜原，如果误用下法可以导致结胸及痞证等，如果传膈不解导致横膈膜呼吸不用则死。这一传变过程华佗说得简单明了，孙思邈《千金要方》引华佗说：

> 夫伤寒始得，一日在皮……若不解者，二日在肤……至三日在肌……至四日在胸……五日在腹，六日入胃。

其传变过程是从皮传肤，传肌，传胸，传腹部肠胃，正是《伤寒论》论述的传变过程。《伤寒论》将其概括在太阳病篇，以"病发于阳""病发于阴"论之，太阳阳明合病、并病在皮部，伤寒在皮部，中风在肌部，不解则顺传于胸中气分，不解再传于腹部肠胃，在胸不顺传则逆传心包营血。

《辨脉法》说："阳中于邪，必发热、头痛、项强、颈挛、腰痛、胫酸。"《金匮要略·脏腑经络先后病脉证》说："阳病十八……头痛、项、腰、脊、臂、脚掣痛。"

图示如图 7-1。

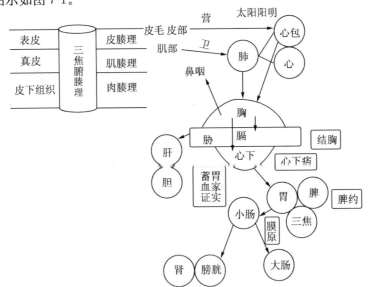

图 7-1　"病发于阳"病传示意图

五运六气解读《伤寒论》

又太阳心主营、血，阳明肺主卫、气，外感在表必伤营卫，不解则顺传于胸中肺心，在胸肺气分不解，则顺传肠胃形成"胃家实"，若不顺传则逆传心包。

《灵枢·大惑论》说："邪气留于上焦，上焦闭而不通……卫气留久于阴而不行。"又说："上气不足，下气有余，肠胃实而心肺虚。虚则营卫留于下，久之不以时上，故善忘也。"《素问·调经论》说："血并于阴，气并于阳，故为惊狂……血并于下，气并于上，乱而喜忘。"喜忘是蓄血证之一，即《普济本事方》说的，气壅滞于上焦，则血瘀于下焦。由于营卫久留于下，运行留滞而成血瘀。膻中即心包络，心、心包络与小肠互为影响，可知"上焦不通"可导致小肠壅滞而成蓄血证。《伤寒论》第124条说"表证仍在"则"邪气留于上焦，上焦闭而不通"，"气并于阳"则"发狂"，"营卫留于下"而不行则"瘀热"生为"热在下焦"。《灵枢·痈疽》说："营气稽留于经脉之中，则血泣而不行，不行则卫气从之而不通，壅遏而不得行，故热。"《辨脉法》说"营卫不行，血凝不流"。《金匮要略》说"热之所过，血为之凝滞"。所以就会产生瘀血。《普济本事方》和《灵枢·大惑论》都对这种病理作了阐述，应该是非常清楚了。

从笔者发表的用五运六气理论解读《伤寒论》的诸多文章来看，首先从天人合一整体的观点应用了形象思维模式，在自然界有天象、气象、物象，在人有病象、脏象。在此基础上进一步又用逻辑思维模式，严密地创建了系统医学"中医太极三部六经体系"，其中有阳仪系统、阴仪系统及"病发于阳"天部系统、"病发于阴"地部系统。张仲景《伤寒论》"病发于阳"的传变方式，就是在这种理论指导下建立起来的，有极强的临床实用性。所以《伤寒论》完全继承了《内经》"整体"理论思维模式，绝不是"个体"案例纲领模式，因此不能用方证相应方式学习《伤寒论》，必须用逻辑思维模式学习《伤寒论》。

日本江部先生所著《经方医学》(《经方医学》第一卷第70页，学苑出版社，2010年)则错误地认为"病发于阳"是发于"皮部"，"病发于阴"是发于"肌部"，所以得出了错误的"伤寒论式传变"结论，见图7-2。

皮部、肌部的风寒邪气不可能直接传入心下，再由心下传入肠胃，实际是从皮肌部传入胸肺，胸中大气不行，肺失宣发和肃降，才导致心下和腹部"胃家实"等诸病证的出现。

日本江部先生的《经方医学》在日本影响很大，并已翻译成中文由学

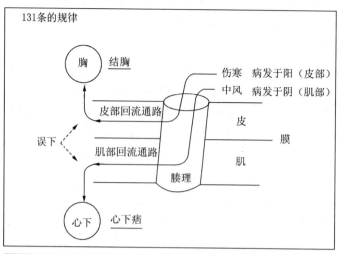

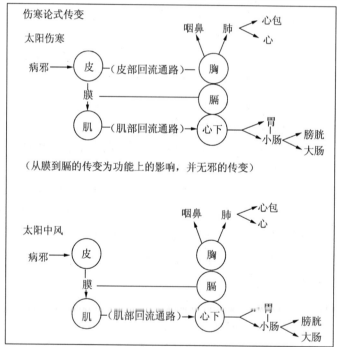

图 7-2　错误的"伤寒论式传变"图（《经方医学》）

苑出版社出版发行，故有必要加以纠正，以免贻害后学。"病发于阳"和
"病发于阴"是江部先生写作《经方医学》的纲领，因为其"病发于阳"

是发于"皮部"、"病发于阴"是发于"肌部"的假设结论是错误的，故全书的基本论述都错了。但其图示方式是好的，值得我们学习。

"病发于阳"者，病在太阳阳明，太阳心主营血，阳明肺主卫气，营卫病则心肺病，心肺病则营卫亦病。如果肺的宣发、肃降失调或心包瘀滞，在外则出现体表外壳十二经脉疾病，在内则顺传肠胃出现"胃家实"或"脾约"，或横结膜原，或蓄血、蓄水、热入血室，《内经》和张仲景等古人多有论述。《金匮要略》中《中风历节》《血痹虚劳》《水气》等篇即论述此等疾病。

2. "病发于阴"太阴少阳病传变规律

《伤寒论》温病从口鼻传入。

《伤寒论》霍乱病即是从口直接传入肠胃。

《金匮要略·脏腑经络先后病脉证》说："阴病十八……咳、上气、喘、哕、咽、肠鸣、胀满、心痛、拘急。"

《辨脉法》说："阴中于邪，必内栗也，表气微虚，里气不守，故使邪中于阴也。……浊邪中下，阴气为栗，足膝逆冷，便溺妄出，表气微虚，里气微急，三焦相混，内外不通。"

《伤寒论》"病发于阴"病邪有寒燥、寒湿、湿热等杂气之分。病种有太阴少阴病、太阴阳明病、太阴少阳病、少阳阳明病、少阳太阳病等之别。"表气微虚"邪从外入，"里气不守"邪乘虚直中于里。"病发于阴"包括腹部中焦、下焦，《辨脉法》说："中焦不治，胃气上冲，脾气不转，胃中为浊，荣卫不通，血凝不流。若卫气前（按：前训剪断，不通也）通者，小便赤黄，与热相搏，因热作使，游于经络，出入脏腑，热气所过，则为痈脓。若阴气前通者，阳气厥微，阴无所使，客气内入，嚏而出之，声嗢咽塞，寒厥相逐，为热所拥，血凝自下，状如豚肝，阴阳俱厥，脾气孤弱，五液注下。下焦不阖，清便下重，令便数难，脐筑湫痛，命将难全。"所以"病发于阴"大概有以下方面的病：

（1）心中惕然而栗。

（2）寒水上逆发奔豚气。

（3）足膝逆冷。

（4）大小便失禁。

（5）三焦混乱，内外不同。

三焦混乱证有：

（1）上焦怫郁不通，内热熏灼，口腔牙龈糜烂。

（2）中焦失司，胃气上逆，脾不运输，营卫不通调，而血瘀内阻，气血不流注。

卫气不通，则小便黄赤，邪热侵入经络，必然腐肉烂为痈脓。

《素问·阴阳应象大论》说："阴在内，阳之守也。阳在外，阴之使也。"营气不通，阳气内郁，不卫外而厥逆，不能为阴之使，客邪则入内，被上逆阴气驱逐而打喷嚏，声音混浊，咽部噎塞，大便下血如豚肝状。如果阴阳俱厥，脾气衰败，则五液尽泄于下。

（3）下焦失摄约，大小便失禁。病情严重，则黄庭太极元气衰亡，命则难保。

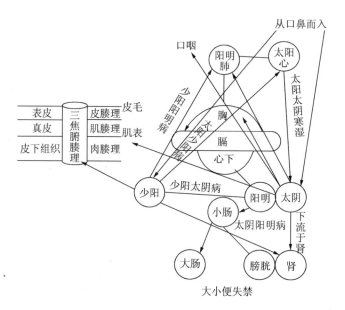

图7-3 "病发于阴"病传示意图1

（二）《温热论》传变规律

《温热论》说："温邪上受，首先犯肺，逆传心包。……再论三焦不得从外解，必致成里结。里结于何？在阳明胃与肠也。……其地位处于

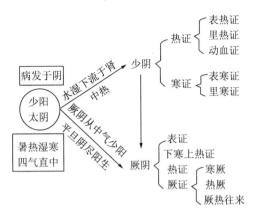

图7-4　"病发于阴"病传示意图2

中……必验之于舌……慎不可乱投苦泄。其中有外邪未解，里先结者，或邪郁未伸，或素属中冷者，虽有脘中痞闷，宜从开泄，宜通气滞以达归于肺，如近世之杏、蔻、橘、桔等，是轻苦微辛，具流动之品可耳。……其脐以上为大腹，或满或胀或痛，此必邪已入里矣，表证必无，或十只存一，亦要验之于舌。……温热之病，看舌之后，亦须验齿。齿为肾之余，龈为胃之络，热邪不燥胃津，必耗肾液。"

只要有表证在，就不得先治其里。从伤寒到温病都是如此。如《戴丽三医疗经验选》载"伤寒太阳少阴两感证"案：

李某，女，18岁。因感寒后发热40余日不退，曾经中西医治疗，症状如故，前来就诊。症见胸满、食少，日晡发热，恶寒蹉卧，不思水饮，二便自利。面色晦暗而黑，舌润滑，脉沉细如丝。查阅所服中医处方，有按阳虚治者，曾用四逆汤、白通汤；有按阴虚治者，曾用青蒿、地骨皮、鳖甲之类及甘露饮等，均无效。按脉症分析，显系不足之阴证。滋阴固非所宜，但为何用扶阳之四逆、白通亦无效？反复思之，此症之发热，系太阳气机被寒邪郁闭，未能及时解散。太阳之里为少阴（足太阳膀胱与足少阴肾相表里），寒邪入里，真阳失运，此为伤寒太阳、少阴两感之重证。四逆汤虽能扶阳，但不能驱邪外出；白通汤亦交阴阳之方，但所交者系心肾之阴阳（葱白引心中之阴下交于肾，附子引肾中之阳上交于心），不能交表里之阴阳，故无效。此症之治，全在交表里之阴阳，温经解表，乃用《伤寒论》麻黄附子细辛汤。

处方：黑附子60克，麻绒6克，北细辛3克。

此方，据清代医家郑钦安云："乃交阴阳之方，亦温经散寒之方也。夫附子辛热，能助太阳之阳而内交于少阴；麻黄苦温，细辛辛温，能启少阴之精而外交于太阳。仲景取微发汗以散邪，实以交阴阳也。阴阳相交，邪自立解。"

翌日复诊：服药1剂，发热竟退，余症亦减。宜扶阳抑阴，交通心肾阴阳，处以下二方。

第一方，四逆汤：黑附子60克，干姜12克，甘草6克。

第二方，白通汤：黑附子60克，干姜15克，葱白3茎。

上二方，交叉各服3剂后，精神大佳，饮食增进而愈。

按：本案既有少阴表证，也有少阴里证，曾用四逆汤、白通汤治少阴里寒证，却无效，说明首先解决少阴表寒证的重要性。或是表里同治，用麻黄附子细辛汤与四逆汤合方。

《名方广用》载门纯德"小儿病毒性肺炎危症案"：

王某，女，2岁。患者高热，咳喘，时而抽搐，已十余日，住某医院，诊断为小儿病毒性肺炎。曾大量用抗生素，并输血、输氧，体温一直为39.5至41摄氏度，病情危重，邀余会诊。诊见：患儿高热，面色苍白，面微肿，印堂色青，口唇发绀，神识朦胧，咳喘急促，呼吸困难，身无汗，腹胀大，四肢厥冷，二便失禁。舌质淡，苔少，脉沉细，指纹青紫。此为寒闭郁于表而发热，寒邪闭肺而咳喘，入里而伤于阳，治以兴阳解表，温经发汗。方用麻黄附子细辛汤治之。

处方：麻黄3克，附子3克，细辛1克，一剂，水煎服。

二诊：药后手足转温，头身微汗出，热势退却，体温降至37摄氏度，喘促渐平。此阳气来复，表邪已解，但肺气未复。现服以生脉散加芦根、黄芪、玉竹一剂，继以党参、白术、茯苓、甘草、黄芪一剂，病愈出院。

按：本案既有高热、无汗、面色苍白、面微肿、印堂色青、口唇发绀、神识朦胧、咳喘急促、呼吸困难、四肢厥冷、指纹青紫等大表证存在，也有腹胀大、二便失禁、脉沉细之里证，对这种"热在皮肤，寒在骨髓"证，在治疗时要认真辨审。是太阳病篇第92条的"病发热，头痛，脉反沉，若不差，身体疼痛，当救其里"用四逆汤，还是少阴病篇第301条"少阴病，始得之，反发热，脉沉者，麻黄细辛附子汤主之"。细审之，显然是神识朦胧、咳喘急促、呼吸困难大表证为急，故门氏首先解表用麻黄附子细辛汤宣肺解少阴表寒闭证，由此引发的腹胀大、二便失禁也随之而解。终用四君子汤加黄芪治里而愈。

王孟英说："温邪始从上受，病在卫分，得从外解，则不传矣。……不从外解，必致里结。是由上焦气分以及中下二焦者为顺传。惟包络上居膻中，邪不外解，又不下行，易于袭入，是以内陷营分者为逆传也。……邪从气分下行为顺，邪入营分内陷为逆也。"

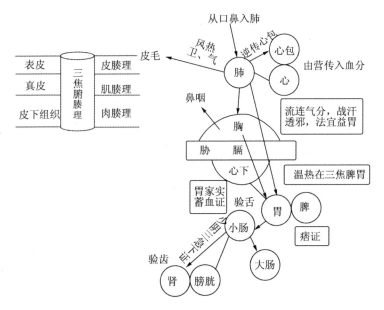

图 7-5　营卫气血病传图

温邪必伤秋冬阴仪阳明少阴系统，阳明指肺系统，肺胃一体。温邪从口鼻而入，或入于肺，或入于胃，或传少阴肾。可包括呼吸系统、肠胃系统及肾系统在内。日本源元凯在《温病之研究》中就认为温邪分传胃、肾二脏[1]。日本高岛久贯在《泻疫新论》中认为泻疫无表证，多直中中焦，故多用硝、黄下法[2]。

西医把外感分为普通性感冒和流行性感冒。

普通性感冒被称为"上呼吸道感染"，又被分为细菌性感冒和病毒性

---

[1]　源元凯，《吴又可学术研究·温病之研究》第 38 页，学苑出版社，2008 年。
[2]　高岛久贯，《吴又可学术研究·泻疫新论》第 199 页，学苑出版社，2008 年。

感冒及支原体和衣原体感染及混合感染。

流行性感冒一般有三种形态：一种是病变以伤风为主，即呼吸系统型感冒；一种是以头痛、骨痛为主，即神经型感冒；第三种是湿滞留于肠胃，即胃肠型感冒。

以伤风为主的流感：患者鼻塞、流涕、喉痒、咳嗽痰多，这都是呼吸系统的病患。患者发热仅两三日，但咳嗽迁延甚久，不易速愈，而且传染很快，男女老幼，互相染病，一家轮流为患。

以头痛为主的流感：以头痛为主，全身骨痛，肌肉也疼，这是受寒影响神经所致。疼痛时间很久，而骨节痛与肌肉痛最难抵受。大约由第三日起，即行发热，通常患者热度并不甚高，处置得宜，即行退热。只是骨痛和肌肉痛，还要迁延多时方能解脱。全部过程大约一周。病后消瘦，仍感困乏，人的精力耗损很大。

以胃呆为主的流感：以胃呆为主，肠胃部分有很多积食，口苦便秘或下利，胸闷，轻的发热，重的畏冷发热，这是胃肠型流行性感冒的典型特征。

（三）《温疫论》和《湿热论》直中传变规律

吴又可《温疫论》和薛生白《湿热论》则直论邪入中焦的传变规律。

1. 吴又可《温疫论》论直中

《温疫论》认为，温疫"邪自口鼻而入，则其所客，内不在脏腑，外不在经络，舍于伏脊之内，去表不远，附近于胃，乃表里之分界，是为半表半里，即《针经》所谓横连膜原是也"，"凡邪在经为表，在胃为里，今邪在膜原者，正当经胃交关之所，故为半表半里"，"至于伏邪动作，方有变证，其变或从外解，或从内陷。从外解者顺，从内陷者逆。更有表里先后不同：

有先表而后里者，有先里而后表者，有但表而不里者，有但里而不表者，有表里偏胜者，有表里分传者，有表而再表者，有里而再里者，有表里分传而又分传者。"

此即吴又可温疫九传法。图示如图7-6。

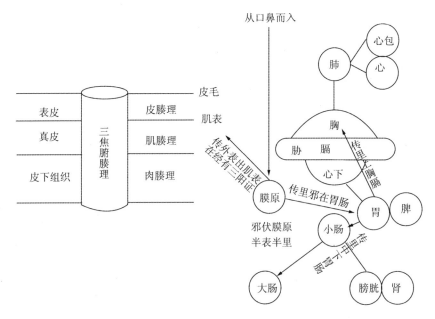

图7-6　《温疫论》病传图

2. 薛生白《湿热论》论直中

《湿热论》认为湿热病起初受病部位多在膜原，谓"湿热之邪，从表伤者十之一二，由口鼻入者十之八九。……膜原者，外通肌肉，内近胃腑，即三焦之门户，实一身之半表半里也。邪由上受，直趋中道，故病多归膜原"。而其病机中心在中焦脾胃，谓"湿热乃阳明太阴同病"，"湿热病属阳明太阴经者居多"。其传变规律是："病在二经之表者（所云表者，乃太阴阳明之表，而非太阳之表。太阴之表，四肢也，阳明也；阳明之表，肌肉也，胸中也），多兼少阳三焦。病在二经之里者，每兼厥阴风木"，"中气实则病在阳明，中气虚则病在太阴"，"湿热两分，其病轻而缓；湿热两合，其病重而速"，"湿热一合，则身中少火悉化为壮火"，于是激起三焦相火"上下充斥，内外煎熬，最为酷烈"，而变证蜂起，险象丛生。若"湿多热少，则蒙上流下"，"有湿无热，止能蒙蔽清阳，或阻于上，或阻于中，或阻于下"，"湿热俱多，则下闭上壅，而三焦俱困"（见第11条自注），"阳明太阴湿热内郁，郁甚则少火皆成壮火，而表里上下，充斥肆逆"。

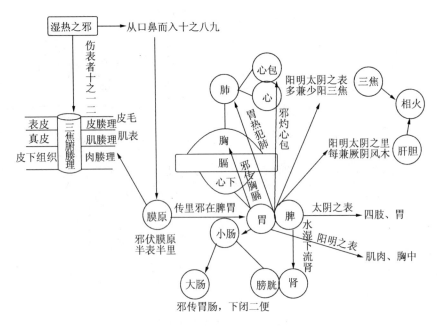

图 7-7 《湿热论》病传图

3. 膜原七法

膜原之说，最早出现在《内经》，《内经》中有五篇大论分别加以论述：

（1）《素问·太阴阳明论》说："脾与胃以膜相连耳，而能为之行其津液。"

（2）《素问·疟论》说："其间日发者，由邪气内薄于五脏，横连膜原也，其道远，其气深，其行迟，不能与卫气俱行，不得皆出，故间日乃作也。"

（3）《灵枢·岁露论》说："其内搏于五脏，横连募原，其道远，其气深，其行迟，不能日作，故次日乃稸积而作焉。"

（4）《素问·举痛论》说："寒气客于肠胃之间，膜原之下，血不得散，小络急行，故痛；……寒气客于小肠膜原之间，络血之中，血泣不得注于大经，血气稽留不得行，故宿昔而成积矣。"

（5）《灵枢·百病始生》说："虚邪之中人也，始于皮肤，皮肤缓则腠理开，开则邪从毛发入，入则抵深，深则毛发立，毛发立则淅然，故皮肤痛。留而不去，则传舍于络脉，在络之时，痛于肌肉，故痛之时息，大经代去，留而不去，传舍于经，在经之时，洒淅喜惊。留而不去，传舍于俞，在俞之时，六经不通四肢，则肢节痛，腰脊乃强，留而不去，传舍于伏冲之脉，在伏冲之时体重身痛，留而不去，传舍于肠胃，在肠胃之时，贲响腹胀，多寒则肠鸣飧泄，食不化，多热则溏出糜。留而不去，传舍于肠胃之外，募原之间，留着于脉，稽留而不去，息而成积，或着孙脉，或着络脉，或着经脉，或着俞脉，或着于伏冲之脉，或着于膂筋，或着于肠胃之募原，上连于缓筋，邪气淫泆，不可胜论。""其著于肠胃之募原也，痛而外连缓筋，饱食则去，饥则痛。"

于此可知，膜原在脊椎伏膂之前，脾胃肠之外，从现代医学解剖位置看，是腹部脏腑之间的系膜。《内经》说多有外感邪气传入于此，形成气滞血瘀，多为发热恶寒、疼痛及肠胃病、疟疾等。所以吴又可在《温疫论·原病》说："邪气从口鼻而入，则其所客，内不在脏腑，外不在经络，舍于伏膂之内，去表不远，附近于胃，乃表里之分界，是为半表半里，即《针经》所谓横连膜原是也。胃为十二经之海，十二经皆会于胃，故胃气能敷布于十二经中而荣养百骸，毫发之间，靡所不贯。凡邪在经为表，在胃为里，今邪在膜原者，正当经胃交关之所，故为半表半里。"《内经》言从皮肤传入，吴又可创从口鼻传入。

清代张志聪在《黄帝内经素问集注·举痛论》注中说："盖在外则为皮肤、肌肉之腠理，在内则为横连脏腑之膜原，皆三焦通会元气之处。……邪在膜原之脉外，则内引小络而痛，盖膜原间有血络也。"张志聪为什么提出"膜原"为"三焦通会元气之处"？因为此处是黄庭太极、丹田之位置，为五脏六腑、十二经脉之根及三焦元气所在地。所以薛生白据此在《湿热论》中提出"膜原者，外通肌肉，内近胃腑，即三焦之门户，实一身之半表半里也。邪由上受，直趋中道，故病多归膜原"。薛氏为什么提出"三焦之门户"的命题？因为此乃三焦元气所在地，三焦腑在肌肉腠理，故云外通皮肤肌肉，内连脏腑膜原。而且此处是肠胃吸收营养经门静脉输入到肝的入口处，由此然后布散到周身。特别是薛生白把脾和三焦连在一起，正是我们所说的太极之两仪，脾为太极阴仪，三焦为太极阳仪。

自从《温疫论》提出温病直中膜原之说，得到后世医家的追捧，膜原学说得到了发展，各家提出了不同的治疗方法。

（1）吴又可《温疫论》创达原饮疏利透达法。槟榔二钱、厚朴一钱、草果仁五分、知母一钱、芍药一钱、黄芩一钱、甘草五分。

（2）叶天士《温热论》创分消走泄法。用杏仁、厚朴、茯苓等，或温胆汤之类。

（3）薛生白《湿热论》仿吴又可达原饮法。

仿吴又可达原散，用柴胡、厚朴、槟榔、草果、藿香、苍术、半夏、干菖蒲、六一散等味，宣透膜原，辟秽化浊。

（4）雷少逸《时病论》创芳香宣透法。

雷氏芳香化浊法

藿香叶一钱、佩兰叶一钱、陈广皮一钱五分、制半夏一钱五分、大腹皮一钱（酒洗）、厚朴八分（姜汁炒），加鲜荷叶三钱为引。

雷氏宣透膜原法

槟榔一钱五分、厚朴一钱（姜制）、草果仁八分（煨）、黄芩一钱（酒炒）、粉甘草五分、藿香叶一钱、半夏一钱五分（姜制），加生姜三片为饮。

（5）刘松峰《松峰说疫》有达原饮分治法。

（6）俞根初《通俗伤寒论》有柴胡达原饮法。

柴胡达原饮

柴胡钱半、生枳壳钱半、槟榔二钱、川朴钱半、草果六分、青皮钱半、炙草七分、黄芩钱半、苦桔梗一钱、荷叶梗五寸。

（7）何廉臣《重订广温热论》载樊开周新定达原饮法。

（四）小结

叶天士《温热论》所论温病的传变规律，是对《伤寒论》"病发于阳"传变规律的补充。吴又可《温疫论》和薛生白《湿热论》所论温病的传变规律，是对《伤寒论》"病发于阴"传变规律的补充。至此才完善了外感病的传变规律，从中可以看出中医理论的发展创新过程，中医与时俱进，中医从未停止过自身的发展创新而故步自封。中医属于自然科学，科学的发展道路，就是继承和创新，创新就是发展，创新之旅就是发展道路，创新发展具有时代性，我们要把握好当前中医发展壮大的大好形势，推动中医事业的发展。

八、张仲景甘温扶阳重黄庭

张仲景重视扶阳，一般都认为他扶的是肾阳，这是一种误解，其实张仲景扶阳重视的是中宫黄庭，用的是甘温扶阳，不是辛温扶阳。

众所周知，张仲景治疗虚证的根本大法全在《金匮要略·血痹虚劳病脉证并治》中，该篇治疗虚劳所用的方剂，除附方外，共有八首，薯蓣丸扶正祛邪治虚劳诸不足，酸枣仁汤养阴除烦治虚烦不眠，大黄䗪虫丸活血化瘀治虚劳干血，小建中汤甘温建中治阴阳两虚，甚则用黄芪建中汤、桂枝加龙骨牡蛎汤和天雄散（魏荔彤《金匮要略方论本义》："天雄一方，纯以温补中阳为主，以收涩肾精为经。"）甘温补中治虚劳失精，八味肾气丸温补肾阳治虚劳腰痛，其中有五方是甘温补中益脾，足以说明张仲景治疗元气虚损时，补脾重于补肾。元气虚以阳虚为主，阳虚则形寒怕冷。张仲景在《伤寒论·辨脉法》中说："形冷恶寒者，此三焦伤也。"三焦为少阳相火，少阳三焦相火衰微则形寒怕冷。少阳三焦相火衰微，在《金匮要略·水气病脉证并治》中称作"少阳脉卑"。卑者，微也，弱也，指少阳相火衰微、衰弱。

劳，繁体字为勞。《说文》："勞，剧也。从力，熒（ying，xing）省。"熒，从火，三个火，上头两个火代表相火、君火，下面一个火代表火病。可以看做是阴火病发病的病理机制。少阳三焦主持元气，相火衰微则元阳之气虚衰，故一切虚证皆因少阳相火虚衰而起。少阳三焦相火虚衰，脾胃阳气虚，水湿下流于肾，故《金匮要略·水气病脉证并治》说："趺阳脉伏，水谷不化，脾气衰则鹜溏，胃气衰则身肿。少阳脉卑，少阴脉细，男子则小便不利，妇人则经水不通，经为血，血不利则为水，名曰血分。"从而形成了张仲景"阳气不足，阴气有余"的太极理论，并用扶阳阳旦汤——建中汤治疗阳虚，用泻寒实的小泻脾汤——四逆汤治疗阴盛。

然而，少阳脉卑，相火虚衰，阳不生阴不长，则心火——阴火炎上，就成了李东垣《脾胃论》补脾胃泻阴火升阳汤的典型证候了。

笔者将"少阳脉卑，少阴脉细"的少阳三焦相火虚衰，脾胃阳气虚，水湿下流于肾，以及心火炎上，称作"阳虚三联证"。李东垣概括地说：

既脾胃气衰，元气不足，而心火独盛。心火者，阴火也，起于下焦，其系系于心。心不主令，相火代之。相火，下焦、包络之火，元气之贼也。火与元气不两立，一胜则一负。脾胃气虚，则下流于肾，阴火得以乘其土位。（《脾胃论》）

对这一段文义可说明如下。

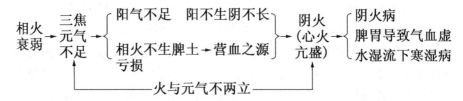

张仲景在《金匮要略·血痹虚劳病脉证并治》中是这样说的：

脉沉小迟，名脱气，其人疾行则喘喝，手足逆寒，腹满，甚则溏泄，食不消化也。

脉弦而大，弦则为减，大则为芤，减则为寒，芤则为虚，虚寒相搏，此名为革。妇人则半产漏下，男子则亡血失精。

虚劳里急，悸，衄，腹中痛，梦失精，四肢酸疼，手足烦热，咽干口燥，小建中汤主之。

脱气，即指少阳三焦相火衰弱而阳气虚衰。"妇人则半产漏下，男子则亡血失精"与"男子则小便不利，妇人则经水不通"是同一少阳阳虚病机。手足烦热及咽干口燥、悸、衄则是心火为病。

小建中汤，陶弘景《辅行诀五脏用药法要》称作阳旦汤，并分大小阳旦汤，小阳旦汤即《伤寒论》中的桂枝汤，正阳阳旦汤即《伤寒论》中的小建中汤，大阳旦汤即《金匮要略·血痹虚劳病脉证并治》中的黄芪建中汤加人参，张仲景也称桂枝汤为阳旦汤。而旦为太阳从东方地平线初升起时，《伤寒论》六经病欲解时归属于少阳。陶弘景说："阳旦者，升阳之方，以黄芪为主。"黄芪性甘温。于此可知，张仲景扶阳的重点是甘温扶阳，不是辛温扶阳，重少阳三焦相火和太阴脾土，不重肾。

九、三阴三阳开阖枢

关于三阴三阳的开、阖、枢问题，笔者从两方面来阐述。

1. 从阴阳仪方面阐述

三阴三阳开、阖、枢之说来源于《内经》，《素问·阴阳离合论》和《灵枢·根结》记载："太阳为开，阳明为阖，少阳为枢，太阴为开，厥阴为阖，少阴为枢。"这是古人用开门、关门及门轴旋转的功能来形容三阴三阳的生理、病理情况。如《素问·阴阳离合论》说："三阳之离合也，太阳为开，阳明为阖，少阳为枢，三经者不得相失也，搏而勿浮，命曰一阳。""三阴之离合也，太阴为开，厥阴为阖，少阴为枢，三经者不得相失也，搏而勿沉，名曰一阴。阴阳𩅺𩅺，积传为一周，气里形表而为相成也。"这是谈生理。《灵枢·根结》说："太阳为开，阳明为阖，少阳为枢。故开折则肉节渎而暴病起矣，故暴病者取之太阳，视有余不足。渎者，皮肉宛膲而弱也。阖折则气无所止息而痿疾起矣，故痿疾者取之阳明，视有余不足。无所止息者，真气稽留，邪气居之也。枢折即骨繇而不安于地，故骨繇者取之少阳，视有余不足。骨繇者，节缓而不收也。所谓骨繇者，摇故也，当穷其本也。""太阴为开，厥阴为阖，少阴为枢。故开折则仓廪无所输，膈洞。膈洞者取之太阴，视有余不足。故开折者，气不足而生病也。阖折即气绝而喜悲。悲者取之厥阴，视有余不足。枢折则脉有所结而不通，不通者取之少阴，视有余不足。有结者，皆取之不足。"这是谈病理。我们下面就从"中医太极三部六经体系"来谈谈三阴三阳的开阖枢问题。

第一，先说阳仪系统三经：太阳、少阳、厥阴。

心主太阳，主人体阳气卫于外而司开阖，如《灵枢·本脏》说："卫气者，所以温分肉，充皮肤，肥腠理，司开阖者也。……卫气和，则分肉解利，皮肤调柔，腠理致密矣。"卫气就是卫外的阳气，属于太阳。"司开阖"是太阳的两大功能。开，即"太阳为开"之意。阖，即《素问·皮部论》太阳为关之意。《素问·皮部论》说太阳名"关枢"，即管理少阳枢转阳气的意思，《素问·生气通天论》称此为"阳密乃固"，可见"太阳为关"与"太阳为开"并不矛盾，是一个事物的两个方面。肉节，即分肉之间，腠理也。渎，《太素》卷十经脉根结作"殰"，《素问·阴阳离合论》新校正引《九墟》及《甲乙》卷二第五并作"溃缓"。渎通殰，讲坏、败坏。朱骏声《说文通训定声·需部》："渎，叚借为殰。"所谓"肉节渎"，就是腠理病了。故谓"渎者，皮肉宛膲而弱也"，皮肉之间是腠理。宛，《甲乙》卷二第五作"缓"。《中华大字典》载：膲通膲，膲音焦，肉不丰满也。"宛膲而弱"，就是《灵枢·论勇》所说"三焦理纵"的意思，指三焦腑腠理营卫气血不足。《灵枢·本脏》又说："三焦膀胱者，腠理毫毛其应。密理厚皮者，三焦膀胱厚；粗理薄皮者，三焦膀胱薄；疎腠理者，三焦膀胱缓；皮急而无毫毛者，三焦膀胱急；毫毛美而粗者，三焦膀胱直；稀毫毛者，三焦膀胱结也。"可知腠理的病变与三焦膀胱有关，即与少阳太阳有关。所说皮肉腠理厚、薄、缓、急、直、结的病变，就是三焦腑的病变。《灵枢·论勇》为什么说"三焦理横""三焦理纵"呢？因为腠理中的水液有满与不满也。《素问·生气通天论》说："气血以流，凑理以密。"凑、凑、腠古通用，故凑理即腠理。腠写成凑，从水旁，正说明腠理的功能与江河灌注相似，为决渎水道。《素问·阴阳应象大论》说："清阳为天，浊阴为地；地气上为云，天气下为雨；雨出地气，云出天气。故清阳出上窍，浊阴出下窍；清阳发腠理，浊阴走五脏；清阳实四肢，浊阴归六腑。"这是用天人相应的理论来阐述腠理的功能，腠理有"窍"，能开闭，是人与自然进行气物交换的复杂组织结构。所谓"通会"，通为贯通，会为交会，是气与血贯通交会的处所。《素问·至真要大论》等篇说"开腠理，致津液，通气也"，津液即水液，这说明腠理不仅是水道，也是气道。因为卫外功能失常，外邪容易侵入体表，多有急暴疾病发作，所以急暴疾病多取太阳治疗，驱逐邪气，补助正气。

三焦主少阳，寄于肝胆，主少阳春生之气，以奉太阳之长。少阳主阳生阴长者，阳生则阴精上奉，其人寿矣，故云"凡十一脏，取决于胆"。这就是少阳的枢转功能。《灵枢·经脉》载足少阳"是主骨所生病"，骨为奇恒之腑，《素问·五脏别论》说："脑、髓、骨、脉、胆、女子胞，此六者，地气之所生也，皆藏于阴而象于地，故藏而不泻，名曰奇恒之腑。"

骨为人体重要的支架，骨内藏髓，髓能养骨，故骨之生长和功能，取决于髓。而髓包括骨髓、脊髓和脑髓，其主要生理功能是营养骨骼，使其生长发育。髓的病变表现是髓虚则骨失养，可见骨骼软弱，屈伸无力，或易于碎折；髓虚则无以充脑，脑髓虚亏，则神识衰弱。髓汇聚于脑。脑、骨、髓三者的关键是髓，髓属于阴精，成于阳生阴长之功。如果少阳失常，阳不生阴不长，阴精不能上奉，则髓虚不能充养脑骨，于是骨骼软弱无力，故云"节缓而不收"，动摇不定。现代西医所谓的骨质增生、缺钙等骨病，其实即属于此病。又牙齿为骨之余，牙齿松动也属于"骨繇"，故牙痛可以从少阳论治，风湿病引起的骨病也可以从骨论治。并且从经络来说，少阳太阳经脉也循行于牙齿部位。而且足少阳经在面部的循行合于手少阳经[1]。

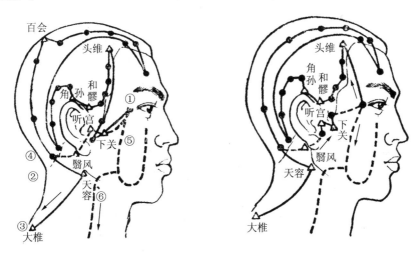

图 9-1　足少阳经循行图

　　肝主厥阴，从中气少阳三焦而主春生阳气。如果厥阴失常，就是逆春生之气，没有春生少阳生发之气了，故云"气绝"。厥阴为阖，一是主门静脉从肠胃吸收水谷精微，上输于肝、心、肺，充养全身，如《素问·经脉别论》说："食气入胃，散精于肝，淫气于筋。食气入胃，浊气归心，淫精于脉。脉气流经，经气归于肺，肺朝百脉，输精于皮毛。毛脉合精，

---

　　① 李鼎主编，《经络学》第 63 页、66 页，上海科学技术出版社，1984 年。《上海中医药杂志》1982 年第 2 期《骨繇取之少阳治验》。

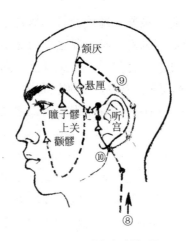

图9-2　手少阳经循行图

行气于腑，腑精神明，留于四脏，气归于权衡。权衡以平，气口成寸，以决死生。"二是厥阴肝主酸有收敛作用，以及将军守卫边疆的作用。太阳、厥阴主阳仪系统，一开一阖，互相配合调剂着体表的汗腺分泌，汗为心之液。

"病发于阳"太阳阳明病，太阳主开，阳明主阖。如果寒邪不能即除，阳气未能复常，时日久长，"开（太阳主开）阖（厥阴主阖）不得，寒气从之，乃生大偻，陷脉为瘘。留连肉腠，俞气化薄，传为善畏，乃为惊骇。荣气不从，逆于肉理，乃生痈肿"（《素问·生气通天论》）。畏惧心病也，惊骇肝病也。"乃阳气被伤，不能养神之验"（吴昆注）。

《素问·阴阳类论》也说："三阳（太阳）一阴（厥阴），太阳脉胜，一阴不能止，内乱五脏，外为惊骇。"意思是说，寒邪侵犯太阳，寒盛于太阳，如果厥阴不能生发阳气充养太阳，增强阳气的抵抗力，驱逐寒邪，则寒邪必然内传而逼于脏，心被寒击，心动则五脏皆动，即邪传五脏，故云内乱五脏，外发惊骇。"大之邪气，感则害人五脏"（《素问·阴阳应象大论》）。

《素问·阴阳类论》说："一阴（厥阴）一阳（少阳）代绝，此阴气至心，上下无常，出入不知，喉咽干燥，病在土脾。"《素问·阴阳别论》说："一阴一阳结，谓之喉痹。"《素问·阴阳别论》说："一阳发病，少气善咳善泄，其传为心掣，其传为隔。"厥阴为风，少阳为火，风火上炎多病急慢性咽喉炎。此风火上可顺传于心、肺，横可以传脾胃。隔，隔塞不

五运六气解读《伤寒论》

通也。

《素问·阴阳别论》说："三阳为病发寒热，下为痈肿，及为痿厥腨，其传为索泽，其传为颓疝。""三阳结，谓之隔。"三阳，太阳心火也，主表。《素问·生气通天论》说："开阖不得，寒气从之，乃生大偻。陷脉为瘘，留连肉腠。俞气化薄，传为善畏，及为惊骇。营气不从，逆于肉理，乃生痈肿。"痿厥腨、颓疝，皆阳仪系统疾病。风寒为太阳、厥阴的本气，故外感风寒必伤阳仪太阳厥阴系统，以大小青龙汤为代表。

第二，说说阴仪系统三经：阳明、太阴、少阴。

阳明主凉秋肺燥，主肃降收敛，就是阖的意思。肺主气，所以阳明肺失常"则气无所止息"。止息，休息、住宿，停止、停息。真气，即正气，与邪气相对，如《灵枢·邪客》说："如是者，邪气得去，真气坚固，是谓因天之序。"《素问·上古天真论》："恬惔虚无，真气从之。""真气稽留"就是正气停止运行，"邪气居"就是邪气住宿于体内。《素问·痿论》说："肺者脏之长也，为心之盖也，有所失亡，所求不得则发肺鸣，鸣则肺热叶焦，故曰：五脏因肺热叶焦发为痿躄，此之谓也。"肺热则失其肃降，脾胃肠病矣，于是失去水谷之养，痿疾生也。《素问·痿论》说："论言治痿者独取阳明，何也……阳明者五脏六腑之海，主润宗筋，宗筋主束骨而利机关也，冲脉者经脉之海也，主渗灌溪谷，与阳明合于宗筋，阴阳总宗筋之会，会于气街，而阳明为之长，皆属于带脉而络于督脉。故阳明虚则宗筋纵，带脉不引，故足痿不用也。"这就是治痿独取阳明的道理，关键在于阳明肺金。

脾主太阴，太阴主开，就是讲脾主为胃布散水谷精微之事。《素问·太阴阳明论》说："脾者土也，治中央，常以四时长四脏……足太阴者三阴也，其脉贯胃，属脾络嗌，故太阴为之行气于三阴，阳明者表也，五脏六腑之海也，亦为之行气于三阳，脏腑各因其经而受气于阳明故为胃行其津液，四肢不得禀水谷气，日以益衰，阴道不利，筋骨肌肉无气以生，故不用焉。"故太阴脾土失常，"则仓廪无所输"，都是脾胃"气不足而生病"。《生气通天论》说："故阳畜积病死，而阳气当隔，隔者当泻。"太阴阴气不能布散则阳气亢盛也。《素问·皮部论》则说太阴为"关蛰"，蛰属少阴肾，肾主藏蛰，而脾土克肾水，故云"关蛰"，这与太阴主开并不矛盾。

肾主少阴，少阴主枢，关键在于"少阳属肾"（《灵枢·本输》），在于少阳三焦对于肾的气化作用。少阴枢转有两方面的作用，一是肾中一阳——少阳三焦相火的气化上奉阴精作用，二是肾为胃之关主二阴——大小便的排出。前面说过，脉是奇恒之腑，只有阳生阴长了，阴精上奉了，血脉才能旺盛。阳不生阴不长，阴精不能上奉，血脉就虚，于是"脉有所结而不通"，故云脉"有结者，皆取之不足"。

阳明、少阴、太阴为阴仪系统。《素问·阴阳类论》说："二阴（少阴）二阳（阳明），病在肺，少阴脉沉，胜肺伤脾，外伤四肢。二阴二阳皆交至，病在肾，骂詈妄行，巅疾为狂。"就涉及了肺脾肾三脏。

《素问·阴阳别论》说："二阳之为病发心脾，有不得隐曲，女子不月，其传为风消，其传为息贲者，死不治。""三阴结，谓之水。"

二阳，阳明肺燥也。其病来自于太阳心火和太阴脾土的有余与不足。是肺、脾、心之病。参阅《金匮要略·水气病脉证并治》说"寸口脉沉而迟，沉则为水，迟则为寒，寒水相搏。趺阳脉伏，水谷不化，脾气衰则鹜溏，胃气衰则身肿。少阳脉卑，少阴脉细，男子则小便不利，妇人则经水不通"自明。

以上、中、下三焦言，《素问·五运行大论》说："风寒在下，燥热在上，湿气在中，火游行其间。"《素问·六微旨大论》说："寒湿相遘，燥热相临，风火相值。"把六气相兼归纳为五种类型。"风寒"二气，为太阳厥阴的本气，属天部在表，天气降下，故云"风寒在下"。"燥热"二气，为阳明少阴的本气，属地部在里，地气主升，故云"燥热在上"。"湿""火"二气，为太阴少阳的本气，属人部，在表里合部，故云"湿气在中，火游行其间"。又《素问·至真要大论》说："诸痿喘呕，皆属于上；诸厥固泄，皆属于下。"所谓"诸痿喘呕"就是"燥热在上"的病证，故云"皆属于上"。"诸厥固泄"，就是"风寒在下"的病证，故云"皆属于下"。湿、火为少阳太阴的本气，故外感湿火必走中道伤于少阳太阴表里合部。清热利湿势在必行。

在上焦，太阳与阳明一开一阖，调和营卫气血阴阳之气及体温，固密于外。

在中焦，少阳与太阴一枢一开，互相配合，腐熟水谷，升清阳降浊阴，运布营卫气血于周身。

在下焦，厥阴与少阴一阖一枢，固锁精气，化精生气，排出二便。

2. 从三阴三阳方面阐述

三阳，太阳主表部之开，阳明主表部之阖，主无形之气从毛窍、上窍之出入。少阳主表部之枢，乃枢转阳气于表部而卫外。

三阴，太阴主里部之开，厥阴主里部之阖，主有形津液之出入。少阴主里部之枢，乃枢转有形之物从二阴排出。

3. 分开、阖、枢三类阐述

《素问·阴阳类论》和《素问·阴阳别论》又按开、阖、枢三类加以论述：

枢类病：

二阴一阳发病，善胀，心满，善气。

二阴一阳，病出于肾，阴气客游于心脘下，空窍堤闭塞不通，四肢别离。

病在枢，是枢失常。二阴属肾水，一阳属少阳三焦相火，是水火为病。相火虚衰则脾胃病，故善胀。三焦病，上焦不行，下脘不通，水气不行，则善胀心满。三焦病则善气。

阖类病：

二阳一阴发病，主惊骇，背痛，善噫，善欠，名曰风厥。

二阳一阴，阳明主病，不胜一阴，耎而动，九窍皆沉。

病在阖，是阖失常。二阳是阳明，属于肺系，不能说属于胃。一阴是厥阴，是燥金和风木的关系，厥阴风木主升，阳明肺金主降。《阴阳类论》也说："二阳一阴，阳明主病，不胜一阴，耎而动，九窍皆沉。三阳一阴，太阳脉胜，一阴不为止，内乱五脏，外为惊骇。"因为太阳主心，心为五脏主，心伤故五脏皆乱。阳明不胜厥阴，是厥阴风木反侮阳明燥金，风木升太过，燥金不降，病在肝肺。惊骇与阳气有关，肝主阳气生升而病肝，如《生气通天论》说"阳气者，精则养神，柔则养筋。开阖不得，寒气从之，乃生大偻。陷脉为瘘，留连肉腠。俞气化薄，传为善畏，及为惊骇"，《金匮真言论》说东方通于肝"其病发惊骇"。三阳是太阳，太阳伤于寒邪，一阴厥阴肝木不能生升阳气驱逐太阳寒邪，则肝郁而病发惊骇。"二阳一阴，阳明主病，不胜一阴"讲一阴厥阴风木气胜，可选用风引汤、白虎汤等方剂治疗；"三阳一阴，太阳脉胜，一阴不为止"讲一阴厥阴风木气弱，可选用大小青龙汤、大小柴胡汤等方剂治疗。

背为阳气和肺所主，故有背痛，如《金匮真言论》说西方通于肺"病在背"。肝木旺必克脾胃，故有"善噫、善欠"。

风厥，本篇言厥阴升而不降，故曰风厥。风为阳邪，其性疏泄，病发则身热、汗出，如《素问·评热病论》："汗出而身热者风也，汗出而烦满不解者厥也，病名曰风厥。"又《灵枢·五变》说"人之善病风厥漉汗（汗出不止）"是因为肉不坚、腠理疏的原因。张仲景治疗此病常用风引汤、桂枝汤、桂枝加附子汤等。

开类病：

三阴三阳发病，为偏枯萎易，四肢不举。

病在开，是开失常。三阴是太阴脾系，三阳是太阳心系，心脾两系为病，寒湿伤阳，少阳相火受伤而阳气不足，李东垣说皆是血病，心脑血管病生焉。太阳为诸阳主气而主筋，阳气虚则为偏枯，阳虚而不能养筋则为痿。《生气通天论》说"阳气者，大怒则形气绝而血菀于上，使人薄厥。有伤于筋，纵，其若不容。汗出偏沮，使人偏枯"。脾主四肢，故不举。

十、三阴三阳类别

《素问》有三篇《别论》，谓《阴阳别论》《经脉别论》《五脏别论》，所谓“别”者，即另一番理论也。如《经脉别论》中的太阳，即不同于足太阳膀胱经和手太阳小肠经，而是心主太阳；阳明也不同于足阳明胃经和手阳明大肠经，而是肺主阳明等。再如《阴阳别论》中的阴阳不是脏腑表里中的阴阳经，而是“一阴一阳之谓道”中的阴阳，是表示阴阳量的变化。

《素问·阴阳类论》和《素问·阴阳别论》专门论述了三阴三阳的分类，明白了阴阳类别才能更好解读《伤寒论》。

《素问·阴阳类论》说：

三阳为父，二阳为卫，一阳为纪。

三阴为母，二阴为雌，一阴为独使。

二阳一阴，阳明主病，不胜一阴，耎而动，九窍皆沉。

三阳一阴，太阳脉胜，一阴不为止，内乱五脏，外为惊骇。

按：三阳是太阳，一阴是厥阴，太阳主夏主心，厥阴主春主肝，如果太阳感受寒邪，厥阴不能生发阳气去驱逐太阳的寒邪，就要发生“内乱五脏，外为惊骇”之病。《素问·阴阳应象大论》说：“天之邪气，感则害人五脏。”《素问·金匮真言论》说：“夏气者，病在脏。”张景岳注：“在脏言心，心通夏气，为诸脏之主也。”《素问·生气通天论》说“阳气者，精则养神，柔则养筋。开阖不得，寒气从之，乃生大偻。陷脉为瘘，留连肉腠。俞气化薄，传为善畏，及为惊骇”，《素问·金匮真言论》说东方通于肝“其病发惊骇”。

二阴二阳病在肺，少阴脉沉，胜肺伤脾，外伤四支。

二阴二阳皆交至，病在肾，骂詈妄行，巅疾为狂。

按：二阴为少阴肾，二阳为阳明肺，阴仪系统秋冬为病。少阴脉沉是寒气盛，冬病四肢，并伤脾肺。少阴之上，热气主之。热伤肺肾，故见

"詈詈妄行，巅疾为狂"。

二阴一阳，病出于肾。阴气客游于心脘下，空窍堤闭塞不通，四肢别离。

按：二阴是少阴肾，一阳是少阳三焦相火。如果相火衰弱，则阴盛阳衰，故见"阴气客游于心脘下，空窍堤闭塞不通，四肢别离"。

一阴一阳代绝，此阴气至心，上下无常，出入不知，喉咽干燥，病在土脾。

按：一阴是厥阴，一阳是少阳，阳仪系统为病，二者主春天生阳之事。绝，就是不生阳气了，则阴盛阳衰，属于太阴"脏寒"，故云"病在土脾"。阴气弥漫，故见"此阴气至心，上下无常，出入不知，喉咽干燥"证。

二阳三阴，至阴皆在，阴不过阳，阳气不能止阴，阴阳并绝，浮为血瘕，沉为脓胕。

按：二阳是阳明肺，三阴是太阴脾，阴仪系统为病。阳明从中气太阴，太阴病"脏寒"，故云"至阴"，即极寒。二者寒燥秋冬之气为病，故云"阳气不能止阴，阴阳并绝"。

《素问·阴阳别论》说：

三阳为病发寒热，下为痈肿，及为痿厥腨痛；其传为索泽，其传为颓疝。

二阳之病发心脾，有不得隐曲，女子不月；其传为风消，其传为息贲者，死不治。

一阳发病，少气，善咳，善泄；其传为心掣，其传为隔。

二阳一阴发病，主惊骇、背痛、善噫、善欠，名曰风厥。

二阴一阳发病，善胀、心满善气。

三阴三阳发病，为偏枯萎易，四肢不举。

一阳结，谓之消。

三阳结，谓之隔。

三阴结，谓之水。

一阴一阳结，谓之喉痹。

所谓生阳死阴者，肝之心谓之生阳，心之肺谓之死阴，肺之肾谓之重阴，肾之脾谓之辟阴，死不治。

结阳者，肿四支。

结阴者，便血一升，再结二升，三结三升。

阴阳结斜，多阴少阳曰石水，少腹肿。

可以表示如下：

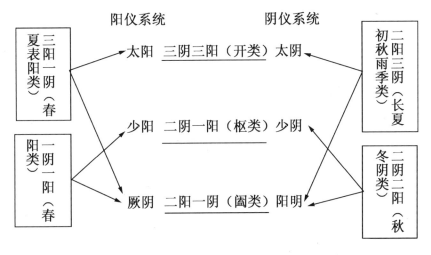

《素问·经脉别论》说：

太阳脏独至，厥喘虚气逆，是阴不足、阳有余也。表里当俱泻，取之下俞。

按：心主太阳，太阳脏独至，是心火旺，故云"阴不足、阳有余"。心火克肺金，故"厥喘虚气逆"。表指太阳，里指心胸。

阳明脏独至，是阳气重并也。当泻阳补阴，取之下俞。

按：肺主阳明。太阳心火和少阳相火克肺金，故云"阳气重并"，此乃三阳合病并病，故当"泻阳补阴"。

少阳脏独至，是厥气也。跷前卒大，取之下俞。少阳独至者，一阳之过也。

按：少阳独至，是少阳相火旺，故云阳太过。相火旺而上扰，故"是厥气"。跷前指阳跷脉前少阳脉，在绝骨上下。

太阴脏搏者，用心省真，五脉气少，胃气不平，三阴也。宜治其下俞，补阳泻阴。

按：太阴为"至阴"，即最阴寒处，故要"补阳泻阴"。太阴"脏寒"最伤心，要用心审查真藏脉，由于阴寒盛而阳虚，故"五脉气少，胃气不平"。

一阳独啸，少阳厥也。阳并于上，四脉争张，气归于肾。宜治其经络；泻阳补阴。

按： 现在注家都把"一阳"改为二阴，"少阳"改为少阴，其实是改错了，原文是对的，经云"少阳属肾"即此也。这就是《伤寒论》四逆散证，轻可用四逆散，重可用黄连阿胶汤。

一阴至，厥阴之治也。真虚痟（同悁）心，厥气留薄，发为白汗，调食和药，治在下俞。

按： 一阴就是厥阴。痟（同悁 yuan），《说文》训疲劳。《素问·阴阳别论》说"三阳为病发寒热，下为痈肿，及为痿、厥、腨、痟"，三阳就是太阳心，厥阴不足则阳气虚，即真阳虚损的"真虚"，导致心阳虚而疲倦。阳虚则寒而厥。"厥气留薄"，就是寒气留于经脉，于是阳虚汗出，如桂枝加桂汤的汗出。这是要用药食调养，如小建中汤等。或取太冲穴。

太阳脏何象？……象三阳而浮也。

按： 心火旺则脉浮。

少阳脏何象？……象一阳也，一阳脏者，滑而不实也。

按： 少阳阳气初生，故脉"滑而不实"。

阳明脏何象？……象大浮也。

按： 阳明旺是心火、相火两阳合明，故脉"大浮"。

太阴脏搏，言伏鼓也。

按： 伏者沉。太阴阴寒盛，按之有力，故云"伏鼓"。

二阴搏至，肾沉不浮也。

按： 二阴肾脉搏动，是沉而不浮的形象。

十一、排病现象之原因

笔者在《中医太极三部六经体系——伤寒真原》一书中已经总结了历代主要医家在临床实践中发现的排病现象，不仅仅伤寒家服姜附剂有排病现象，温病家服寒凉剂也有排病现象，甚至连针灸都有排病现象，这种临床经验十分宝贵，值得我们重视继承，并加以发展，而且还必须找出导致出现排病现象之原因。

郑钦安是一个伟大的临床家，擅用姜附，独树一帜，值得我们认真学习，但在理论阐释上还欠火候，没有抓到源头。比如他说：

初服辛温，有胸中烦躁者，有昏死一二时者，有鼻出血者，有满口起泡者，有喉干喉痛目赤者，此是阳药运行，阴邪化去，从上窍而出也，以不思冷水吃为准，即吃一二口冷水皆无妨。

服辛温四五剂，或七八剂，忽咳嗽痰多，日夜不辍，此是肺胃之阴邪，从上出也，切不可清润。

服辛温十余剂后，忽然周身面目浮肿，或发现斑点，痛痒异常，或汗出，此是阳药运行，阴邪化去，从毛窍而出也，以饮食渐加为准。服辛温十余剂，或二十余剂，或腹痛泄泻，此是阳药运行，阴邪化去，从下窍而出也，但人必困倦数日，饮食懒餐，三五日自己。（郑钦安原著、唐步祺阐释：《医法圆通·服药须知》第 232 页，巴蜀书社，1991 年）

郑氏在大量的临床中发现了汗、泻等多种排病现象，而将其原因却归为"此是阳药运行，阴邪化去"，邪从内外窍而出。这种说法有一定道理，但却不是根本原因。

《伤寒论》救表阳虚用阳旦桂枝汤，救里阳虚阴盛用四逆汤辈，阳虚阴盛则形寒肢冷，《伤寒论·辨脉法》说："形冷恶寒者，此三焦伤也。"都是少阳三焦相火虚衰之故。阳气衰微则气分病，气分病则胸中大气不转，于是就出现肺的宣发、肃降功能失调。笔者认为，无论是阴证，还是阳证，即热或寒，或太阳阳明病、少阳阳明病，最终必然导致阳明肺的宣发、肃降功能失常及肺所主出入升降代谢失常，导致各种病邪存体，所以会出现皮肤肌表病证及脾约、胃家实等病证，无论是辛温扶阳，还是辛凉扶阴，都会使肺的宣发、肃降功能得到恢复，于是就会出现汗、泻等排病现象。这在《伤寒论》中说得清清楚楚。如阳明病第230条所说"上焦得通，津液得下，胃气因和，身濈然汗出而解"，"上焦得通"有两个含义：一是说肺的宣发功能从外通，"汗出而解"（肺主天气，"清阳为天"，"清阳发腠理"）；二是说肺的肃降功能从里通，"津液得下，胃气因和"而解。肺主天气，天气下降，"天气下为雨""浊阴出下窍"（《阴阳应象大论》）即是"津液得下"。肺主肃降，天气下降而津液润通其下，"胃气因和"就无"胃家实"了。所以石寿棠总结为"开通"二字。

这个问题张仲景在《伤寒论》中也有自述：

太阴病第278条：伤寒，脉浮而缓，手足自温者，系在太阴。太阴当发身黄，若小便自利者，不能发黄。至七八日，虽暴烦下利，日十余行，必自止。以脾家实，腐秽当去故也。

少阴病第287条：少阴病，脉紧，至七八日，自下利，脉暴微，手足反温，脉紧反去者，为欲解也，虽烦，下利，必自愈。

"暴烦""手足反温""烦"是阳气渐生长的反应，阳气衰则气分病，而上焦不通，今阳气渐生，"至七八日"到了太阳阳明自愈阶段，上焦得通，肺发挥了宣发肃降功能，所以会出现"下利"的排病反应。张仲景在此处用一"必"字，强调了"上焦得通"的重要性。如果上焦不通，则会出现"胃家实"证，如：

阳明病第187条：伤寒，脉浮而缓，手足自温者，是为系在太阴。太阴者，身当发黄；若小便自利者，不能发黄。至七八日，大便硬者，为阳明病也。

虽然"至七八日"到了太阳阳明阶段，但上焦不通，肺不能发挥宣发肃降功能，所以导致"胃家实"的大便硬。

肺闭塞则可能出现鼻塞流涕、咽痛、咳嗽等证，胃家实胃肠道不通可能出现矢气、腹泻、腹痛等症。

人体的出入升降代谢是肺肾和三焦所管，三焦相火主人体诸阳之衰旺和主持水道，肺主宣发和肃降，肾为胃关而主二阴，所以人体的健康和排病离不开它们。它们的功能失常程度轻重，直接与排病程度轻重有关。如庄严在《姜附剂临证经验谈》中所说："虚寒证用了姜附剂一般没有或少有排病反应，疗程较短病情即可向愈。……即使有排病反应，无非出汗、大便次多、寒战而已，几乎见不到剧烈的、持续时间长且痛苦的排病反应的记录。""寒实证"则"排病反应剧了，时间长了"，"泻、吐、尿、瘰、烦躁等排病反应屡见不鲜，腹泻最剧日行十六次，疗程半月以上经十余诊已是常见①。"

太阳主外，太阴主内，排除病邪之出路，外出者从太阳在表以汗（包括泪、衄、斑疹等），内出者从太阴在里以吐下（包括咳痰涎、吐、泻、便、尿、经带、矢气、嗳气、呃逆等）。这个排病过程先是"病发于阳"的部位见热、汗、吐、呕或痰涎，后见"病发于阴"的部位而见腹泻、腹痛、小便、经带等。

其实，"虚寒证"和"寒实证"都属于主内的太阴脾胃病，陶弘景《辅行诀五脏用药法要》治疗"虚寒证"用小补脾汤——理中丸，治疗"寒实证"用小泻脾汤——四逆汤，对待二者确实有区别。其实"寒实证"，就是阴寒盛而阳衰证。

---

① 庄严，《姜附剂临证经验谈》第20～21页，学苑出版社，2008年。

十二、再论阴火

笔者已经在《中医内伤火病学》和《中医太极三部六经体系——伤寒真原》中详细论述了阴火病，并在《中医太极三部六经体系——伤寒真原》中肯定郑钦安是一个伟大的临床家，但在理论阐述上不够成熟而欠火候。无论是对阴火或是对排病现象的论述都欠火候。

近日读到孙其新的《李可临证要旨1》[①]谈到"阴火"，不得不再谈一谈。

孙其新说："东垣之'阴火'，误把相火视为'元气之贼'；郑氏（郑钦安）之'阴火'，误把相火视为格上、格下之阴火（《医理真传》）。他们都在'相火'的认知上出了问题，真可谓'相火'之谜，竟使无数名医竞折腰。"（160页）只有"李可把火不归原分为两个基本证型：水浅不养龙，阴虚于下，则火失其制而离位上奔；水寒不藏龙，逼真火浮游于上，至成火不归原之证"是正确的。并说："阴火，指阴盛格阳（阳为热、为火），证候有三：①阴盛于内，格阳于外；②阴盛于内，格阳于上；③阴盛于内，格阳于下。"（156页）其实李可的"真火"论，还是相火论。郑钦安、李可、孙其新等都没有读明白《内经》对相火、君火论述的真正要旨，只有他们反对的李东垣读明白了《内经》对相火、君火论述的真正要旨，李东垣非常明确指出"阴火"为心火，详细论述见拙著《中医内伤火病学》[②]，再版改为《医易火病学》[③]。

要想认定"阴火"是什么，首先必须明白"君火之下，阴精承之"及"相火之下，水气承之"是什么意思，其次明白《脏气法时》以少阴肾主冬寒水和《伤寒论》六经病欲解时以太阴脾主冬寒水之不同。我们研究的

① 孙其新，《李可临证要旨1》第151~163页、74~86页，人民军医出版社，2011年。
② 田合禄，《中医内伤火病学》，山西科学技术出版社，1993年。
③ 田合禄，《医易火病学》，山西科学技术出版社，2007年。

是《伤寒论》，当然要以太阴脾主冬寒水为主了。

"君火之下，阴精承之"，君火就是心火，心火行血脉之中，当然要以血液为养了。所以这里所说的"阴精"是指"血液"了，是指阳生阴长中所长的"阴精"了，不是指肾中阴精。

"相火之下，水气承之"，相火就是少阳三焦之火了，就《伤寒论》而论，要以太阴脾水——坤水为养了，不是少阴肾水——坎水。郑钦安在《医理真传·卷一·坎卦解》中说："真阳二字，各处讲解字眼不同，恐初学者看书，一时领会不到，以致认证不清，今将各处字眼搜出，以便参究。真阳二字，一名相火，一名命门火，一名龙雷火，一名无根火，一名阴火，一名虚火。发而为病，一名元气不纳，一名元阳外越，一名真火沸腾，一名肾气不纳，一名气不归源，一名孤阳上越，一名虚火上冲，种种名目，皆指坎中之一阳也。"显然郑氏是把少阳三焦相火当作肾阳看了，用"坎水"承制"相火"了，这就完全违背了张仲景《伤寒论》太阴脾主冬三时的原旨了。且不说郑氏都把生理名和病理名混为一谈了。

肾水坎中之阳是"潜龙"，多阴少阳，冬天万里冰封，冰天雪地，《周易》明确提出"潜龙勿用"，秋冬是不能扰动它的，为什么要用大量"姜附"改变其"多阴少阳"的生理指标呢？再说"龙雷之火"，众所周知，惊蛰龙抬头之后才有雷声，秋分龙蛰之后雷收声，可是"龙雷之火"必发于阳盛之时，严寒隆冬哪来的"龙雷之火"？阳盛的"龙雷之火"又怎么能与阴虚的"虚火上冲"混为一谈呢？郑氏又说："水盛一分，龙（龙雷之火）亦盛一分，水高一尺，龙亦高一尺，是龙之因水盛而游，非龙之不潜而反其常。故经云：阴盛者，阳必衰，即此用药之必扶阳抑阴也。"水虚，相火必盛，必发"龙雷之火"；水盛，相火必衰，怎么会有"龙雷之火"？无稽之谈！

什么是"引火不归原"呢？张景岳在《景岳全书·本草正》论述肉桂时说："若下焦虚寒，法当引火归原者，则此为要药，不可误执。"论附子时又说："大能引火归原，制服虚热。"桂附乃大辛热药物，泻寒扶阳，其功能是扶助三焦相火旺盛而使阳生阴长，使"阴精"承制"心火"，哪里有什么"离位相火"？识证不清，贻害无穷。

我们再看看封髓丹和潜阳丹的用药。

封髓丹最早见载于元代许国祯主编的《御院药方》，用黄柏三两、缩砂仁一两五钱，甘草二两。为细末，煮糊为丸，如梧桐子大。每服50丸，用肉苁蓉半两切碎，酒浸一夜，次日早煎三五沸，去滓，以酒送下。功能"降心火，益肾水"。

其次封髓丹见于明代董宿《奇效良方》：记载黄柏三两，砂仁一两，炙甘草七钱（注意此用炙甘草）。主治同《御院药方》记载。

第三，清代《医宗金鉴》载封髓丹：黄柏一两，砂仁七钱，甘草三钱。主治梦遗、失精及与鬼交。

郑钦安《医理真传》所载封髓丹药物及药量同《医宗金鉴》，但主治扩大了：能治一切虚火上冲，牙疼，咳嗽，喘促，面肿，喉痹，耳肿，目赤，鼻塞，遗尿，滑精诸症，屡获奇效，实有出人意料，令人不解者。

但从原方看，君药是苦寒的黄柏。一般人都认为黄柏是泻相火的，那么此方为什么能"降心火，益肾水"？其实，黄柏味苦入心，寒清心火。再配以甘草成甘苦寒，张元素《医学启源》药性要旨说"甘苦寒泻血热"，可知此方是名副其实的"降心火"。心火旺则克肺金，使水之上源日亏而导致肾水日少，今心火得清，肺金安宁，上源之水下流不断，自然就能"益肾水"了。张元素《医学启源》药性生熟用法说"黄连、黄芩、黄柏，治病在头面及手梢皮肤者，须酒炒之，借酒力上升也"，故此方以酒送服，以清在上之心火。肾的生理本性是寒凉，温热则成病理，故云黄柏苦寒坚肾阴，此非封髓乎？心火旺于上，其下必有寒湿，砂仁辛温，温中健脾祛寒湿，补土固肾，也云封髓。其下寒湿重者，可加肉桂、附子。其功主要是治在上之心火，故郑钦安说此方"能治一切虚火上冲，牙疼，咳嗽，喘促，面肿，喉痹，耳肿，目赤，鼻塞，遗尿，滑精诸证，屡获奇效，实有出人意外，令人不解者……至平至常，至神至妙"，"在上则有牙疼、喘促、耳面肿诸症，在下则有遗尿、淋、浊、带诸症……以此方治之，真有百发百中之妙"（《医理真传》卷二）。李东垣在《脾胃论》中就说：须少加黄连以助黄柏之力泻心火补肾水。郑钦安说："封髓丹一方，乃纳气归肾之法，亦上中下并补之方也。夫黄柏味苦入心，禀天冬寒水之气而入肾，色黄而入脾。脾调和水火之枢也，独此一味，三才之意已具，况砂仁辛温，能纳五脏之气而归肾，甘草调和上下，又能伏火，真火伏藏，则人身之根蒂永固，故曰封髓。其中更有至妙者，黄柏之苦合甘草之甘，苦甘能化阴，砂仁之辛合甘草之甘，辛甘能化阳。阴阳合化，交气中宫，则水火既济，其制方之妙全在调和水火也。"为了符合己意，不顾原有"降心火，益肾水"的功能，随心所欲乱言一通，造成了极坏影响。此方不是滋阴降火剂，不能治肾阴虚火旺证。

潜阳丹，西砂一两、姜汁炒，附子八钱，龟板二钱，甘草五钱。

郑钦安说："潜阳丹一方，乃纳气归肾之法也。夫西砂辛温，能宣中宫一切阴邪，又能纳气归肾。附子辛热，能补坎坤真阳，真阳为君火之种，补真火即是壮君火也。况龟板一物，坚硬，得水之精气而生，有通阴助阳之力，世人以利水滋阴目之，悖其功也。佐以甘草补中，有伏火互根之妙，故曰潜阳。"此说很不妥当，龟板咸寒，合甘寒之甘草，制心火滋心血。而且龟板乃介类属于肺金类，"通阴"可也，何以能"助阳"，特别是助肾阳？

太阴脾水一派"脏寒"，正是要用"四逆辈"扶少阳三焦相火来"温阳"养之的。

十三、张仲景怎样撰成《伤寒杂病论》

冯世纶教授撰写了一系列论文和专著，致力于阐明张仲景是借用《汤液经法》所载方药撰成《伤寒杂病论》的，论证与分析很细致，读后获益匪浅，深受启发①。然而其观点有些偏激，曹东义先生已经在《回归中医》一书第二十二节中批驳了其观点②，笔者赞成曹先生的观点。曹先生已经阐述过的观点，为了节省篇幅，不再赘述。下面只谈个人观点。

（一）《汤液经法》不是张仲景撰写《伤寒论》的主要参考书

张仲景在《伤寒论》序言中明确指出他创作《伤寒论》的主要参考书是"《素问》《九卷》《八十一难》《阴阳大论》《胎胪药录》，并平脉辨证"及"博采众方"而"为《伤寒杂病论》合十六卷"，可见张仲景写书的严谨态度。其中既有"医经"类的书籍，也有"本草"类《药录》，就是没有"经方"类书籍，只说是"博采众方"。可是晋代皇甫谧《针灸甲乙经》序言却说："伊尹以亚圣之才，撰用《神农本草》，以为《汤液》。……仲景论广汤液为数十卷，用之多验。"晋代陶弘景《辅行诀五脏用药法要》又说："商有圣相伊尹，撰《汤液经法》……"又说："汉晋以还，诸名医辈，张机、卫汜〔汛〕、华元化、吴普、皇甫玄晏、支法师、葛稚川、范将军等，皆当代名贤，咸师式此《汤液经法》，愍救疾苦，造福含灵。"所以冯世纶等就认为，《伤寒论》就是《汤液经法》，《伤寒论》是经方派书，不是医经派书。可是按张仲景写书的严谨态度，怎么能遗漏主要参考书《汤液经法》和《神农本草经》呢？只有一种可能，《汤液经法》和《神农本草经》不是张仲景创作《伤寒论》的主要参考书，或者是属于次要的参

① 其主要论文收载于《中国汤液经方》一书，人民军医出版社，2005 年。
② 曹东义，《回归中医》第 183 页，中国中医药出版社，2007 年。

五运六气解读《伤寒论》

考书，不够格在序言中写出来。《神农本草经》不见于《汉书·艺文志》，张仲景生活在东汉末年，或许未曾见过《神农本草经》之书。《伤寒论》中的方剂是"博采众方"得来的，《汤液经法》不是重点。

《伤寒论》采用了《汤液经法》中的哪些方剂呢？《辅行诀五脏用药法要》说："外感天行，经方之治，有二旦、六神等汤。昔南阳张机，依此诸方，撰为《伤寒论》一部，疗治明悉，后学咸尊奉之。"皇甫谧和陶弘景的这种说法，只是他们看了《伤寒论》中有二旦、六神汤等方剂之后，自己的认识，并非张仲景己意。这可从陶弘景在《辅行诀五脏用药法要》说"张机撰《伤寒论》避道家之称，故其方皆非正名，但以药名之"得之，那只是陶弘景的个人认识。即便是《伤寒论》中采用了《汤液经法》中的一些方剂，也不能把《伤寒论》说成是《汤液经法》，那是个人的偏见。就像现在有人认为《伤寒论》只是讨论寒邪为病，而有人认为《伤寒论》是部温病专著一样，那只是个人的认识，不是《伤寒论》的本义。

如果只见到《伤寒论》中有二旦、六神等汤方，就认定《伤寒论》一定源于《汤液经法》，不理睬张仲景自己说的"博采众方"，实属一偏之见，不但误己，也害人。

（二）张仲景撰写《伤寒杂病论》用了《内经》理论

笔者在已发表的文章中明确指出，外感病有很强的时间性，任何外感病都离不开时间和地域，"时立"才能"气布"，所以"六经病欲解时"是张仲景创作《伤寒论》的大纲。而张仲景"六经病欲解时"的安排却源于《素问·脏气法时论》和《素问·阴阳离合论》。更何况《伤寒论》"病发于阳""病发于阴"的第 7 条完全源于《素问·金匮真言论》。太阳主表主外，太阴主里主内，则源于《灵枢·营卫生会》所说"太阴主内，太阳主外"。《金匮要略·脏腑经络先后病脉证》所说"有未至而至，有至而不至，有至而不去，有至而太过，何谓也？师曰：冬至之后，甲子夜半少阳起，少阴之时，阳始生，天得温。以未得甲子，天因温和，此为未至而至也；以得甲子，而天未温和，为至而不至也；以得甲子，而天大寒不解，此为至而不去也；以得甲子，而天温如盛夏五六月时，此为至而太过也"，这难道不是源于《素问·六节脏象论》"未至而至，此谓太过……至而不至，此谓不及"吗？而太过不及正是《内经》的五运六气理论。《金匮要略·脏腑经络先后病脉证》中说"夫肝之病，补用酸，助用焦苦，益用甘味之药调之。此治肝补脾之要妙也。肝虚则用此法，实则不在用之"，不正是源于《素问·脏气法时论》吗？

表 13-1 用药比较

	《脏气法时论》			《金匮要略》		
	急食	补	泻	用	益	助
肝	甘	辛	酸	酸	甘	焦苦

从表中可以看出，《脏气法时论》的泻味与《金匮要略》的用味相同，《脏气法时论》急用与《金匮要略》的益味相同。

"六经病欲解时"用少阳、太阳、阳明、太阴统主一年春夏秋冬或一日之四时阴阳，又本于《素问》《生气通天论》《四气调神大论》《阴阳应象大论》《六节脏象论》及五运六气理论等。张仲景在《伤寒论》中紧抓四时阴阳不放松，创建了四时阴阳两套系统，并以阳仪系统的太阳少阳合病并病及"病发于阳"系统的太阳阳明合病并病为例加以说明，而且据此创建了大表部和大里部系统应用于临床，非常实用，今示意于下。

四时
阴阳
{
阴阳仪系统
{
春夏阳仪系统
秋冬阴仪系统
}
病发阴阳系统
{
夏秋病发于阳系统
冬春病发于阴系统
}
}
表里
{
大表：阳仪＋病发于阳
大里：阴仪＋病发于阴
}

读《伤寒论》外感病必须明白此理，否则读不懂《伤寒论》。

从"六经病欲解时"的解读分析，可以清楚地看到，张仲景的《伤寒杂病论》与《黄帝内经》是一脉相承的，张仲景在序言中说撰用《内经》并非虚语，《伤寒杂病论》不但忠实地继承了《黄帝内经》医学理论，还在临床中得到了发展，怎么能说《伤寒论》不是一部理论性著作，只是一部临床著作呢？所以胡希恕教授"果断提出：《伤寒论》的六经与《内经》本无关系"[1] 的结论和日本江部洋一郎在《经方医学》说"《黄帝内经》和《伤寒论》本属两个完全不同的体系，若用同样的认识去理解两者，或者

---

① 冯世纶等，《经方传真：胡希恕经方理论与实践》（修订版）"修订版编者的话"第1页，中国中医药出版社，2010年。

套用《内经》的观点去解析《伤寒论》,必然会自相矛盾"①的说法是错误的,冯世纶教授的"只就撰写《伤寒杂病论》一书来说,张仲景主要依据了《汤液经法》《神农本草经》,而并不是依据《内经》……《伤寒杂病论》应隶属《汉书》所载的'经方家'派系"及"只就《伤寒杂病论》序看,不能证明张仲景依据《内经》撰写了《伤寒杂病论》。其医学理论不能说是来源于《内经》"的说法也不妥当②,这是他们没有读懂《伤寒论》,更没有解开"六经病欲解时"之谜的自我开脱。实际上,《伤寒论》是一部理论和临床相结合的理、法、方、药齐备的医学巨著,是在继承《内经》理论基础上的创新。

由于胡希恕教授基于"《伤寒论》的六经与《内经》本无关系"的错误认识,所以他总结出的"《伤寒论》的基本理论基于八纲,由八纲发展成六经辨证"的结论也是不能成立的,所以"'经方学派主要运用六经辨证(而不用脏腑辨证)和方证辨证'的学术体系很难得到当时学界的公认",却去求助于日本的《皇汉医学》为自己撑腰③。

笔者认为,《伤寒论》既不是现行教材单纯的"脏腑辨证",也不是经方派单纯的"六经(八纲)辨证和方证辨证",而是"六经脏气法时辨证",属于天人合一的"时脏对应辨证体系",要先辨时,次辨脏位气性,后辨方证。更不是冯世纶教授说的"六经即来自于八纲","六经辨证实即八纲辨证④"。众所周知,对于外感病,六经"时立气布"之后才有表、里、阴、阳、寒、热、虚、实病位病情的反应,六经"时立气布"是本,表、里、阴、阳、寒、热、虚、实病位病情是末。《伤寒论》"时脏对应六经辨证体系"包括多种子系辨证法:如三部六经辨证、六经辨证、卫气营血辨证、三焦辨证、脏腑辨证、八刚辨证及方证辨证等。"时脏对应六经辨证"是本,八纲辨证和方证辨证是末,其本末高低一看自明,无需再言,不能本末倒置。如果要将八纲归于六经,认定"六经即来自于八纲",那应该是言内伤病,而非外感病,外感病和内伤病不得混淆。

---

① 江部洋一郎等,《经方医学》第一卷第236~237页,学苑出版社,2010年。
② 冯世纶、张长恩,《中国汤液经方》第6页、103页,人民军医出版社,2005年。
③ 冯世纶等,《经方传真:胡希恕经方理论与实践》(修订版)"修订版编者的话"第1~2页,中国中医药出版社,2010年。
④ 冯世纶、张长恩,《中国汤液经方》第23页、25页,人民军医出版社,2005年。

（三）六经之名不可废

冯世纶教授说："六经，是指太阳、阳明、少阳三阳，和少阴、太阴、厥阴三阴而言，《伤寒论》虽称之为病，其实即是证，而且是来自于八纲。……六经的实质即是表、里、半表半里、三阳、三阴的六类证型。……六经辨证实即八纲辨证，六经名称本来可废，不过本文是通过仲景书的阐明，为便于读者对照研究，因并存之①。"看看，连《伤寒论》的六经之名都要废掉，真是大胆改革！

冯教授把六经的实质定为六类证型，实有失公允。笔者认为，六经的实质是对时空的界定，目的是为了把握"时立气布"的情况，在什么时候什么地点，发生什么类型的疾病。"时立气布"是本，"证型"是标，抓标忘本不可取。如果废除六经之名，就失去了时空的界定，没有了"时立气布"的标准，即失去了判断风寒暑湿燥火六气发病的时间性地域性，没有了天人合一，只有人这个主体，失去了天时之客体，那是西医的做法，不是中医的理法。

（四）《伤寒论》离不开中医独特的阴阳五行理论

冯世纶教授说："从《伤寒论》的内容看，不见五行的踪影②。"此说是弃事实于不顾，为了符合己说。《伤寒论》第108条的"肝乘脾"和第109条的"肝乘肺"，不就是在用五行理论说理吗？

《伤寒论》"六经病欲解时"以四时阴阳为纲，更是以阴阳克胜论发病。如《伤寒论·辨脉法》云"日中得病，夜半愈者，以阳得阴则解也。夜半得病，明日日中愈者，以阴得阳则解也"。

（五）削足适履之风不可倡

如果说删去《伤寒论》序言中的"撰用《素问》《九卷》《八十一难》

---

① 冯世纶、张长恩，《中国汤液经方》第25页，人民军医出版社，2005年。
② 冯世纶、张长恩，《中国汤液经方》第19页，人民军医出版社，2005年。

五运六气解读《伤寒论》

《阴阳大论》《胎胪药录》，并平脉辨证"尚有日本古本小字为证的话，那么将少阴病解释为"表阴证"，而删去少阴病中的黄连阿胶汤、三承气汤、猪苓汤等的依据又是什么呢？答案只能是符合己意而已。如此解读《伤寒论》只能是越解越糟糕，误人害己而已。

　　按照冯世纶教授的说法，《伤寒论》原序有的"《素问》《九卷》《八十一难》《阴阳大论》《胎胪药录》，并平脉辨证"21字当删去，而《伤寒论》原序没有的《汤液经法》却硬要塞进去，连少阴病中的热证也要删去，这是为什么？说白了，就是符合己意而已。这种做法，要将伤寒学子引向何处去？要将《伤寒论》研究引向何处去？

十四、现代三部六经学说的比较

现代有刘绍武、胡希恕、田合禄三家三部六经学说，特陈述于下供大家比较参考应用，并辨认其优劣。

（一）刘绍武三部六病说

1. 表部

凡是和空气直接接触的表面部位都属于表。《内经》曰："肺与皮毛相表里。"故肌表和肺系均属表部的范畴，完成呼吸功能，以通天。

2. 里部

凡与饮食物接触的部位都属里，包括整个消化道，即《伤寒论》所称之"胃家"，以通地。

3. 半表半里部

介于表里之间与血液接触的部位，即半表半里部，包括整个循环系统，以胸胁为中心，心肾为主导，以通人。

表部由太阳病、厥阴病组成。表部以肺为主。其太阳病主方是葛根麻黄汤（即麻杏石甘汤加葛根）。

里部由阳明病、太阴病组成。里部以胃为主。其阳明病主方是大黄芒硝汤（即大承气汤加白芍）。

半表半里部由少阳病、少阴病组成。半表半里部以心脏为主。其少阳病主方是黄芩柴胡汤（即黄芩汤与竹叶石膏汤加减）。

此说源于日本《皇汉医学》。

刘氏此说，表部既以肺为主导，那么肺与表部的太阳病和厥阴病有什么关系呢？《伤寒论》太阳病的主方麻黄汤、桂枝汤、大小青龙汤哪里去了？

（二）胡希恕三部六经说

冯世纶《经方传真：胡希恕经方理论与实践》（修订版）。

1. 表

指体表，即由皮肤、肌肉、筋骨等所组成的机体外在躯壳。

2. 里

指人体的极里面，即由食管、小肠、大肠等组成的消化管道。

3. 半表半里

指表之内、里之外，即胸腹两大腔间，为诸多脏器所在之地。

表证由太阳表阳、少阴表阴组成。膀胱和肾是冬藏的脏腑，怎么能护表呢？

里证由阳明里阳、太阴里阴组成。

半表半里证由少阳半阳、厥阴半阴组成。

此说源于脏腑表里说。

胡氏此说，太阳膀胱之寒腑和少阴肾之寒脏，寒水之脏腑何以主表？既然少阴为表阴证，那么少阴病的黄连阿胶汤和大承气汤三证哪里去了？

（三）田合禄三部六经说

1. 横向三部六经

表部阳仪系统主人体的阳气而卫外，应于春夏，由春厥阴、夏太阳组成。风寒伤阳。

里部阴仪系统主人体的阴气而主内，应于秋冬，由秋阳明、冬少阴组成。燥热伤阴。

表里之间是黄庭太极，主人体的中气，或称元气。湿火直趋中道。

2. 纵向三部六经

上焦部心肺，主太阳阳明燥热。

中焦部三焦脾，主太阴少阳湿火。

下焦部肝肾，主厥阴少阴风寒。

此说源于《内经》四时阴阳脏气法时及五运六气理论的天人合一思想。生之本，本于四时阴阳也，故云生气通天。

十五、五运六气将中医标准化

现在有一个观点认为中医没有标准化，其实，这是一种偏见，中医是有自己标准的，五运六气将中医标准化。我们可以从理论、疾病、技术三方面来论述中医的标准化。

（一）中医理论规范化

标准化的中医理论必须是规范化，从理论上去解决"为什么"的问题，即有一个完整的解释理论体系。五运六气理论即具备这个条件，它以"天地合气"生人的观念为基础，创建了一个庞大的"天-地-人三才思维模式"理论体系，去解释中医自身的生理、病理、药理、治疗等问题，这个理论体系理、法、方、药齐备。笔者前文说过，五运六气理论属于自然科学，即中医属于自然科学，可知中医理论具有科学的规范化，系统性强，具有逻辑性、严谨性，不能随意解释。其临床验证见于《伤寒论》，我们尊此创建了"中医太极三部六经体系"，将寒温统一于一体，包纳所有中医辨证论治理论，规范化了中医理论。如一年分为六气就有标准范围划分，正月二月为初之气，三月四月为二之气，五月六月为三之气，七月八月为四之气，九月十月为五之气，十一月十二月为终之气，超过此标准的就会出现上下升降、迁正退位等问题（《素问·本病论》）。如同世界卫生组织（WHO）建议使用的血压标准：凡正常成人收缩压小于或等于140mmHg（18.6kPa），舒张压小于或等于90mmHg（12kPa），为正常血压，高于或低于此标准的为不正常血压。

西医的一些规范化，中医没有，可是中医的一些规范化，西医也没有啊，如中医将五脏系统配应于五季五方的规范化，西医就没有。

（二）中医疾病规律化

中医疾病规律化，即讲中医发病的规律，解决"是什么"的问题。非难中医的人认为，中医只是经验医学，是建立在"个体化"基础上的，没有理论体系，缺乏"大样本"重复性科学实验。这更是一派胡言。五运六气理论所建起来的样本要比西医样本大得多，是甲子60年"大样本"，其重复稳定性要比西医大得多，比如《内经》记载癸未年会发生"金疫"，2003年癸未年就发生了。《素问·六元正纪大论》记载的三阴三阳司天之政要发生的事件，今天仍然能重复见到。因为其重复性很强，所以可以进行预测，而西医的重复性却不能预测。这些规律是我们祖先从科学实验中得到的，如《素问·五运行大论》谓："黄帝坐明堂（天人合一建筑物），始正天纲（天道大纲），临观八极（八方八节），考建五常（五行气运之常）。"《素问·阴阳类论》说："孟春始至，黄帝燕坐，临观八极，正八风之气。"只不过是实验方法不同罢了，西医只是实验室的微观实验，中医却是观天、观地、察人事的宏观大实验。故《内经》说："善言天者，必有验于人"，"善言古者，必有合于今"，"善言人者，必有验于己。"这种重复性是西医能够比的吗？

（三）中医临床技术规格化

中医临床技术规格化，是解决中医标准化在临床应用操作过程的技术问题，解决临床应用"怎么办"的问题。对于那些已经肯定的成熟临床技术要固定下来，不能因医师个人的意愿而随意变更，这在《内经》中有很多记载。如《素问·脏气法时论》五味补泻说：

病在肝……肝欲散，急食辛以散之，用辛补之，酸泻之。
病在心……心欲软，急食咸以软之，用咸补之，甘泻之。
病在脾……脾欲缓，急食甘以缓之，用甘补之，苦泻之。
病在肺……肺欲收，急食酸以收之，用酸补之，辛泻之。
病在肾……肾欲坚，急食苦以坚之，用苦补之，咸泻之。
《素问·至真要大论》说：

司天之气

风淫所胜，平以辛凉，佐以苦甘，以甘缓之，以酸泻之。

热淫所胜，平以咸寒，佐以苦甘，以酸收之。

湿淫所胜，平以苦热，佐以酸辛，以苦燥之，以淡泄之。湿上甚而热，治以苦温，佐以甘辛，以汗为故而止。

火淫所胜，平以酸冷，佐以苦甘，以酸收之，以苦发之，以酸复之。热淫同。

燥淫所胜，平以苦温，佐以酸辛，以苦下之。

寒淫所胜，平以辛热，佐以甘苦，以咸泻之。

······

诸气在泉

风淫于内，治以辛凉，佐以苦；以甘缓之，以辛散之。

热淫于内，治以咸寒，佐以甘苦，以酸收之，以苦发之。

湿淫于内，治以苦热，佐以酸淡，以苦燥之，以淡泄之。

火淫于内，治以咸冷，佐以苦辛，以酸收之，以苦发之。

燥淫于内，治以苦温，佐以甘辛，以苦下之。

寒淫于内，治以甘热，佐以苦辛，以咸泻之，以辛润之，以苦坚之。

······

厥阴之胜，治以甘清，佐以苦辛，以酸泻之。

少阴之胜，治以辛寒，佐以苦咸，以甘泻之，

太阴之胜，治以咸热，佐以辛甘，以苦泻之。

少阳之胜，治以辛寒，佐以甘咸，以甘泻之。

阳明之胜，治以酸温，佐以辛甘，以苦泻之。

太阳之胜，治以甘热，佐以辛酸，以咸泻之。

······

邪气反胜，治之奈何······

风司于地，清反胜之，治以酸温，佐以苦甘，以辛平之。

热司于地，寒反胜之，治以甘热，佐以苦辛，以咸平之。

湿司于地，热反胜之，治以苦冷，佐以咸甘，以苦平之。

火司于地，寒反胜之，治以甘热，佐以苦辛，以咸平之。

燥司于地，热反胜之，治以平寒，佐以苦甘，以酸平之，以和为利。

寒司于地，热反胜之，治以咸冷，佐以甘辛，以苦平之。

······

司天邪胜何如……

风化于天，清反胜之，治以酸温，佐以甘苦。

热化于天，寒反胜之，治以甘温，佐以苦酸辛。

湿化于天，热反胜之，治以苦寒，佐以苦酸。

火化于天，寒反胜之，治以甘热，佐以苦辛。

燥化于天，热反胜之，治以辛寒，佐以苦甘。

寒化于天，热反胜之，治以咸冷，佐以苦辛。

这些临床治疗用药规则都是《内经》对中医临床技术的规格化，是不能随意更改的。每一个中医师都必须严格遵守。这如同西医见了炎症，所有西医师都必须用抗生素一样。至于具体药物，医师可以根据病情选择。

请看，谁说中医没有规格化？而西医却没有组方规格化。

（四）中医临床技术的量化

量化也是攻击中医的借口之一，否定中医者认为中医没有量化。其实中医有自己的量化标准。如《素问·至真要大论》说：

君一臣二，奇之制也；君二臣四，偶之制也；君二臣三，奇之制也；君二臣六，偶之制也。

这是对方剂组方规格化的量化。还有对用药分量的量化，如《伤寒论》小承气汤由大黄四两、厚朴二两、枳实三枚三味药组成，而《金匮要略》用同样的三味药组成厚朴三物汤则厚朴变成了八两、枳实变成了五枚，量变则名异。这样的例子在《伤寒论》《金匮要略》中有好多，就不赘述了。

十六、田氏"中医太极三部六经体系"

《伤寒论》是一部外感病专著，外感病的特点在于"时"，故《内经》说"时立气布"。所谓"时立气布"，即指不同的时间有不同的气，如春风、夏热、秋燥、冬寒等，人在不同的时间不同的地点所感受的外邪是不同的，感受外邪不同，则所得外感病也就不会相同，所以张仲景特别重视"时"，创立了"六经病欲解时"。

从六经病欲解时图（见图2-1）中可以看到，张仲景紧抓四时阴阳之纲不放，以少阳主春、太阳主夏、阳明主秋、太阴主冬，成为张仲景治疗外感病的纲领。笔者据此创建了"中医太极三部六经体系"，现阐述如下。

（一）纵向三部六经

《素问·金匮真言论》说：背为阳，腹为阴。夏秋病在阳，《伤寒论》称为"病发于阳"。冬春病在阴，《伤寒论》称为"病发于阴"。

背为阳，心为阳中之阳，肺为阳中之阴，太阳主夏心，阳明主秋肺，所以"病发于阳"即太阳阳明病，包含所有外感病的初发病期。心肺居于横膈膜之上，属于上焦。

太阴主冬脾，少阳主春三焦，《素问·六节脏象论》说"脾、胃、大肠、小肠、三焦、膀胱者……此至阴之类，通于土气"，所以"病发于阴"即太阴脾和少阳三焦病，属于中焦。

"病发于阳""病发于阴"图见前文图3-10。

从四时阴阳来讲，少阴在子而天道一阳来复，厥阴在丑而地道一阳来复，潜藏于下，所以少阴肾和厥阴肝在下，属于下焦。

故章虚谷在《医门棒喝二集·卷二·太阳上》说："上焦外通太阳、阳明；中焦外通少阳、太阴（太极部），下焦外通少阴、厥阴。"

张仲景《伤寒论》本有上、中、下三焦之说，如243条"属上焦"，

230条"上焦得通"，159条"理中焦"，145条"无犯胃气及上二焦"，124条"热在下焦"，159条"利在下焦"，282条"下焦虚有寒"。上、中、下三焦表示外感病的发展趋势，上轻而下重，故吴鞠通说"治上焦如羽（非轻不举），治中焦如衡（非平不安），治下焦如权（非重不沉）"。

"病发于阳"太阳阳明病的代表方剂是辛凉解表剂葛根汤和辛温解表剂麻黄汤。

"病发于阴"少阳太阴病的代表方剂是小建中汤和救里的四逆汤。

（二）横向三部六经

《素问·六元正纪大论》说："岁半之前，天气主之。岁半之后，地气主之。"《素问·至真要大论》说："初气终三气，天气主之。四气尽终气，地气主之。"岁半之前为上半年春夏，天气为阳，故李东垣称为阳仪系统。岁半之后为下半年秋冬，地气为阴，故李东垣称为阴仪系统。从六经病欲解时图可以看到，从寅到未上半年春夏阳仪系统主太阳、少阳、厥阴三经（即伤寒、中风、温病三证）；从申到丑下半年秋冬阴仪系统主阳明、太阴、少阴三经（即宋本《辨痉湿暍病脉证第四》三证）。充分体现了张仲景《伤寒论》是以四时阴阳理论为大纲的，其撰用《阴阳大论》名不虚传。

寒、燥、湿三气为阴邪伤人春夏阳仪系统太阳、少阳、厥阴的阳气，所以厥阴为伤寒的最低面，厥阴病篇共56条，就有24条条首言"伤寒"者。

风、暑、热三气为阳邪伤人秋冬阴仪系统阳明、太阴、少阴的阴气，所以少阴为温病的最低面，少阴病篇共45条，却连一条条首都没有言"伤寒"者。

阳仪阴仪图示见前文图3-6。

阳仪系统的阳气卫外在表，阴仪系统的阴气守内在里。张仲景《伤寒论》也有此横向表里之说。如46条、124条"表证仍在"，61条、170条"无表证"，252条、257条"无表里证"，74条"有表里证"，148条"此为半在里，半在外"。

又按五运六气理论标本中气说，厥阴从中气少阳，阳明从中气太阴，则少阳和太阴如纵向分那样，少阳太阴在中为表里合部，而太阳厥阴在表，阳明少阴在里，形成了横向的表、里、表里合部三部。此三部表示感受外邪的性质，伤寒伤人表部阳仪系统的阳气，故首先侵犯太阳；风热伤人里部阴仪系统的阴气，故首先侵犯阳明肺；湿热直趋中道太阴少阳。外感病伤寒、风热、湿热三大病种来路及传变途径，既系统，又清楚，轻重缓急十分明白，既便于掌握，又便于治疗。

太阳心主营，阳明肺主卫，故《伤寒论·辨脉法》说："风则伤卫，寒则伤荣。荣卫俱病，骨节烦疼。"

吴师机在《理瀹骈文》中说："人之一身，自纵言之，则上、中、下为三部。自横言之，则又以在表、在里、在表里（太极部）为三部。"

寒伤阳仪的代表方剂是大小青龙汤，热伤阴仪的代表方剂是大小白虎汤。

（三）中医太极三部六经体系

马莳《灵枢注证发微》说："盖人身大体自纵而言之，则以上、中、下为三部，自横而言之，则表、里、半表半里为三部，故谓上下、中外三员也。"

我们将纵向三部六经体系和横向三部六经体系结合在一起，用《黄庭经》和五运六气标本中气理论就可以将《伤寒论》的六经病欲解时演变成"中医太极三部六经体系"。

少阳太阴为太极部证据一，《黄庭内景经·上有章》说："上有魂灵下关元，左为少阳右太阴，后有密户前生门，出日入月呼吸存。"《黄庭外景经·老子章》说："上有黄庭下关元，后有幽阙前命门。呼吸庐间入丹田，玉池清水灌灵根，审能修之可长存。黄庭中人衣赤衣，关门壮蒲合两扉，幽阙侠之高巍巍，丹田之中精气微。"请看，《黄庭经》就说这个黄庭太极是由少阳和太阴组成的，就是我们所说的丹田。这个太极在神阙和命门之间。魏荔彤曾说："《黄庭经》所言，上有黄庭，下有关元，前有幽阙，后有命门是也。上下前后，四穴之中，为人之中，此中存气为中气。人多以胃气为中气，误矣。……此上下前后，四穴之中为天地父母生人之气，阴阳结聚于此，正人身之太极也……此处中气聚焉。"

少阳太阴为太极部证据二，少阳标为阳，本气相火为阳，标本皆阳是纯阳，配纯阳乾卦。太阴标为阴，本气湿为阴，标本皆阴是纯阴，配纯阴坤卦。乾坤合为一太极，故少阳太阴也合为一太极。

厥阴的中气是少阳相火，木从火化；阳明中气是太阴湿土，燥从湿化；故二者不从标本，都从乎中气。所以张子和在《儒门事亲》中说：

少阳从本为相火，太阴从本湿上坐；

厥阴从中火是家，阳明从中湿是我；

太阳少阴标本从，阴阳二气相包裹；

风从火断汗之宜，燥与湿兼下之可。

万病能将火湿分，彻开轩岐无缝锁。

张子和说万病都本于黄庭太极中的少阳三焦相火和太阴脾湿，春厥阴肝从中气少阳三焦相火，秋阳明肺从中气太阴脾湿，夏太阳和冬少阴乃阴阳之征兆。

少阳太阴为太极部证据三，李东垣称说"甲己化土，此仲景妙法也"。所谓"甲己化土"，即少阳三焦相火生太阴脾土，即黄庭太极。李东垣在《医学发明·病有逆从》中说："坤元一正之土，虽主生长，阴静阳躁，禀乎少阳元气，乃能生育也。"坤即太阴脾，只有在少阳三焦相火的作用下，才能腐熟水谷，生化气血的功能。关于"甲己化土"的详细阐发见下文。

中医太极纵横三部六经体系的结构是：

	阳仪	太极	阴仪
	表阳部	阴阳合部	里阴部
上焦部	太阳		阳明
中焦太极部		少阳太阴	
下焦部	厥阴		少阴

《素问·五运行大论》说："风寒在下，燥热在上，湿气在中，火游行其间。"所以中医太极纵横三部六经体系的发病是：

横向表里分 {
表部阳——厥阴肝系统和太阳心系统——春夏系统——风寒伤阳
里部阴——阳明肺系统和少阴肾系统——秋冬系统——风热伤阴
太极阴阳合部——太阴脾系统和少阳三焦系统——暑夏时段——湿热伤中
}

纵向上下分 {
上焦部——太阳心系统和阳明肺系统——燥热在上
中焦部——太阴脾系统和少阳三焦系统——湿火在中
下焦部——厥阴肝系统和少阴肾系统——风寒在下
}

这样我们就将伤寒和温病统一起来了，统一在"中医太极三部六经体系"之中，有很强的系统性、逻辑性。可用图3-20表示。

阳仪为阳在表，"病发于阳"的太阳阳明主表，据此笔者创建了大表部系统，大表部外感有太阳阳明合病并病和太阳少阳合病并病，李东垣内伤有春夏少阳阳气不生升和上焦心肺气不足和大气下陷。

阴仪为阴在里，"病发于阴"的太阴少阳主里，据此笔者创建了大里部系统。大里部以太阴脾和少阴肾病为主，最多太阴少阴合病并病四逆汤证。

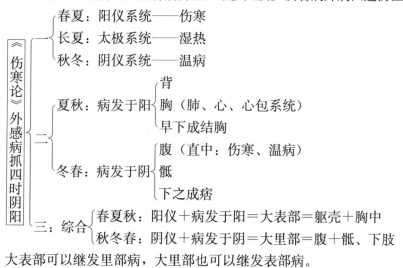

大表部可以继发里部病，大里部也可以继发表部病。

（四）李东垣论"太极三部六经体系"

李东垣不但以"仲景妙法"——"甲己化土"为黄庭太极，并有"太极三部六经体系"的论述。李东垣精熟张仲景学说，张仲景学说的精髓是抓四时阴阳，所以李东垣学说的精髓也是抓四时阴阳。张仲景以四时阴阳而分"三部六经体系"，李东垣也以四时阴阳分"三部六经体系"。

"中医太极三部六经体系"的创建，不但可以治疗一切外感病，也可以治疗一切内伤病。李东垣在《脾胃论·脾胃胜衰论》说："是以检讨《素问》《难经》及《黄帝针经》中说脾胃不足之源，乃阳气不足，阴气有余。""大抵脾胃虚弱，阳气不能生长，是春夏之令不行，五脏之气不生。脾病则下流乘肾，土克水，则骨乏无力，是为骨蚀，令人骨髓空虚，足不能履地，是阴气重叠，此阴盛阳虚之证。"李东垣自己说脾胃病的根源是"阳气不足"，是"阳气不能生长，是春夏之令不行"导致的。这个阳气就是"少阳春生之气"，即甲胆生发之气。春夏属于"阳仪"系统。李东垣说："胆者，少阳春生之气，春气升则万化安，故胆气春升，则余脏从之。"张元素说："胆属木，为少阳相火，发生万物；为决断之官，十一脏之主。"（《本草纲目》）五运六气理论认为，厥阴（肝胆）从中气少阳相火，故张元素说胆为少阳相火。张志聪也说："胆主甲子，为五运六气之首，胆气升则十一脏腑之气皆升，故取决于胆也。所谓求其至也，皆归始春。"甲主少阳相火，己主太阴脾土，李东垣称说"甲己化土，此仲景妙法也"。所谓"甲己化土"，即少阳三焦相火生太阴脾土，即黄庭太极。李东垣在《医学发明》"病有逆从，治有反正论"中说："坤元一正之土，虽主生长，阴静阳躁，禀乎少阳元气乃能生育也。"所以脾胃病，必须突出少阳三焦的主宰地位。所以"中医太极三部六经体系"可治百病，系统性强，逻辑性严谨，好学习，好掌握，便于临床应用。

李东垣说"仲景妙法"在"甲己化土"，此乃真得张仲景奥秘之真言。甲者少阳三焦相火也，己者太阴脾湿也，救表用少阳阳旦桂枝汤，救里用太阴主方四逆汤，故张子和说"万病能将火（相火）湿分，彻开轩岐无缝锁"。少阳、太阴者，黄庭太极也，此乃百病之源。总之，如《内经》病机十九条所说："有者求之，无者求之；盛者责之，虚者责之。"

1. 横向三部六经体系

如李东垣说：

《阴阳应象论》云："天以阳生阴长，地以阳杀阴藏。"

然岁以春为首，正，正也；寅，引也。少阳之气始于泉下，引阴升而在天地人之上，即天之分，百谷草木皆甲坼于此时也。

至立夏少阴之火炽于太虚，则草木盛茂，垂枝布叶。乃阳之用，阴之体，此所谓天以阳生阴长。

经言岁半以前，天气主之，在乎升浮也。

坠秋而太阴之运，初自天而下逐，阴降而彻地，则金振燥令，风厉霜飞，品物咸殒，其枝独存，若乎毫毛。

至冬则少阴之气复伏于泉下，水冰地坼，万类周密。阴之用，阳之体也，此所谓地以阳杀阴藏。

经言岁半以后，地气主之，在乎降沉也。

至于春气温和，夏气暑热，秋气清凉，冬气冷冽，此则正气之序也。

故曰：履端于始，序则不愆。升已而降，降已而升，如环无端，运化万物，其实一气也。设或阴阳错综，胜复之变，自此而起。万物之中，人一也，呼吸升降，效象天地，准绳阴阳。盖胃为水谷之海，饮食入胃，而精气先输脾归肺，上行春夏之令，以滋养周身，乃清气为天者也；升已而下输膀胱，行秋冬之令，为传化糟粕，转味而出，乃浊阴为地者也。

若夫顺四时之气，起居有时，以避寒暑，饮食有节，及不暴喜怒，以颐神志，常欲四时均平，而无偏胜则安。不然，损伤脾胃，真气下溜，或下泄而久不能升，是有秋冬而无春夏，乃生长之用，陷于殒杀之气，而百病皆起；或久升而不降亦病焉。于此求之，则知履端之义矣。

春、夏，乃天之用也，是地之体也。

秋、冬，乃天之体也，是地之用也。

此天地之常道，既病，反常也。

春、夏天之用，人亦应之。

食罢，四肢矫健，精、气、神皆出，九窍通利是也。口鼻气息自不闻其音，语声清响如钟。

春、夏地之体，人亦应之。

食罢，皮肉筋骨血脉皆滑利，屈伸柔和，而骨刚力盛，用力不乏。

田按： 李东垣处处都讲四时阴阳，上半年以春夏为升浮阳仪系统，阳生阴长而生化万物；下半年以秋冬为沉降阴仪系统，阳杀阴藏而万物收藏。阳仪春夏是厥阴太阳肝心系统，阴仪秋冬是阳明少阴肺肾系统，加上太极少阳太阴三焦脾系统，就构成了横向的"中医太极三部六经体系"。两仪生四象，所以李东垣详细讲解了太极与四象的关系。

至而不至者，谓从后来者为虚邪，心与小肠来乘脾胃也。脾胃脉中见浮大而弦，其病或烦躁闷乱，或四肢发热，或口干舌干咽干。盖心主火，小肠主热，火热来乘土位，乃湿热相合，故烦躁闷乱也。四肢者，脾胃也，火乘之，故四肢发热也。饮食不节，劳役所伤，以致脾胃虚弱，乃血所生病，主口中津液不行，故口干咽干也。病患自以为渴，医者治以五苓散，谓止渴燥，而反加渴燥，乃重竭津液，以至危亡。经云：虚则补其母。当于心与小肠中以补脾胃之根蒂者。甘温之药为之主，以苦寒之药为之使，以酸味为之臣佐。以其心苦缓，急食酸以收之。心火旺则肺金受邪，金虚则以酸补之，次以甘温及甘寒之剂，于脾胃中泻心火之亢盛，是治其本也。

所胜妄行者，言心火旺能令母实，母者，肝木也，肝木旺则夹火势，无所畏惧而妄行也，故脾胃先受之。或身体沉重，走疰疼痛，盖湿热相搏，而风热郁而不得伸，附着于有形也。或多怒者，风热下陷于地中也。或目病而生内障者，脾裹血，胃主血，心主脉，脉者，血之腑也，或云心主血，又云肝主血，肝之窍开于目也。或妄见妄闻，起妄心，夜梦亡人，四肢满闭，转筋，皆肝木火盛而为邪也。或生痿，或生痹，或生厥，或中风，或生恶疮，或作肾痿，或为上热下寒，为邪不一，皆风热不得升长，而木火过于有形中也。

所生受病者，言肺受土火木之邪，而清肃之气伤。或胸满少气短气者，肺主诸气，五脏之气皆不足，而阳道不行也。或咳嗽寒热者，湿热乘其内也。

所不胜乘之者，水乘木之妄行而反来侮土，故肾入心为汗，入肝为泣，入脾为涎，入肺为痰。为嗽、为涕、为嚏，为水出鼻也。一说，下元土盛克水，致督、任、冲三脉盛，火旺煎熬，令水沸腾，而乘脾肺，故痰涎唾出于口也。下行为阴汗，为外肾冷，为足不任身，为脚下隐痛。或水附木势而上为眼涩，为眵，为冷泪，此皆由肺金之虚而寡于畏也。

田按：李东垣在这里用太极、两仪、四象及五行生克制化的理论阐述了以太极脾胃为中心与其余四象四脏病理变化的机理，其关系图示如图16-1：

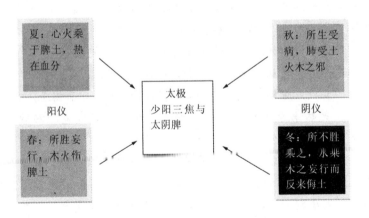

图16-1 脾与其余四脏病理关系图

2. 纵向三部六经体系

《内外伤辨惑》说：

按《阴阳应象大论》云："天之邪气，感则害人五脏。"是八益之邪，乃风邪伤人筋骨。风从上受之，风伤筋，寒伤骨，盖有形质之物受病也，系在下焦，肝肾是也。肝肾者，地之气。《难经》解云：肝肾之气，已绝于内，以其肝主筋，肾主骨，故风邪感则筋骨疼痛，筋骨之绝，则肝肾之本亦绝矣，乃有余之证也。又云："水谷之寒热，感则害人六腑。"是七损之病，乃内伤饮食也。《黄帝针经》解云：适饮食不节，劳役所伤，湿从下受之。

谓脾胃之气不足，而反下行，极则冲脉之火逆而上，是无形质之元气受病也，系在上焦，心肺是也。心肺者，天气也。故《难经》解云：心肺乏气已绝于外，以其心主荣，肺主卫。荣者血也，脉者血之府，神之居也；卫者，元气七神之别名，卫护周身，在于皮毛之间也。肺绝则皮毛先绝，神无所依，故内伤饮食，则亦恶风寒，是荣卫失守，皮肤间无阳以滋养，不能任风寒也。皮毛之绝，则心肺之本亦绝矣，盖胃气不升，元气不生，无滋养心肺，乃不足之证也。

《医学发明》"六部所主十二经脉之图"中说：燥热在上，湿气在中，风寒在下，火游行其间，寒暑出入，故令虚而生化也，人亦应之。故心肺在上，脾胃在中，肝肾在下，三焦元气游行其间，通行十二经脉。

田按：李东垣既从横向说春夏心肝为阳仪、秋冬肺肾为阴仪，又从纵向说心肺为上焦、肝肾为下焦，而脾胃三焦在中，就从纵横两方面论述了中医太极三部六经体系，这就是笔者创建中医太极三部六经体系的本源。

少阳三焦衰弱而阳虚，一方面脾胃气虚；一方面导致阳不生阴不长，阴阳不能滋养心肺，就会出现心火旺的病理现象，心火或上炎、或走血脉、或克肺、或外炎、或乘脾、或营卫虚损而发生很多疾病；一方面水湿下流于肾，寒湿合邪则伤肾肝，或伤腹部、或伤筋骨、或伤下肢、或伤督脉任脉冲脉等而发生很多疾病。

张仲景抓四时阴阳，李东垣也抓四时阴阳。李东垣十分强调生理方面的阳仪春夏的升浮和阴仪秋冬的沉降，而春天少阳阳气的生发占主导作用。其病理的产生是阳仪春夏阳气不足而阴仪秋冬阴气太过，先是中焦少阳太阴，然后是上焦心肺气不足和下焦肾肝受寒湿。病及太极三部六经与《伤寒论》相同，但分外感和内伤而已。外感首发表部太阳，内伤首发中焦太阴，救外感之表用桂枝汤，救内伤之中用补中益气汤。与《伤寒论》救表用桂枝汤、救里用四逆汤相媲美。故柯韵伯说："仲景之六经为百病立法，不专为伤寒一科；伤寒、杂病，治无二理，咸归六经之节制。"这里提出的"六经是百病的六经"说，《通俗伤寒论》概括为"以六经钤百病，为确定之总诀"。

十七、医案

笔者看病以五运六气理论为主，五运六气理论则以人出生时大自然赋予人的基本的无形生命体为生命之本，以其奉养父母遗传的有形生命体，使二者成为一个完整的天人合一生命体。如《素问·宝命全形论》说："人以天地之气生，四时之法成……夫人生于地，悬命于天；天地合气，命之曰人。"《素问·六节脏象论》说：

天食人以五气，地食人以五味；五气入鼻，藏于心肺，上使五色修明，音声能彰；五味入口，藏于肠胃，味有所藏，以养五气，气和而生，津液相成，神乃自生。

人从出生打开肺门吸入第一口气那一刻起，接着打开饮食脾胃之门，才能成为一个完整的个体人，没有肺门、脾胃门的打开，父母遗传的有形生命体是活不成的。所以作为一个个体人，人出生时大自然赋予人的无形生命体更重要，所以一个人的出生时空蕴含着当时大自然界的五运六气全部信息，并且融入当时出生的人体之中，形成了其人的自然体质。因此，笔者用五运六气理论结合一个人的出生时空看病是有科学依据的。在临床中又融入《伤寒论》，于是形成了五运六气、出生时空和《伤寒论》三位一体的诊治疾病的新思维模式，这是一项执简驭繁的系统工程，逻辑性、严谨性很强，便于学用。

笔者以五运六气理论及脏气法时思想认为，心主太阳，肺主阳明，三焦主少阳，脾主太阴，肾主少阴，肝主厥阴。

《素问·六微旨大论》将六气概括为"寒湿""燥热""风火"三类，谓"寒湿相遘，燥热相临，风火相值"，即太阳寒水与太阴湿土互为司天在泉，阳明燥金与少阴君火互为司天在泉，厥阴风木与少阳相火互为司天在泉。根据天人相应、天人合一理论，可从简将人概括为"寒湿""燥热""风火"三大类体质。凡是辰、戌、丑、未之年出生的，即属龙、属狗、属牛、属羊的，属于寒湿体质；凡是子、午、卯、酉之年出生的，即属鼠、属马、属兔、属鸡的，属于燥热体质；凡是寅、申、巳、亥之年出生的，即属虎、属猴、属蛇、属猪的，属于风火体质。然后配合五运，有五六三十种变化，详见《素问·六元正纪大论》的记载。再配合其父母遗传的先天体质及地域差别，就可以做出基本诊断了。

因此，笔者的医案多以五运六气理论分析为主，以其他辨证理论为辅，让习惯于其他辨证理论的人看起来不太舒服，还望读者海涵，多多包容，去看看另一个世界。

笔者的辨证体系是"中医太极三部六经体系"，诊断体系是"中医五运六气自然体质"，常用方剂以经方为主，这都可以从以下医案看出来。

1. 太阳阳明病痹证

某女，40岁，1970年出生，庚戌年，职业：中医师。

2005年7月起发现双手腕肿胀，额头上有黑斑，未在意。2006年秋冬之初，双手腕肿甚，不能拾物，双睑及下肢晨起浮肿，查血沉68毫米/小时，抗"O"无异常，类风湿因子阴性，尿常规无异常，诊断为类风湿。一直按类风湿用药，用过奥沙普秦、小活络丹，渐至周身关节痛，头发焦干枯燥。

2008年5月，因父病故，患者悲痛劳累，出现脸部见光过敏、泛红、起斑，斑点如尘灰，洗之不下，双颊为重，疑为红斑狼疮，最后确诊为皮肌炎。肌电图确诊为肌原性损害，肌酶中乳酸脱氢酶282（正常值为106～220），天门冬氨酸基移换酶42（正常值为5～40），一直服用激素、补钙、维生素E至今。

2009年5月1日笔者凭借患者出生年月、主诉、舌红有裂纹、少汗，诊断为太阳阳明病，拟方为：

麻黄汤加味：麻黄20克　桂枝15克　杏仁15克　炙甘草10克　生甘草10克　酒生地30克　酒黄连15克　麦冬15克

其方见效，仅40余剂脸斑大退。

2009年7月16日处方：

麻黄20克　桂枝15克　杏仁15克　炙甘草15克　生甘草15克　酒生地50克　酒黄连15克　麦冬15克　山药15克　炒白术15克　生蒲黄20克

2011年3月12日患者的爱人发邮件说："我爱人今年化验已正常，十分感激您。"

[田按] 按五运六气理论，1970 年是庚戌年，大运是金运太过，又是太阳寒水司天、太阴湿土在泉，乃燥寒湿阴性体质。《素问·六元正纪大论》说："太阳司天……水土合德……寒湿之气持于气交，民病寒湿，发肌肉萎。"金运太过则木不及，《素问·气交变大论》说："岁木不及，燥乃大行，生气失应，草木晚荣，肃杀而甚，则刚木辟者，悉萎苍干。"故患者能发皮肌炎。

皮肌炎属于痹症中的"肌痹""皮痹"范畴。《素问·痹论》："风寒湿三气杂至，合而为痹也"，并将痹症分为五脏痹及五体痹（即皮痹、脉痹、筋痹、肌痹和骨痹）。张仲景分为风湿、历节、湿痹、胸痹等，后世分为行痹、痛痹、着痹。包含西医的风湿、类风湿、骨关节痛、强直性脊柱炎、皮肌炎、系统性红斑狼疮、痛风等。《素问·痹论》又说："以至阴遇此者为肌痹，以秋遇此者为皮痹"，"淫气肌绝，痹聚在脾"，"淫气喘息，痹聚在肺"，"肌痹不已，复感于邪，内舍于脾；皮痹不已，复感于邪，内舍于肺；所谓痹者，各以其时重感于风寒湿之气也。"皮肤属于太阳阳明病，故选用太阳阳明病的主方麻黄汤为君。

麻黄汤是太阳阳明合病方，有寒气，也有燥气，秋冬之气，治寒用辛温，治燥用苦温。桂枝、炙甘草辛温生补阳气而祛寒，麻黄、杏仁苦温治燥，桂枝、麻黄辛苦宣散，杏仁苦温润降，重点是治肺的宣发和肃降。《神农本草经》说麻黄性味苦温。李时珍说："麻黄乃肺经专用药，故治肺病多用之。"（《本草纲目》麻黄条下）燥为次寒，属于秋气，与冬寒气同属于阴邪。为了叙述的方便，笔者统称为寒邪。虽然是夏天 5 月天气，麻黄用到 20 克，也没有出汗。麻黄汤只要不"温覆"，是不会出汗的。

《素问·至真要大论》说："太阳司天，寒淫所胜……病本于心。"故柯韵伯在《伤寒论翼·太阳病解第一》中说得好："今伤寒书皆以膀胱为太阳，故有传足不传手之谬。不知仲景书，只宗阴阳大法，不拘阴阳之经络也。夫阴阳散之可千，推之可万。心为阳中之太阳，故更称巨阳以尊之……仲景以心为太阳，故得以统一身之气血，内行五脏六腑之经隧。若膀胱为州都之官，所藏精液必待上焦之气化而后能出，何能司营卫而为诸阳主气哉。"又说："人皆知太阳经络行于背，而不知背为太阳之所主……知膀胱为太阳之里，而不知心肺是为太阳之里。因不明《内经》之阴阳，所以不知太阳之地面耳。"知此理者，才能知"伤寒最多心病，以心当太阳之位也"。寒邪外束，腠理闭塞，微循环就闭塞，血脉不得散发其血中之热，于是形成血热而心火内郁。心火内郁日久，必伤津血，故见舌红有裂纹，所以用黄连、生地、麦冬、生甘草清心火养津血，心肺同治。后加白术、山药健脾治本，用蒲黄活血通络。

麻黄汤以麻黄为君药。

《神农本草经》：味苦温。治中风、伤寒头痛，温疟。发表出汗，去邪热气，止咳逆上气，除寒热，破坚积聚。

《别录》：微温，无毒。主治五脏邪气缓急，风胁痛，字乳余疾。止好唾，通腠理，疏伤寒头痛，解肌，泄邪恶气，消赤黑斑毒。

《药性论》：治身上毒风顽痹，皮肉不仁。

《日华子本草》：通九窍，调血脉，御山岚瘴气。

《珍珠囊》：泄卫中实，去营中寒，发太阳、少阴之汗。

《滇南本草》：治鼻窍闭塞不通、香臭不闻，肺寒咳嗽。

《纲目》：散赤口肿痛，水肿，风肿，产后血滞。

综合以上诸家，麻黄功效是：

第一，宣发肺气

宣发肺气，驱逐邪气，开玄府孔窍，通利九窍。

《神农本草经》：治中风、伤寒头痛，发表出汗，去邪热气，除寒热。

《别录》：疏伤寒头痛，泄邪恶气，五脏邪气。

第二，增强肺的肃降功能

肃降肺气，平上逆之气，治咳喘。

《神农本草经》：止咳逆上气。

《别录》：止好唾。

第三，通三焦腑，行气血，消积聚

肌肉之中是膜理，膜埋是三焦腑，腠理通则气血皆通，营卫气血通则积聚散。三焦和心包相表里，心包与心主营血循环，故能推动脉中、脉外气血的循环运动。

《别录》：通腠理，解肌，消赤黑斑毒。

《本经》：破坚积聚。

第四，通窍

《日华子本草》：通九窍。

麻黄发汗通毛窍，宣肺通上下窍。故能开玄府孔窍、通利九窍，使鼻塞通，明目聪耳，利小便。

肺主通调水道，三焦为水液通行之道路，故麻黄具有发汗、利小便的功能，而治水肿。

总之，麻黄能恢复肺的宣发、肃降功能，主气、司呼吸，主出入升降及代谢，故能排除病邪。

2. 太阳阳明病便秘

某女，50岁，1960年7月出生，庚子年。中医师。2010年10月20日初诊。

主诉：便秘，伴面部皮肤瘙痒、干燥、起红斑3天。

现病史：患者近半月来，常感口干、皮肤干燥，时有便秘，曾服防风通圣丸，效果不明显。三天前因便秘致痔疮脱出，皮肤干燥敏感、起红斑、伴口干欲饮，乏力，烦躁失眠，舌尖红，苔薄白，脉左右寸部浮大，两尺脉较弱。

分析：1960年是庚子年，2010年是庚寅年，2010年10月是五之气，主气是阳明燥金，客气是太阳寒水，三个燥金与太阳寒水合气。燥寒气盛，必有心火内郁。皮肤干燥，常感口干，伴口干欲饮，乏力，苔薄白，脉左右寸部浮大，这是燥寒伤肺。起红斑，烦躁失眠，舌尖红，是心火内郁所致。便秘是腑实。

病名：太阳阳明病。

证属寒燥伤肺，肺失宣发和肃降，而心火内郁。

治宜平燥散寒，宣肺通腑。

方用麻黄汤加味。吴鞠通有宣白承气汤，笔者秉承吴鞠通之意，称此为麻黄承气汤。吴鞠通因肺热而创宣白承气汤，笔者因肺燥寒创麻黄承气汤。

麻黄20克　杏仁20克　桂枝10克　炙甘草10克　生地15克　麦冬15克　厚朴10克　大黄10克（后下）　　三剂　水煎服

上方服3剂后，上述症状全部消失。

服后并没有发汗，所谓发汗，要"温覆"才能出汗，否则不会出汗。麻黄、杏仁、厚朴苦温平燥，燥平则肺的宣发肃降功能正常，佐以桂枝、炙甘草之辛甘温散寒，用大黄下之，生地、麦冬滋养津血。

［田按］《伤寒论》第179条说："太阳阳明者，脾约是也。正阳阳明

者，胃家实是也。"伤寒注家均指阳明为胃和大肠，但五运六气理论认为"阳明之上，燥气主之"，当以燥金肺为主，所以阳明当指肺系统言。

阳明肺金主皮毛，所以外感六淫，悉从肺入。《素问·五脏生成》说："诸气者，皆属于肺。"肺主呼吸之气，其生理功能是主一身之气的升降出入运动，并主宰着宣发和肃降。一旦肺气失调就会发生一系列的病理变化，如"肺气失宣"或"肺失肃降"等。如《素问·脏气法时论》说："肺苦气上逆。"《素问·至真要大论》说："诸气膹郁，皆属于肺。"就是肺失宣发和肃降的病理反应。不仅如此，还会影响到六腑的通降。《素问·五脏别论》说："夫胃、大肠、小肠、三焦、膀胱，此五者天气之所生也，其气象天，故泻而不藏。"此五腑都具有出纳转输、传化水谷的功能。而《素问·阴阳应象大论》说："天气通于肺。"所以是肺的宣发与肃降在决定着腑道的"通""降"生理功能。一旦肺的宣发、肃降功能失常，就会发生"胃家实"（注意是"胃家"，包括上面的五腑，不独指胃）的病变。无论是伤于寒，还是伤于热，都能使肺之宣发、肃降功能失常而发病。王孟英最得此《内经》真髓，而善调气机。王孟英说："肺主一身之气，气壅不行"，"一身之气，皆失其顺降之机。"肺胃一气相贯，肺气肃降有权，则胃气也顺流而下。有形之污垢，必借胃腑为出路．且肺金清肃，能平镇肝木。所以王氏独重治肺来拨动气机。他说："予大剂轻淡之品，肃清气道。俾一身治节之令，肝胃逆升之火，胃腑逗留之浊，枢机郁遏之热，水饮凝滞之痰，咸得下趋，自可向愈。"治肺常用宣、降、清、肃等法。药用枇杷叶、杏仁、紫菀、竹茹、旋覆花、瓜蒌、薤白、白虎汤、苇茎汤等。这对于轻症新病来说，"但与舒展气机"，"伸其治节，俾浊气下趋，乃为宣达之机"，则诸恙自瘳矣。可是对于重症痼疾，"欲清气道之邪，必先去其邪所依附"的有形之物，"使邪无依附而病自去"。对于邪气"夫身中有形之垢浊"的治疗，"最忌补涩壅滞之品。设误用之，则邪得补而愈炽，浊被壅而愈塞，耗其真液之灌溉，阻其正气之流行"。"枢机窒滞，滋腻难投"。祛除有形之物，王氏常用小陷胸汤、温胆汤、凉膈散、雪羹汤、承气汤、礞石滚痰丸、莱菔子、桃仁、丹皮、丹参、茺蔚子等方药。王孟英为温病大家，自然重于温热而用白虎汤、苇茎汤、承气汤等，这些不正是《伤寒论》白虎汤证、承气汤证吗？而《伤寒论》最重视寒邪，故常用麻黄汤等方剂宣降肺气。后世的杏苏散、通宣理肺丸、宣白承气汤都可以应用。吴鞠通在《温病条辨》中焦篇第17条说："喘促不宁，痰涎壅滞，右寸实大，肺气不降者，宣白承气汤主之（由生石膏、生大黄、杏仁、瓜蒌皮组成）。"吴鞠通自己注说："其因肺气不降，而里证又实者，必喘促寸实，则以杏仁、石膏宣肺气之痹，以大黄逐肠胃之结，此脏腑合治法也。"肺脏被痰热邪壅，滞闭不得宣降，大肠里实不下，宣降肺气与通大肠结热合而治之，故称脏腑合治。

阳明肺金与胃的统一问题。风寒伤人阳气，开始于太阳；风热伤人阴气，开始于阳明肺金。陈平伯在《外感温病篇》说："风温外薄，肺胃内应；风温内袭，肺胃受病。其温邪之内外有异形，而肺胃之专司无二致……风温为燥热之邪，燥令从金化，燥热归阳明，故肺胃为温邪必犯之地。""风温本留肺胃。"王孟英在叶天士《外感温热篇》注中说："夫温热之邪迥异风寒，其感人也，自口鼻入先犯于肺，不从外解，则里结而顺传于胃。胃为阳土，宜降宜通，所谓腑以通为补也。"至此，大家应该清楚阳明肺金与胃腑的关系了吧。

阳明肺系本气为凉燥，主阴气，其性肃降，肃降则胃肠通下。风热伤肺，变为热燥，失其肃降之性而逆上，胃肠也失降而出现大小便不调，故治法多用辛苦通降法，辛凉宣肺恢复其肃降功能，可用麻杏石甘汤、白虎汤等；苦寒通下去其结滞，可用承气汤等；合之有宣白承气汤等。承者，从上往下之谓，承接其气，即肃降也，顺下也。

阳明既然是以凉燥为本性，那么就不能单纯把阳明病解释成"阳明病是气分热盛，是肠胃热盛"，要将阳明病分类论治。

又心主太阳而卫外。心主营，肺主卫。所以柯韵伯说，营卫病就是心肺病，而心肺病就是太阳阳明病，在表有麻黄汤证和葛根汤证，在里有胃家实和脾约。

3. 太阴阳明病肺癌

陈某，男，出生时间：1943年（癸未年）9月19日。2011年6月24日初诊。

病史：青年时患十二指肠胃溃疡，2010年以来偶有头痛头胀，行刮痧后可缓解，后来头痛频率越来越高，并伴有低烧，近一个半月以来一直低烧。

现在症状：患者每晚12点多，因为出汗而醒，衣服湿了，换衣服，接着睡，要换三次衣服。出了汗稍微舒服一点，出汗至4点多。4点后接着睡。体温 37.1～37.5 摄氏度之间，其中有几天 38.6 摄氏度，畏寒与平时发热不一样，平时低烧不畏寒。现在出汗，头痛（因为低烧而头痛，烧一退就不痛了），乏力，胃酸，烧一退感觉胃里的东西也下去了，爱吃东西了，人也舒服了。

上海某医院检查：左下肺近肺门处可见一类圆形肿块影，大小 3.9 厘米×3.3 厘米，其近端可见截断支气管影，远端可见不规则斑片阴影，病灶 FDG 摄取增高，平均 suv=14，最大 suv=16，余两肺纹增粗，未见结节及肿块等异常密度灶，胸膜未见增厚，左肺门降突下及气管前片管前腔静脉后可见多发肿大淋巴结影，大小约 3.7 厘米×2.4 厘米，FDG 摄取增高，平均 suv=13，最大 suv=15，心肌 FDG 呈正常生理性摄取。

诊断意见：左下肺近肺门处占位，FDG 摄取增高，考虑为左下肺肺癌（鳞癌），并肺门、纵隔多发淋巴结转移。

治疗过程：

2011 年 6 月 24 日

低热（37 摄氏度），头痛，夜间出汗，乏力，口不渴，晚上干咳（干咳时间无规律），吃东西时咽喉部位有梗阻感。脐腹有压痛，膻中有压痛，中府有压痛。舌质淡，白腻苔，脉沉弱。

病名：太阴阳明病。

处方：炙甘草 50 克　干姜 30 克　炮附子 30 克　人参 20 克　白术 30 克　茯苓 30 克　生龙骨 30 克　生牡蛎 30 克　山萸肉 30 克　紫石英 30 克　磁石 15 克　细辛 6 克　紫菀 15 克　白芥子 10 克　生莱菔子 15 克　生麦芽 15 克　石菖蒲 12 克　两剂

2011 年 6 月 25 日

体温升高（37.8 摄氏度），依然咳嗽。吃东西时咽喉部位还有梗阻的感觉，乏力。

2011 年 6 月 26 日

体温正常，昨晚不出汗了，睡眠时间延长。干咳还有，吃东西时咽喉部位还有梗阻的感觉，乏力。

处方：麻黄（另包）50 克　杏仁 20 克　半夏 20 克　麦冬 50 克　炙甘草 50 克　干姜 30 克　炮附子 30 克　人参 20 克　白术 50 克　茯苓 100 克　白芥子 20 克　生莱菔子 20 克　生麦芽 15 克　炮甲珠 10 克　石菖蒲 15 克　鹿角胶 15 克

嘱：麻黄第一剂用 15 克，服药后如汗未出透，第二剂麻黄用 30 克。

2011 年 6 月 27 日

头晕（新症状），晚上干咳，出微汗，吃东西咽喉部位还有梗阻的感觉，拉黄色稀黏便。鸠尾压痛。体温正常。

处方：麻黄（另包）50 克　杏仁 30 克　半夏 30 克　瓜蒌 30 克　黄连 10 克　炙甘草 60 克　苏叶 15 克　干姜 30 克　炮附子 30 克　红参 20 克　白术 50 克　茯苓 100 克　白芥子 20 克　生莱菔子 20 克　生麦芽 20 克　炮甲珠 10 克　鹿角胶 15 克　桂枝 30 克　生姜 15 克　大枣 15 个　三剂

2011 年 6 月 28 日

体温正常。昨晚干咳难以入睡，半夜 12 点多拉稀，黄色蛋花样稀便。后半夜 2 点多睡着，4 点多醒。吃东西时咽喉部位还有梗阻的感觉。

2011 年 6 月 29 日

昨晚干咳，干咳时间上有规律：晚上 12 点至 2 点。将近两日无大便，乏力。吃东西没有味道，咽喉部位有梗阻的感觉。

2011 年 6 月 30 日

进一步好转：昨晚干咳明显减轻，吃东西也没有梗阻感。乏力，眼花，头有点晕，大便溏。

处方：麻黄（另包，另煎，去上沫可减轻头晕）50 克　杏仁 30 克　半夏 30 克　瓜蒌 30 克　麦冬 50 克　山药 60 克　天麻 20 克　炙甘草 90 克　苏叶 15 克　干姜 50 克　炮附子 30 克　红参 30 克　白术 60 克　茯苓 100 克　白芥子 20 克　生莱菔子 20 克　生麦芽 20 克　炮甲珠 10 克　鹿角胶 15 克　桂枝 30 克　生姜 15 克　大枣 20 个　三剂

2011 年 7 月 1 日

麻黄用到 30 克，但只是上半身出点汗，昨晚有咳嗽，影响睡觉，清晨大便稀。乏力，有点头晕，吃饭无味。

2011 年 7 月 2 日～7 月 3 日

麻黄用到 40 多克，但只是上半身出点汗，昨晚基本无咳嗽。大便溏、大便臭，稍乏力。有点头晕，吃饭无味。

处方：原方去麻黄

杏仁 30 克　半夏 30 克　瓜蒌 30 克　麦冬 50 克　山药 60 克　天麻 20 克　炙甘草 90 克　苏叶 15 克　干姜 50 克　炮附子 30 克　红参 30 克　白

术 60 克　茯苓 100 克　白芥子 20 克　生莱菔子 20 克　生麦芽 20 克　炮甲珠 10 克　鹿角胶 15 克　桂枝 30 克　生姜 15 克　大枣 20 个　三剂

2011 年 7 月 4 日～7 月 6 日

头晕减轻。乏力，吃饭量还可以，就是感觉没味道。近二日后半夜 3～4 点钟上半身出汗。舌质已经转红，舌裂纹变浅。

处方：杏仁 30 克　半夏 30 克　麦冬 50 克　龙骨 30 克　牡蛎 30 克　陈皮 15 克　炙甘草 90 克　干姜 50 克　炮附子 30 克　红参 30 克　白术 150 克　茯苓 100 克　白芥子 20 克　生莱菔子 20 克　炮甲珠 10 克　鹿角胶 15 克　桂枝 30 克　大枣 20 个　黄芪 60 克　砂仁 15 克　三剂

2011 年 7 月 7 日～7 月 11 日

除了乏力，基本无症状。大便溏。

处方：麦冬 60 克　龙骨 30 克　牡蛎 30 克　陈皮 15 克　炙甘草 90 克　干姜 50 克　红参 30 克　白术 150 克　茯苓 100 克　生莱菔子 20 克　炮甲珠 10 克　鹿角胶 15 克　桂枝 30 克　大枣 20 个　黄芪 60 克　五味子 15 克　当归 30 克　三剂

2011 年 7 月 13 日

上方去炮甲珠。加炒麦芽 15 克　鸡内金 20 克　乌贼骨 20 克　神曲 15 克。

2011 年 7 月 16 日

稍感乏力，大便溏。

处方：吴茱萸 30 克　生姜 30 克　麦冬 60 克　龙骨 30 克　牡蛎 30 克　陈皮 15 克　炙甘草 90 克　干姜 50 克　红参 30 克　白术 150 克　茯苓 100 克　鹿角胶 30 克　桂枝 30 克　大枣 20 个　黄芪 100 克　五味子 15 克　当归 30 克　炒麦芽 15 克　鸡内金 20 克　乌贼骨 20 克　神曲 15 克　三剂

2011 年 7 月 10 日

喝药后胃不舒服，原方增加乌贼骨 30 克。

2011 年 7 月 24 日

没有明显不适，只是稍感乏力，喝药后感觉胃酸增多，要三四个小时才消失。

腹诊：脐左脐右还有些压痛，脐上压痛不太明显，脐下比较软，无压痛。

处方：麦冬 60 克　炙甘草 90 克　干姜 50 克　红参 30 克　白术 150

克　茯苓 100 克　鹿角胶 30 克　黄芪 100 克　五味子 15 克　当归 30 克
瓦楞子 30 克　麻黄 10 克　炮附子 10 克　细辛 6 克　三剂

2011 年 7 月 26 日

由于每天后半夜睡不踏实，白天精神稍差，没有其他不适。

处方：麦冬 60 克　炙甘草 90 克　干姜 50 克　红参 30 克　白术 150
克　茯苓 100 克　鹿角胶 30 克　黄芪 100 克　五味子 15 克　当归 30 克
瓦楞子 30 克　麻黄 10 克　炮附子 10 克　细辛 6 克　肉桂 30 克　五剂

2011 年 7 月 31 日

大便溏、黏（大便后，便池不易冲刷干净，这也是他很多年来常有的
症状）。没有明显不适。

原方再加肉桂 10 克。

2011 年 8 月 6 日

患者近两日感觉口黏不爽，晚上睡觉出汗醒来，一个晚上要醒好几
次，白天感觉乏力。其他正常。

处方：麦冬 60 克　炙甘草 90 克　干姜 50 克　红参 30 克　白术 150
克　茯苓 100 克　鹿角胶 30 克　黄芪 100 克　五味子 15 克　当归 30 克
瓦楞子 30 克　肉桂 30 克　山药 30 克　龙骨 30 克　牡蛎 30 克　石菖蒲 20
克　五剂

2011 年 8 月 11 日

最近一周感觉比以前乏力。口黏，口水多。以前怕凉，现在有点
怕热。

8 月 10 日开始有的症状：用了空调，额头左侧稍痛（和以前头痛相同
的位置），量体温 37.4 摄氏度，今天早上量体温 37.1 摄氏度。同时有腹泻
一次。

处方：麦冬 60 克　龟板 30 克　升麻 15 克　羌活 10 克　磁石 20 克　炙
甘草 90 克　干姜 50 克　红参 30 克　白术 150 克　茯苓 60 克　鹿角胶 30 克
五味子 15 克　肉桂 30 克　龙骨 30 克　牡蛎 30 克　石菖蒲 50 克　五剂

嘱：不得吹空调。由阴盛阳虚转阳气旺会有发热出现。

2011 年 8 月 12 日

体温上升至 38 摄氏度，腹泻加重。用葱白香菜汤。

2011 年 8 月 15 日

体温正常，口黏不爽，胃酸多。

处方：黄连 10 克　升麻 15 克　羌活 10 克　炙甘草 90 克　干姜 50 克　红参 30 克　白术 150 克　茯苓 60 克　鹿角胶 30 克　五味子 15 克　肉桂 30 克　吴茱萸 15 克　生姜 20 克　石菖蒲 60 克　瓦楞子 30 克　厚朴 15 克　五剂

2011 年 8 月 19 日

只剩乏力这个症状。

2011 年 8 月 21 日

CT 报告：

检查所见：两肺纹理增多紊乱，局部见斑片状密度增高影，未见明显实质肿块影；两下肺见囊状密度减低影，考虑支气管扩张可能；左侧胸膜改变。

印象：两肺纹理增多紊乱，局部见斑片状密度增高影；未见明显实质肿块影。

2011 年 8 月 24 日

处方：调理服附子理中丸、补中益气丸，各一丸，服一个月。

[田按] 此案为患者家属整理治疗过程的全记录，没有任何修饰。

患者 1943 年（癸未年）9 月 19 日出生。本命年运气：大运火运不及则多寒。太阴湿土司天，太阳寒水在泉，为寒湿体质。五之气主气阳明燥金，客气阳明燥金，主客皆燥气。患者一派阴气，病在太阴阳明（肺主阳明）。故主用大剂量太阴主方四逆汤和理中汤为主方加味，虚实并治（《辅行诀五脏用药法要》记载四逆汤为小泻脾汤泻寒湿，理中汤为小补脾汤补虚寒，共同温中扶阳扶正祛邪），培土生金，把低热治好了。

但干咳、咽部梗阻，显然是肺之燥气病变，故紧接着加入麻黄汤治燥寒，并突出麻黄的作用。《神农本草经》说："麻黄，味苦温。治中风、伤寒头痛，温疟。发表出汗，去邪热气，止咳逆上气，除寒热，破坚积聚。"笔者治疗本肺癌患者，始终没有用一味《中药学》所载治癌药物，而以扶正祛邪为主，以麻黄"破坚积聚"并辅以炮甲珠治此肺癌，却获得治愈。仅用了 2 个月的时间，谁说中医治病慢？

4. 太阳阳明病肝郁（刺期门病案）

以下数据由井原经络测量仪测得。

例 1

患者主诉：左心下岔气痛 2 日，干咳 3 个月，阴道干、大便干。查左侧期门穴有明显压痛。见肝经左低，刺左侧期门穴，泻法，压痛即明显减轻，岔气痛消失。一般井穴失衡的临床症状较轻，针刺一两次可解除局部压痛及症状。

脏腑经气不同步，胆经左升过快；肝经左不升，右有血瘀。在 2012 年 1 月 19 日上午 9 点测到（图 17-1）：

编号: 2595					出生日期: 1945/6/13		

| 性别: 女 | | 测量时间1: | 2012/1/19 9:42:07 | | | | |

手掌	井穴		原穴		虚实	
	左	右	左	右	井穴	原穴
手太阴肺经	3	13	6	18	0.67	0.32
手阳明大肠经	25	11	3	4	0.3	1.12
手厥阴心包经	19	4	12	7	0.46	0.41
手少阳三焦经	7	4	40	6	0.98	0.17
手少阴心经	12	10	6	8	0.49	0.56
手太阳小肠经	21	7	7	5	0.38	0.65
足太阴脾经	48	32	1	3	0.25	0.35
足阳明胃经	20	2	1	1	0.90	0.7
足厥阴肝经	3	16	1	1	1.05	0.7
足少阳胆经	22	7	1	1	0.68	0.7
足少阴肾经	48	46	1	1	0.21	0.7
足太阳膀胱经	3	3	5	3	3.33	0.17

	手井平均:	10.8	手原平均:	7.99
	足井平均:	20.3	足原平均:	1.48

图 17-1　例 1

肝经左 3：右 16（↙），5 倍失衡；

胆经左 22：右 7（↘），3 倍失衡。

是典型的肝胆经"井穴交叉失衡"。

如果从体质分析，此人生于 1945 年（乙酉，太乙天符年），属肺弱燥火体质（司天阳明燥金，在泉少阴君火）。大运、岁支与阳明司天，三金克木，肝胆长期被郁，平素肝经气血凉久瘀滞。肺素凉燥而宣发肃降，心火内郁，耗伤津血。图中肺经与大肠经的井穴也出现腑脏经之间的交叉失衡，提示肺燥凉。足经脾胃肝胆肾的原穴一派气血亏虚之象，"1"表示测不到经气，提示正气不通、脏腑功能虚弱。2011 年君火暖冬，脏气不振（看肾经：井穴属表，阳气过耗；原穴属里，化生无源）。配舌象：质淡，干燥，尖红，深裂纹。

患者肺燥、心火内郁的干咳，需要求本治疗。

处方：白芍15克　枳实15克　生姜10克　麦冬50克　山药30克
炙甘草15克　黄芩6克　大黄6克　干姜10克

两周服5剂颗粒冲剂，干咳止。

例2

主诉"急性左胸疼痛"，医院查无异常。患者于1月18日下午走在街
上，突然感到一阵剧烈的疼痛起于左侧的大腿根部，左髋关节顿时不能动
弹，痛引左胸。患者立即不能行走，坐在地上。以为是心脏病，急诊送医
院。经过一天一夜的心血管检查，确定不是心脏的毛病。也请神经科专家
看过，否定肋间神经痛及其他神经方面的损伤。患者自觉左侧胸部疼痛，
在乳房以下最重，牵扯到会阴部。疼痛与呼吸无关，只能平躺，坐位时更
痛，腹胀拒按。肛门因疼痛而收紧，不能排气。止痛药物不起作用，在朋
友的带领下来诊。左胸胁、左大腿根、会阴都是肝经循行部位。

测量时间是十年前，2002年1月19日，大寒节前一天。

图17-2上半部：肝胆经的原穴"交叉失衡"，临床一定有相应的症状。
肝经的原穴呈左低右高，"6↗41"，近7倍失衡；而胆经原穴呈现左高右
低，"15↘3"，相差5倍失衡。经络数据虽然千变万化，看图时只管"取
象直读"。竖着看肝胆经的原穴，似乎是胆经上行被肝经所堵，升不上去；
而肝经右侧降不下来，好像被胆经的漏斗卡住脖子一样。是典型的肝胆经
"原穴交叉失衡"

图17-2下半部：经过针灸泻肝胆郁气，"交通阻塞"疏通了，患者自
觉胸痛及会阴部的疼痛明显减轻，去解大小便之后立即觉得轻松，腹胀减
轻，也能够行走了。3日后疼痛自行消失。结合生日（1953年）与心经、
三焦经参照，患者有心阳不足的潜在问题。

例3

发病时间在2002年1月20日大寒节。患者当日突然胸痛，好像"岔
气"，在左侧肋骨的深层如同针扎样的疼痛，牵扯到背部，与呼吸无关。
只能平躺，变换体位时疼痛剧烈。送医院急诊，做同位素心血管造影，未
发现异常。服大量止痛药及中药不能减轻疼痛，发病第6天来诊。

图17-3截取了患者在2002年、2010年的2次测量。在胆经"井穴左
↘右"和"原穴左↗右"，本经有交叉，是胆囊功能不佳，体质中存在
"肝郁"，而且由来已久的痕迹。

编号：18　　性别：男　　出生日期：1953-8-1

上图测量时间：2002-1-19 12:35:28

下图测量时间：2002-1-19 14:03:55

手经	井穴 左 右	原穴 左 右	虚实 井穴 原穴
手太阴肺经	23　13	23　33	0.58　0.3
手阳明大肠经	31　20	13　8	0.40　0.8
手厥阴心包经	12　18	21　22	0.69　0.39
手少阳三焦经	14　21	20　21	0.59　0.40
手少阴心经	21　23	8　11	0.47　0.88
手太阳小肠经	36　25	17　12	0.34　0.57

足经	井穴 左 右	原穴 左 右	虚实 井穴 原穴
足太阴脾经	23　11	27　20	0.55　0.24
足阳明胃经	22　12	8　11	0.55　0.6
足厥阴肝经	15　11	6　41	0.72　0.24
足少阳胆经	28　10	15　3	0.49　0.63
足少阴肾经	34　14	8　11	0.31　0.81
足太阳膀胱经	20　21	7　6	0.45　0.87

手井平均：20.9　手原平均：16.8　足井平均：18.8　足原平均：11.4　手井/足井：1.11　手原/足原：1.47

手经	井穴 左 右	原穴 左 右	虚实 井穴 原穴
手太阴肺经	11　8	9　16	0.53　0.48
手阳明大肠经	10　7	19　8	0.59　0.44
手厥阴心包经	9　7	12　15	0.63　0.44
手少阳三焦经	6　8	12　15	0.72　0.57
手少阴心经	14　8	5　11	0.45　0.75
手太阳小肠经	19　23	16　12	0.24　0.42

足经	井穴 左 右	原穴 左 右	虚实 井穴 原穴
足太阴脾经	8　15	21　16	0.6　0.30
足阳明胃经	10　8	9　4	0.76　0.87
足厥阴肝经	14　9	10　8	0.6　0.63
足少阳胆经	13　21	8　4	0.40　0.95
足少阴肾经	16　14	14　6	0.46　0.57
足太阳膀胱经	37　18	46　18	0.25　0.17

手井平均：10.1　手原平均：12.3　足井平均：13.8　足原平均：11.4　手井/足井：0.73　手原/足原：1.05

图17-2　例2

从体质因素与肝郁的关系分析，此人生于1957丁酉年，木运不及，又阳明司天，酉在西方，属于肝弱燥火体质。肝胆为弱脏腑，故全身皮下有多发性脂肪瘤。平素注意锻炼身体，但是感情脆弱，情绪易波动。

图17-4：是今年春分日针刺前后1小时的对比图。总看两幅图的胆经井穴和原穴，"↘↙"交叉多年存在，是高血脂和全身脂肪代谢异常的痕迹。可见肝阳与心阳（左侧井穴）同步左低失衡，提示今年太阳寒水司天对阳气生发的抑郁。用子午流注纳甲法开穴＋刺双侧期门穴＋左少阳＋右阳明经后，整体平衡情况好转。患者自觉非常舒服，心胸开阔。但是，从治未病的观点来看，2002年的初之气、2009年在泉之气和2012年的司天之气，都是太阳寒水，经络均表现出胆阳与心阳不振的情况，为防患未然、从体质调理指明了方向。

[田按]张仲景《伤寒论》治疗肝郁刺期门法共有五条，太阳病四条在太阳病中、下两篇，阳明病一条，均属于外感风寒而肝胆气内郁所致。

太阳病中篇：

108条：伤寒，腹满，谵语，寸口脉浮而紧，此肝乘脾也，名曰纵，

编号：25　　出生日期：　1957/11/21

性别：男　　测量时间1：　2002/1/26 17:48:25　　　测量时间2：　2010/1/5 11:56:18

手经	井穴 左 右		原穴 左 右		虚实 井穴	原穴	井穴 左 右		原穴 左 右		虚实 井穴	原穴
手太阴肺经	34	14	30	37	0.51	0.32	16	19	47	59	0.42	0.23
手阳明大肠经	37	16	17	20	0.46	0.58	11	16	28	22	0.55	0.49
手厥阴心包经	37	14	19	15	0.48	0.64	40	28	9	24	0.21	0.75
手少阳三焦经	27	31	19	28	0.42	0.42	11	14	29	34	0.59	0.39
手少阴心经	18	35	16	21	0.46	0.58	8	12	12	12	0.74	1.03
手太阳小肠经	15	22	25	23	0.67	0.45	11	11	22	19	0.67	0.60
足太阴脾经	16	19	10	19	0.67	0.37	27	26	33	23	0.61	0.54
足阳明胃经	35	15	7	12	0.47	0.56	34	30	30	41	0.51	0.42
足厥阴肝经	25	30	9	8	0.43	0.63	38	36	34	42	0.44	0.40
足少阳胆经	19	14	8	16	0.71	0.45	30	22	10	31	0.62	0.74
足少阴肾经	51	46	14	11	0.24	0.43	54	41	47	47	0.34	0.32

图 17-3　例 3 （1）

编号：25　　出生日期：　1957/11/21

性别：男　　测量时间1：　2012/3/20 10:09:52　　　测量时间2：　2012/3/20 11:33:01

手经	井穴 左 右		原穴 左 右		虚实 井穴	原穴	井穴 左 右		原穴 左 右		虚实 井穴	原穴
手太阴肺经	39	27	47	26	0.35	0.25	40	26	45	52	0.35	0.29
手阳明大肠经	28	27	12	9	0.43	0.87	17	17	24	19	0.68	0.65
手厥阴心包经	35	21	15	11	0.42	0.70	18	23	26	34	0.56	0.47
手少阳三焦经	17	14	23	16	0.76	0.47	27	19	37	20	0.50	0.49
手少阴心经	8	20	14	16	0.84	0.61	12	16	14	10	0.83	1.17
手太阳小肠经	38	10	22	29	0.49	0.36	37	33	40	24	0.33	0.44
足太阴脾经	25	35	43	25	0.50	0.39	30	40	27	45	0.4	0.44
足阳明胃经	37	28	12	20	0.46	0.83	27	21	33	36	0.58	0.45
足厥阴肝经	20	44	17	33	0.47	0.53	30	22	34	17	0.53	0.62
足少阳胆经	31	18	16	28	0.62	0.60	29	21	10	17	0.56	1.17
足少阴肾经	46	23	35	26	0.44	0.43	36	24	43	49	0.46	0.34
足太阳膀胱经	42	20	40	27	0.49	0.39	45	19	40	25	0.43	0.48

手井平均：23.7　手原平均：18.4　　手井平均：23.3　手原平均：28.3
足井平均：30.5　足原平均：26.7　　足井平均：28.7　足原平均：31.7

图 17-4　例 3 （2）

刺期门。

太阳病中篇专讲太阳阳明合病、并病及其误治。

伤寒寸口脉浮紧，是太阳阳明合病的麻黄汤证候，寒邪外束，肝内郁热不得外散，一是上扰于心包而谵语，二是横克脾土，脾困气滞而腹满。《辨脉法》说："脉浮而紧者，名曰弦也。"弦为肝脉，表示肝气盛实。《内经》多用针刺发汗法，如《素问·刺热》有"刺手阳明太阴而汗出"，"刺项太阳而汗出"，"刺足阳明而汗出"。《灵枢·寒热病》亦云："病始于手臂者，先取手阳明太阴而汗出；病始于头首者，先取项太阳而汗出；病始于足胫者，先取足阳明而汗出。臂太阴可汗出，足阳明可汗出。故取阴而汗出甚者，止之于阳。取阳而汗出甚者，止之于阴。"张仲景刺期门，既可发汗解表，又可泻肝内郁热。

109条：伤寒，发热，啬啬恶寒，大渴欲饮水，其腹必满。自汗出，小便利，其病欲解。此肝乘肺也，名曰横，刺期门。

从"自汗出，小便利，其病欲解"获知，本证起初除了发热恶寒、腹满、大渴欲饮水之外，当有脉浮紧、无汗、小便不利之证。

伤寒，发热恶寒，是寒邪外束，肝内郁热不得外散，一方面可见肝木横克脾土的腹满，另一方面可见肝木反克肺金，郁热乘肺而见大渴欲饮水、小便不利的证候。张仲景刺期门，既可发汗解表，又可泻肝气实。如果经过针刺发汗及泻肝后，出现"自汗出，小便利"，就是"其病欲解"了。

太阳病下：

142条：太阳与少阳并病，头项强痛，或眩冒，时如结胸，心下痞硬者，当刺大椎第一间、肺俞、肝俞，慎不可发汗。发汗则谵语，脉弦，五六日谵语不止，当刺期门。

143条：妇人中风，发热恶寒，经水适来，得之七八日热除，而脉迟身凉，胸胁下满，如结胸状，谵语者，此为热入血室也，当刺期门，随其实而取之。

阳明病：

216条：阳明病，下血谵语者，此为热入血室，但头汗出者，刺期门。

但头汗出，是郁热所致。余处无汗，寒邪闭表也。

第108、109、216条讲太阳阳明伤寒后肝胆热郁的病变，第142、143条讲太阳阳明中风后肝胆热郁的病变。

发热恶寒，头项强痛，头汗出，属于表部表证。

眩冒、时如结胸、胸胁下满、心下痞硬、谵语、大渴欲饮水，属于表部胸中里证。是病在太阳阳明表部不解而内陷太阳阳明表部之里胸中所致。病位主要在上焦表部。

血室，虽众说纷纭不一，但张仲景在《金匮要略·妇人妊娠病脉证并治》称血室为子脏，即子宫。《金匮要略·妇人杂病脉证并治》并说"妇人少腹满如敦状，小便微难而不渴，生后者，此为水与血俱结在血室"，也说明子宫是血室。《素问·评热病论》说："月事不来者，胞脉闭也。胞脉者，属心而络于胞中，今气上迫肺，心气不得下通，故月事不来也。"所谓"胞中"即指子宫、血室，上属于心和心包络。心和心包主营血，邪陷胸中，不传气分于卫、气，即传血分于营血，故有"热入血室"证出现。血室不仅与心有关，与冲脉、肝都有密切关系，今肝热内郁也会传入血室，轻者刺大椎、肺俞、肝俞则愈，重者刺泻期门而愈。解除表证，则里证自愈。

由上述可知，寒邪外束，肝胆热郁（会有厥阴证），其病变有四：

第一，肝木克脾土。不欲食。

第二，肝木反侮肺金。

第三，郁热上扰心包而谵语。心中烦热，大渴欲饮水。

第四，郁热随肝经下行入血室。

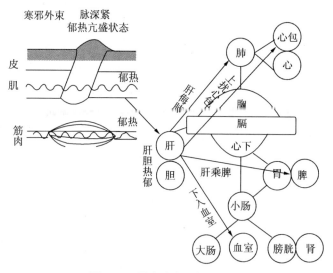

图 17-5　风寒外束，肝胆热郁

5. 阳明病头痛

某女，1955 年 10 月 30 日出生，乙未年，属羊。2008 年 5 月 26 日初诊。

患有顽固性头痛和失眠。经常头痛，头痛部位在右前额，从印堂攒竹起，往太阳穴方向呈游走性疼痛。怕冷，喜热饮，失眠十几年。每天早晨起来都会感觉口腻，有痰。曾有过忧郁症，一直靠服安眠药。前天开始又感觉右胸乳房靠任脉部位疼痛，渐渐引至右胁侧胆经痛，在乳胸部拔罐，竟出了很多水疱，且罐口很寒。前段日子患者右侧臀部靠髋骨处痛，痛引大腿，做了刺血拔罐，也出了很多水，也拍打了委中，也艾灸了，后来好一点。似乎她总是右侧有问题。舌质淡，舌尖红，苔白厚腻。

处方：川芎 15 克　白芷 30 克　生地 15 克　麻黄 20 克　桂枝 10 克　杏仁 20 克　炙甘草 10 克　苍术 30 克　干姜 20 克　炮附子 30 克（先煎半小时）　茯苓 30 克　三剂

6 月 5 日患者来电说三剂服完好多了，嘱其再服五剂以善后。

[田按] 乙未年，是太阴湿土司天、太阳寒水在泉、中运金不足，五之气的主客气都是阳明燥金。阳明肺金克肝胆风木，太阴淫胜而侮肝胆风木，故右胸胁下肢疼痛。用麻黄汤治阳明燥金，干姜附子汤加苍术、茯苓治寒湿。川芎、白芷治头痛，生地养血安神。《素问·奇病论》说："帝曰：人有病头痛，以数岁不已，此安得之，名为何病？岐伯曰：当有所犯大寒，内至骨髓，髓者，以脑为主，脑逆，故令头痛，齿亦痛，病名厥逆。帝曰：善。"

6. 太阳阳明病头痛

河南长垣一男孩，1999 年（己卯年）出生，2012 年 10 月 30 日初诊。

主诉：自小头晕头痛，心烦，不与人多说话。入学后只上过一个月的学，就因头痛至今不能上学。不出汗，舌前有点花剥苔，后有白苔，舌质淡，脉浮。多年来到处看病，也没有治好，经朋友介绍来诊。

诊断为太阳阳明病，需要解表散热。

处方予大青龙汤：

麻黄 20 克　桂枝 15 克　杏仁 15 克　炙甘草 10 克　生姜 3 片　大枣 5 枚　石膏 20 克

三剂　温覆令微出汗。

2012年11月1日早7点半患者亲属来电话说，患者服药后自觉烦热如热锅上的蚂蚁，然后腿以上出了汗，双腿没有出汗，但病情好多了，并与家人说话多了。嘱再服药时，上体盖被子少些，腿上盖得多些。

2012年11月3日二诊：上次服药后，心情好了。吃饭后、喝热水后，头部觉热，早晨起来时重，晚上轻，早晨睡不醒，不想吃饭。睡觉时只要头发热就睡不着了，要枕凉席。手脚凉，光想吃凉东西，不想吃热的，不想喝热水，只想喝冷水。夏天手心出汗，今年脚不出汗。有时头里像针扎一样痛一会。冬天澡堂洗澡就头晕。大便三天一次，头硬后软，今日小便黄。脉弦滑，舌质淡，苔白，有杨梅点。

处方：麻黄20克　桂枝15克　杏仁15克　炙甘草10克　生姜5片大枣5枚　石膏30克　升麻10克　蝉衣10克　片姜黄6克　僵蚕6克大黄6克　白芷15克　三剂　温覆令出微汗

2012年11月8日来电说，药后遍身出汗，已经不头痛、不热了，以上诸症悉愈，只是没有精神，困乏。

原方加仙灵脾10克，黑芝麻15克，远志10克，服5剂愈。嘱其善后保养。

[田按] 1999年己卯年，大运是土运不及，脾胃弱而肝木强。阳明燥金司天，少阴君火在泉。秋燥凉气在外而表闭无汗，厥阴肝经上走头，心肝郁火上攻于头则头痛头热，横走脾胃则内热而光想吃凉东西。第二次加入升降散，让郁热内外分消，十余年之病得以痊愈。

7. 少阳病头晕

某女，1932年5月出生，2010年3月10日初诊。

主诉：头晕、失眠伴双下肢酸软冷痛一周。

现病史：患者平素饮食量少，饮食稍多则脘腹胀满，进油腻、生冷等食物则腹满难消更甚，大便黏滞不爽，胃脘部常有冷感，得温则舒，手足发热。近三年来，每到春季即感头晕、头胀，下肢酸软，血压升高。一周前，不明原因又出现头晕、头胀，伴失眠、多梦、腰膝酸软冷痛，口苦，尿黄，饮食减少，测血压155/90毫米汞柱（患者平素血压为120/70毫米汞柱），面色萎黄，形体消瘦，舌体淡胖、舌尖红，有裂纹、舌中后部见白厚苔。两寸脉浮大，左关脉弦，右关大按之无力，两尺脉沉而无力。腹诊见脐上热，脐中、脐下凉，脐中动悸。

运气分析：患者出生于壬申年/三之气

大运为：木运太过

客气：少阳相火司天

厥阴风木在泉

三之气客气：少阳相火

三之气主气：少阳相火

患者出生年为木运太过。《素问·气交变大论》曰："岁木太过，风气流行，脾土受邪。民病飧泄，食减，体重，烦冤，肠鸣，腹支满。"病在肝脾。故患者见眩晕、食少、食谷难消等肝旺脾虚之证。《素问·脏气法时论》指出："肝主春，足厥阴、少阳主之。"肝属木，旺于春，故患者每于春季发作眩晕。从六气而论，患者出生在风火之年，属风火体质，风火在上，扰动清窍、扰乱心神，故见眩晕（血压升高）、失眠等症；风火在上，下必寒，且患者又生于三之气，主、客气均为少阳相火，少阳为至阳，阳气盛于外，故手足发热，至阳必"寒中"，"胃中虚冷"，故患者见食少、腹胀、胃部发凉、大便黏滞不爽、腰膝酸软冷痛等中、下虚寒之证；舌象、脉象及腹诊均反映了风火在上、寒在下的病理变化。

病名：头晕。

治宜清上温下，健脾祛湿，引上部风火得以下行，用风引汤加减，处方如下：

石膏 30 克　石决明 15 克　龙骨 30 克　牡蛎 30 克　干姜 15 克　川椒 15 克　肉桂 10 克　赤石脂 15 克　炙甘草 20 克　党参 20 克　白术 20 克　苍术 15 克　鸡内金 20 克　炒麦芽 10 克　山药 20 克　生地 20 克　当归 30 克　五剂　水煎服

二诊：述服上药四剂后，头晕减轻，血压即降至正常，现胃部发凉也有好转，饮食较前有所增加，但睡眠仍不好，腰腿仍觉酸软冷痛，今仍用前方加夜交藤 30 克、川牛膝 30 克，五剂，水煎服。

三诊：服药后上述症状均有好转，继续用此方连服 20 剂而愈。

方义：方中石膏、石决明、牡蛎咸寒以治风火；赤石脂、龙骨甘温石药以填脾镇肝；干姜、川椒、肉桂以温中、下之寒；党参、炙甘草、山药补中健脾；白术、苍术祛湿，鸡内金、麦芽消食导滞；相火旺而伤阴，故舌有裂纹，用生地、当归养阴，合用奏效，诸症皆愈。

[田按] 依据五运六气理论，少阳和厥阴互为司天在泉，经云：少阳之上，相火主之。厥阴之上，风气主之。所以笔者认为，寅申年出生的人是风火体质，以风火病变为主。

风火体质有什么特点呢？《素问·六元正纪大论》说：

少阳司天……火木同德……民病寒中，外发疮疡，内为泄满……民病寒热，疟泄，聋瞑，呕吐，上怫肿色变。

《素问·五常政大论》说：

少阳司天，火气下临，肺气上从，白起金用，草木眚，火见燔焫，革金且耗，大暑以行，咳嚏、衄血，鼻窒口疡，寒热胕肿。

《素问·至真要大论》说：

少阳司天，火淫所胜……民病头痛，发热恶寒而疟，热上皮肤痛，色变黄赤，传而为水，身面胕肿，腹满，仰息，泄注赤白，疮疡，咳唾血，烦心，胸中热，甚则衄血，病本于肺。

叶天士《临证指南医案》说：厥阴司天，春分地气上升，人身阳气上举，风乃阳之化气，阴衰于下，无以制伏，上愈热，斯下愈寒，总属虚象。

由上述可知，凡厥阴和少阳互为司天在泉之年，自然界气候总以火气和风气偏盛为主，风火同为阳性，风火相煽，弛张于外、易于炎上，天人相应，故人易患"外发疮疡，内为泄满"的外热内寒证及"民病寒热，疟泄，聋瞑，呕吐，上怫肿色变"的上热下寒证等。纵观其证，主要病因是风火，脏腑在肝胆三焦，上乘于肺系，横乘于脾胃系统，此是厥阴少阳、阳明、太阴（肝胆、肺胃肠、脾胃）三家同病，风火上扰于头与心肺，以及胸膈，所以治疗"除热"是关键。但是"上愈热，斯下愈寒"，而且风火乘肺，肺失肃降，必然要导致"胃家实"。此即风火体质的病机特点。笔者提出风引汤为治风火的基础方剂。

"风引汤"出于《金匮要略》，原文记载"风引汤，除热、瘫痫"。药物组成：

大黄　干姜　龙骨各四两　桂枝三两　甘草　牡蛎各二两　寒水石　滑石　赤石脂　白石脂　紫石英　石膏各六两。

上十二味，杵，粗筛，以韦囊盛之，取三指撮，井花水三升，煮三沸，温服一升。（原注：治大人风引，少小惊痫瘛疭，日数十发，医所不疗，除热方。巢氏云：脚气宜风引汤）

综观该方，由于论证简单，药又多石类重镇之品，故后人用之甚少。

风引汤方义分析：

根据《素问·至真要大论》"风淫所胜，平以辛凉；火淫所胜，平以酸冷。风淫于内，治以辛凉；火淫于内，治以咸冷"的原则，选用"风引汤"加减，用于五运六气风火体质。方名"风引"，有引风火下行之意，方中石膏、寒水石、牡蛎辛咸寒而治风火，所谓"除热"也。并用赤石脂、白石脂、紫石英、龙骨、牡蛎甘温石药填脾土镇肝风，结合石膏、寒水石、牡蛎引风下行。风火炎上则下虚寒，故用干姜、桂枝温下驱寒。风火炎上乘肺，肺失肃降而大小便不通，故用大黄、滑石、甘草通之，下窍一通则风火降矣。牡蛎软坚化痰。大黄合牡蛎，活血祛瘀，软坚化痰，痰瘀同治，因为"血不利则为水"，痰能致瘀，瘀能致痰，痰瘀相关，互为因果。本方通治风火旺盛所致风、火、痰、瘀、虚。临床运用随症加减，效如桴鼓。

8. 少阳病月经不调

某女，1986年5月出生，2010年4月18日初诊。

主诉：月经量少、色暗半年余。

患者近半年来经常头痛、头胀，神疲乏力，易困倦，烦躁易怒，夜难入寐，口干，大便干结，皮肤湿疹，瘙痒，月经量少，色暗红，眼圈发黑，曾服逍遥丸等药，效果不佳，故前来就诊。

诊见：面色发青，眼圈黑，口唇干燥，述近日大便干燥，至肛裂出血。舌尖红，杨梅点，舌中、后部见白苔，脉两寸浮大，两尺沉细。

腹诊：脐上热、脐下凉，脐下可触及硬结，有压痛。

运气分析：患者出生于丙寅年、三之气。

运为：水运太过。

气为：少阳相火司天

        厥阴风木在泉

        三之气客气：少阳相火

        三之气主气：少阳相火

丙为水运太过，气为少阳相火司天、厥阴风木在泉。属风火体质，患者出生在三之气，主、客气均为少阳相火，风火扰动于上，故见头痛、头胀、烦躁易怒，夜难入寐。相火克肺金，肺失清肃、津液受伤，故见口干、大便干，皮肤湿疹；风火在上、寒在下，故见月经量少、色暗、小腹发凉、脐下硬结等寒凝之象，舌象、脉象、腹诊也体现了上热下寒的病理变化。

治宜清上温下，佐以通腑泄热，用风引汤加减，处方如下：

石膏 30 克　石决明 20 克　寒水石 15 克　当归 15 克　生地 30 克　白芍 15 克　玄参 20 克　川芎 10 克　鹿角胶 20 克　干姜 15 克　川椒 10 克　炙甘草 10 克　艾叶 15 克　桃仁 10 克　大黄 6 克　棕榈炭 10 克　姜炭 10 克　五剂　水煎服

二诊：服药后大便已通畅，未再出血。其他症状也均有减轻，继续用上方去棕榈炭、姜炭。

三诊：上方连服 20 剂后，上述症状基本消失，患者面色已见红润，月经也恢复正常。

方义：方中石膏、石决明、寒水石咸寒清在上之风火，干姜、川椒、艾叶温下寒；四物汤加桃仁养血活血，大黄通腑泄热，鹿角胶咸温，针对水运太过，棕榈炭、姜炭以治肛裂出血，合用则风火得清，下寒得温，肺燥得解，肠腑得通，诸症皆除。

[田按] 上一病例是壬申年出生，本病例是丙寅年出生，虽然都是风火体质人，但因大运不同，也有差别。上一病例壬运之风助火威，风火直扰于头，故以头晕为主证。本病例大运为寒水可以制风火，故不上头，以心肺为主，使肺失肃降而有腑道不通。

9. 二至病

某女，1958 年出生，农历戊戌年。中医师，居美国。

2008 年 1 月 31 日初诊。

夜间发热、盗汗、睡眠困难近一年。2007 年潮热频繁，西医检查后诊断为更年期综合征。自服六味地黄丸、更年安之类，白天发热好转，但夜里手脚发热未减。一个月以来，夜间发热严重，无法盖被子，最后无法穿睡衣。大便干燥数日一行。每早流鼻血，两手掌干燥起疹子。上背冰凉，不喜冷饮。处方如下：

栀子 10 克　百合 30 克　黄芩 15 克　大黄 6 克　附子 20 克　细辛 6 克　半夏 10 克　党参 15 克　干姜 10 克　炙甘草 20 克　瓜蒌 30 克　桂枝 10 克　三剂

服三剂后大便通畅，睡眠安好。服小建中汤善后。

患者自述：2012 年 8 月 1 日起几个星期以来，早晨起来全身发热，时流鼻血，工作接近中午 12 点时，却开始发冷。外面阳光灿烂，屋里气温华氏 75 度。到下午 3 点以后逐渐全身发热，至 5 点以后燥热渐退，8 点下班后及晚间身体较平静，一夜安睡。这种怪现象愈演愈烈。中午冻得直哆嗦。午饭先是从西式三明治改成中式热餐，后改成加了胡椒粉的热汤面，可还是浑身发冷，左眉棱骨冷风习习。只好服用理中丸，这才有所缓解。但早晨起来流鼻血的次数却增加了。

此为"二至病"中的"夏至病"。嘱咐服用理中丸的同时加入麦冬、玄参之类的草药，服后症状大大缓解，到 8 月底症状消失。

[田按] 此案的"夜间发热盗汗"是冬至病，"中午 12 点时，却开始发冷"是夏至病，笔者称之为"二至病"，临床中多有之。经云："太阳之上，寒水主之。"太阳标阳本阴，从本从标，或从标阳化，或从本阴化，故太阳寒水司天有寒热之变。

《伤寒论·辨脉法第一》是这么描述这种现象的：

"五月之时，阳气在表，胃中虚冷，以阳气内微，不能胜冷，故欲著复衣；十一月之时，阳气在里，胃中烦热，以阴气内弱，不能胜热，故欲裸其身。"

又说："问曰：凡病欲知何时得？何时愈？答曰：假令夜半得病者，明日日中愈；日中得病者，夜半愈。何以言之？日中得病，夜半愈者，以阳得阴则解也。夜半得病，明日日中愈者，以阴得阳则解也。"

《伤寒例》又说："冬至以后，一阳爻升，一阴爻降也；夏至以后，一阳气下，一阴气上也。"

这是张仲景突出"时极"的思想，即阴极、阳极的思想，反映出张仲景重"四时"的观点，这属于五运六气理论。由五月"胃中虚冷"、十一月"胃中烦热"，以及"阳明者午也，五月盛阳之阴也，阳盛而阴气加之"，"太阴子也，十一月万物气皆藏于中"，而知"二至病"都在脾胃，属于阳明病，《伤寒论》阳明病有论述。

一年里的五月夏至，就是一天中的日中；一年里的十一月冬至，就是一天中的夜半。张仲景在这里说"五月之时，阳气在表，胃中虚冷"，这个时候正是盛夏季节，为什么会怕冷而"欲著复衣"呢？因为夏五月之时，盛阳向上、向外，一方面阳气得到了消耗而虚，一方面盛极则反，而一阴生于内。天人相应，善言天者，必有验于人，故在人则"阳气在表，胃中虚冷"。屈原《天问》说："何所冬暖？何所夏寒？"《灵枢·九针十二原论》说："阳病发于冬，阴病发于夏。"《素问·阴阳应象大论》说："阳病治阴，阴病治阳。"《素问·金匮真言论》说："长夏善病洞泄寒中。"夏中寒，多发霍乱、伤寒、疟疾、痢疾等消化系统肠胃病。冬中热，多发心肺系统疾病、白喉、猩红热等。李时珍《本草纲目》称此为"夏月伏阴""冬月伏阳"，并在《四时用药例》中说春夏内寒宜用热药、秋冬内热宜用寒药，谓"春月宜加辛温之药……以顺春升之气"，"长夏宜加甘苦辛之药，以顺化成之气"，"冬月宜加苦寒之药，以顺冬沉之气"，此即"所谓顺时气而养天和也"。到了冬天十一月，正是隆冬封藏的季节，盛寒在外，阳气潜藏于内，即所谓一阳生于内，故在人则表现出"阳气在里，胃中烦热"。《伤寒论》30条曰："更饮甘草干姜汤，夜半阳气还，两足当温。"为什么"夜半阳气还"呢？因为夜半是少阳三焦、胆所主时区，也就是相火所主时区，故云"夜半阳气还"。俗语说"冬吃萝卜夏吃姜，不找医生开药方"，就是这个道理。因为萝卜是凉性的，姜是温性的。夏天一阴生于内，"胃中虚冷"，所以要吃姜来温暖脾胃。冬天一阳生于内，"胃中烦热"，所以要吃萝卜来清除胃中烦热。这一现象就在我们的生活中，不过百姓日用而不知罢了，如夏五月的井水是清凉的，严冬的井水是温的。就一日而言，就是日中和夜半，日中得病"胃中虚冷"，等到夜半阳藏胃中，病就好了。反之，夜半得病"胃中烦热"，等到日中阴起胃中，病就好了。就一月而言，就是晦朔月和满月。

通过这个病案大家可以深刻理解天人合一乃是中医之大道，中医之核心，乃知《素问·举痛论》所说"善言天者，必有验于人；善言古者，必有合于今；善言人者，必有厌于己。如此，则道不惑而要数极，所谓明也"，并非虚语，此乃读懂《内经》三要素也。中医这个核心大道，就在五运六气理论之中。

10. 少阳阳明病哭泣、便难

某女，出生时间：1971年（辛亥年）8月14日。2011年2月8日初诊。

主诉：每天哭泣，大便干燥23年。有点胖。16岁时，男朋友出车祸死亡后，得了忧郁症。现服4种西药。已做过脑电刺激，开始有效，现已无效。天天想自杀。

糟糕时，一个月大便一次。曾服逍遥丸一周无效。哭泣不停，改用早上补中益气丸，晚上金匮肾气丸，已经2个星期只哭1～2次了。口臭，大便秘结严重，腹胀得很。2～3天解一次，还要服软便剂。每次解便后，没力气做事就想哭，现在每周哭3～4次。家庭幸福，丈夫上班，孩子上学。无工作，怕出去见人。舌红干，苔白厚，舌胖紫，脉沉无力，两寸尤弱。

处方：

石膏60克　石决明30克　生地30克　炙甘草10克　麦冬30克　粳米50克　人参15克　陈皮15克　生莱菔子20克　干姜20克　白术30克　厚朴10克　草果10克　五剂

2011年3月21日

病人每周只哭2～3次，无须吃泻药，现用小柴胡汤调理。

2011年5月14日

病人已不哭，基本痊愈。

[田按] 患者出生于1971年，厥阴风木司天，少阳相火在泉，四之气的主气是太阴脾土、客气是少阴君火，笔者称其为风火体质。厥阴从中气少阳，当以少阳为主，少阳火必克肺金，肺为阳明，故称少阳阳明病。风火伤肺，肺伤失调，一来主哭（肺在声为哭），二来不肃降及伤津则大便干燥。方用风引汤方义，重用石膏、石决明清风火，以生地、麦冬、粳米滋养津液，火必伤气而用人参，莱菔子降逆通便。风火炎上则下多寒湿，故用干姜、炙甘草温中祛寒，白术、厚朴、草果、陈皮健脾理气化湿。

11. 太阳病漏汗

患者杨某，女，1955年（乙未年）5月31日出生，2008年2月9日初诊。

主诉：多年来怕风寒，可是又出汗多，动则出汗，自觉身热、头顶热，有人说是更年期症状。早晨头晕目眩、耳鸣，痛风，颈椎不好，小便时尿道口痛，尿有异味，外阴湿疹痒痛，眼皮困重，乏力，冷食水果胃不舒服，易腹泻，大便呈泡沫样，睡眠不好，腰髋关节怕冷。血糖高，胆固醇高。1995年开始月经不正常，到2001年停止。2008年1月子宫出血，刮宫后血止，可是自觉下腹不适。舌胖大，有齿痕，舌尖红，有杨梅点，中央有裂纹，白薄苔，脉左关虚大。

处方：炙甘草 60 克　干姜 30 克　桂枝 10 克　三剂

2008 年 2 月 12 日二诊。

服药后呼呼大睡，诸症见好。

处方：桂枝加附子汤加生地（炙甘草 60 克，生姜改为干姜 30 克）以善后。

[**田按**] 乙未年，太阴湿土司天而太阳寒水在泉，乃寒湿阳虚之体质，故首先用甘草干姜汤加桂枝温补其阳。《伤寒论》太阳病第 20 条说："太阳病，发汗，遂漏不止，其人恶风，小便难，四肢微急，难以屈伸者，桂枝加附子汤主之。"患者怕风寒就是"恶风"，出汗多就是"汗漏不止"，小便时尿道口痛就是"小便难"，故后用桂枝加附子汤治之。因其舌尖红，有杨梅点及裂纹，故加生地清血热降心火。

12. 胸痹咳嗽

某男，1955 年生，乙未年。2010 年 5 月 15 日初诊。

咳嗽三个月，胸痛彻背，舌淡苔白，脉沉。

处方：瓜蒌薤白白酒汤加味。

瓜蒌 30 克　薤白 15 克　半夏 15 克　桂枝 10 克　白酒 1 两

水煎，日服二次。服 10 日愈。

[**田按**]《金匮要略·胸痹心痛短气病脉证并治》说："胸痹之病，喘息咳唾，胸背痛，短气，寸口脉沉而迟，关上小紧数，瓜蒌薤白白酒汤主之。"又说："胸痹，不得卧，心痛彻背者，瓜蒌薤白半夏汤主之。"脉沉迟为寒，寒凝气滞，胸阳不振，脉络不通，痰浊阻塞，肺失宣降，所以咳嗽、胸痛彻背。方用瓜蒌、薤白、半夏、桂枝、白酒振奋胸中之阳，通结散寒，开胸涤痰，则病自愈。

13. 闭经

康某，女，出生于 1963 年（癸卯年）三月初七。

初诊日期：2012 年（壬辰年）11 月 11 日。

主诉：从 2 月份开始无月经，手脚凉，唇干发白，右侧坐时间长站起来后感觉左右歪，不得劲，感觉沉，心烦，睡眠不好，膝关节下楼或者爬山时不灵便，不出汗，夏天时腋下出汗，眼花，消化不好，大便发黑不成形，小便黄，排尿无力。脉结代。舌质淡，舌前苔薄白，舌根苔白厚。

处方：麻黄 10 克　桂枝 15 克　杏仁 15 克　炙甘草 10 克　当归 10 克　灯心草 6 克　升麻 6 克　生地 15 克　蝉衣 6 克　僵蚕 6 克　细辛 6 克　生姜 10 克　大枣 6 枚　鹿角霜 15 克　三剂

2012 年 11 月 15 日二诊。

脉弦，左寸稍涩，面色不佳，唇白。

麻黄 10 克　桂枝 15 克　杏仁 15 克　炙甘草 10 克　当归 15 克　生地 20 克　蝉衣 6 克　僵蚕 6 克　升麻 6 克　片姜黄 6 克　大黄 6 克　鹿角霜 15 克　肉桂 6 克　石膏 15 克　五剂

2012 年 11 月 21 日三诊。

服后有点消化不好，泛酸，失眠好些。

生地 30 克　当归 10 克　白芍 15 克　川芎 10 克　炒黄柏 10 克　夜交藤 15 克　蝉衣 6 克　僵蚕 6 克　升麻 6 克　片姜黄 6 克　大黄 6 克　鹿角霜 15 克　乌贼骨 15 克　五剂

2012 年 11 月 28 日来电话说已经来月经了。

[田按] 大运癸年火不足而寒多，加之卯年阳明凉燥司天，外表寒凉，经络凝闭而无汗，则肺失宣降，心脉不通。《素问·评热病论》说："月事不来者，胞脉闭也。胞脉者，属心而络于胞中，今气上迫肺，心气不得下通，故月事不来也。"故笔者用麻黄汤解其外表寒凉而疏通经脉。寒凉闭表则心火内郁，故用升降散加升麻、生地疏散其郁热，最后用朱丹溪四物汤加炒黄柏补心血降心火——阴火收功。朱丹溪说："四物汤加炒黄柏，是降火补阴之妙剂。甚者必加龟板。"《内经》五运六气理论规定，火运不及，治以咸温，故始终用鹿角霜补火之不足。

14. 流感病例（2012 年春广深流感远程治验病案）

对于流感或急性传染病的发生，西医先取样找病毒或细菌，当找到病毒或细菌后，才开始研制药物，然后是临床实验，最后才能全面用于临床，这个过程需要很长时间，往往是等药物研发出来，病情已发展严重了。而中医在流感或急性传染病刚开始发病，不需要找病毒、细菌去浪费时间，就可以及时给予治疗，很快就能控制住疾病病情的发展，虽然是同一种流感或急性传染病，中医也会因人而异给予治疗，不会用同样的药物，治疗下面的流感病人就是例子。而西医对于同一次发生的所有流感或急性传染病病人都用一种同样的药物，只针对病毒或细菌，不分人之异同；并且首先要找病毒、细菌，错过了初发病的最佳治疗时间，使得病情得到进一步发展，使死亡率扩大，这是致命的缺点。

以下三个病人都是远程治疗，通过电话和电子邮箱诊治，医案纯真。

例1 2012年3月21日初诊

某男，1948年（戊子年）9月出生，咳嗽已经有一个月了，咳嗽有痰，夜半甚。

处方：麦冬20克　旋覆花10克　炒葶苈子15克　大黄6克　苏叶10克　甘草6克　淡豆豉10克　葱白2寸　三剂

服之即愈。

[田按] 患者本命年：

中运心火太过

少阴君火司天

阳明燥金在泉

五气主气阳明燥金、客气少阳相火

燥热体质，其人心肺多热伤津，所以舌光无苔。

流年：

中运风木太过

太阳寒水司天

太阴湿土在泉

初气主气厥阴风木、客气少阳相火

今年寒湿统天，外感寒湿，风火郁于肺，故咳不止。

所以处方选小补肺汤的麦冬、旋覆花养阴肃肺，小泻肺汤的葶苈子、大黄泻热化痰降气，用葱豉汤加苏叶祛表寒。

例2 2012年3月31日初诊

某男，1946年（丙戌年）11月出生。

现在广州感冒流行，满大街都能听到咳嗽声。患者从2月25号开始患感冒，28号开始咳嗽，特别是晚上睡觉躺下后12～1点多的时候咳得厉害，2点后才能入睡。昨天（30日）去看西医，拍了胸片，影像学诊断：考虑右肺中叶炎症，治疗后复查：右上肺少许纤维化病灶。

目前的症状是喉咙肿、痛、痒，声音沙哑，且有少量流涕，口不干，咽喉感觉干，咳不出痰。大小便正常，胃口正常。舌质发暗，有裂纹。平时习惯抽烟、喝浓茶（绿茶）。

本命年：大运水运太过，太阳寒水司天，太阴湿土在泉。终之气主气是太阳寒水、客气是太阴湿土。寒湿体质，一派寒湿而阳虚，心火内郁伤津液。

流年：中运木运太过，太阳寒水司天，太阴湿土在泉，二之气主气是少阴心火、客气是阳明燥金。今年遇本命年，身体寒湿加重，至半夜三重寒湿加临，心火内郁克肺金则夜咳重。

首先扶阳驱散寒湿，佐以清肺热养肺阴，方用小青龙加石膏汤加味。

处方：麻黄15克　桂枝15克　五味子15克　干姜15克　细辛6克半夏30克　白芍15克　炙甘草15克　石膏30克　玉竹15克　旋覆花20克　炒葶苈子20克　三剂

小青龙汤方中麻黄、桂枝、细辛、炙甘草散风寒，桂枝、五味子、干姜乃小补肝汤主药以扶阳，石膏、玉竹清肺热养肺阴，旋覆花、葶苈子、半夏肃肺降气化痰。干姜、细辛、芍药、半夏配伍止咳化饮。

2012年4月3日二诊

患者服药后精神多了，感觉也好多了。

目前的症状是：偶尔干咳、无痰、伴有胸闷。其他情况都正常。

处方：麻黄15克　桂枝15克　五味子15克　干姜15克　细辛6克厚朴10克　薤白15克　炙甘草15克　麦冬50克　玉竹15克　旋覆花20克　槟榔20克　三剂

2012年4月6日三诊

前后服了6剂药，基本没有咳嗽了。

患者现在觉得好像胸中有痰咳不出来。

处方：麻黄15克　桂枝15克　五味子15克　干姜15克　细辛6克瓜蒌30克　胆南星10克　炙甘草15克　麦冬50克　玉竹15克　旋覆花20克　槟榔20克　炒葶苈子10克

三剂而愈。嘱其以后加强调养。

[田按]小青龙加石膏汤出自《金匮要略·肺痿肺痈咳嗽上气病脉证并治》，主治肺胀、咳而上气、烦躁而喘、心下有水、脉浮者。《伤寒论》用小青龙汤治"伤寒表不解，心下有水气"。历来注解小青龙汤者，都没有真正说明小青龙汤的治病机制。伤寒伤人阳仪系统阳气，寒邪外束而表闭，阳气损伤则不能蒸化水液，所以形成"心下有水气"。小青龙汤由麻黄、芍药、细辛、干姜、炙甘草、桂枝、五味子、半夏八味药组成，用麻

黄、桂枝、炙甘草解表散寒，用《辅行诀五脏用药法要》所载小补肝汤的主药桂枝、干姜、五味子辛酸温补肝体以生阳化水气，关于这一点所有注家都没有注意到。用细辛、半夏配干姜、五味子降逆止咳。《神农本草经》说细辛"气味辛温无毒，主咳逆上气，头痛脑动，百节拘挛，风湿痹痛，死肌，久服明目利九窍，轻身长年"。《别录》："温中下气，破痰，利水道，开胸中，除喉痹，齆鼻，风痫癫疾，下乳结。汗不出，血不行，安五脏，益肝胆，通精气。"《本草正义》总结说：善开结气，宣泄郁滞，上达颠顶而通利耳目，旁达百骸，无微不至，内宣络脉而疏通百节，外行孔窍而直透肌肤。于此可知，细辛实为开腠理、通三焦之要药。

例3 某女，1957年（丁酉年）10月生。2012年4月12日初诊。

患者从3月15日晚上开始咳嗽，反反复复到现在近一月都没有彻底好。之前服过中药没见效，最后是服头孢控制住的，但是一直没有痊愈。咳嗽的症状也反复多样。

这两天出差劳累，昨天下午回到家，嗓子觉得不舒服，吃了个雪梨，很快就开始嗓子痒咳嗽了。咳得不是太厉害，但影响睡眠。

本命年：中运木运不及，阳明燥金司天，少阴君火在泉。五气主气阳明燥金、客气厥阴风木。燥热体质，表阳不足。

流年：中运木运太过，太阳寒水司天，太阴湿土在泉。二之气主气少阴君火、客气阳明燥金。

太阳阳明病，少阴君火内郁。外散风寒，内清郁火。

处方：苏叶10克　荆芥10克　防风10克　升麻15克　蝉衣10克
桔梗10克　麦冬20克　旋覆花10克　半夏6克　陈皮6克　茯苓10克
炙甘草6克　炒葶苈子6克　三剂

2012年4月18日二诊

服药后还是咳嗽，咳不出痰，有清鼻涕。嗓子干，遇刺激即咳嗽。怕风，容易出汗。

胸片影像结果：……双肺纹理清晰，肺野透亮度适中，肺内未见实质性或间质性病变。气管影居中，双肺门未见增浓及异常结节影。

此为表阳虚而营卫不和。

处方：桂枝10克　白芍10克　炙甘草10克　生姜3片　大枣6枚
杏仁10克　玉竹15克　厚朴6克　炒葶苈子10克　二剂

2012年4月20日三诊

咳的次数明显减少，一天约有 5 次。晚上能安睡。但仍怕冷、汗出。

处方：桂枝 20 克　白芍 20 克　炙甘草 10 克　生姜 3 片　大枣 10 枚　杏仁 10 克　玉竹 15 克　厚朴 10 克　炒葶苈子 10 克　干姜 10 克　茯苓 10 克　二剂

2012 年 4 月 22 日四诊

咳嗽基本痊愈，仍怕冷。

处方：桂枝 20 克　白芍 20 克　炙甘草 10 克　生姜 3 片　大枣 10 枚　桔梗 10 克　炒葶苈子 10 克　干姜 10 克　半夏 20 克　黄连 10 克　薤白 10 克　瓜蒌 15 克　二剂

2012 年 4 月 24 日五诊

咳嗽反复，怕冷。

处方：桂枝 20 克　白芍 20 克　炙甘草 10 克　生姜 3 片　大枣 10 枚　双花 20 克　苏子 10 克　干姜 10 克　茯苓 15 克　白术 15 克　细辛 6 克　炮附子 6 克　二剂

2012 年 4 月 28 日

咳嗽痊愈。

[按] 请读者试着分析此案吧。